杨善栋
名老中医临床经验文集

主编◎ 乔红 张雷

U0333113

科学技术文献出版社
SCIENTIFIC AND TECHNICAL DOCUMENTATION PRESS
·北京·

图书在版编目（CIP）数据

杨善栋名老中医临床经验文集/乔红等主编. —北京：科学技术文献出版社，2017.3
ISBN 978-7-5189-2423-3

Ⅰ.①杨… Ⅱ.①乔… Ⅲ.①中医临床—经验—中国—现代 Ⅳ.①R249.7

中国版本图书馆 CIP 数据核字(2017)第 042469 号

杨善栋名老中医临床经验文集

策划编辑：李晓玢	责任编辑：杜新杰 李晓玢	责任校对：赵 瑷	责任出版：张志平

出 版 者　科学技术文献出版社
地　　址　北京市复兴路 15 号　　邮编　100038
编 务 部　（010）58882938,58882087（传真）
发 行 部　（010）58882868,58882874（传真）
邮 购 部　（010）58882873
官方网址　www.stdp.com.cn
发 行 者　科学技术文献出版社发行　全国各地新华书店经销
印 刷 者　虎彩印艺股份有限公司
版　　次　2017 年 3 月第 1 版　2017 年 3 月第 1 次印刷
开　　本　787×1092　　1/16
字　　数　350 千
印　　张　16.75
书　　号　ISBN 978-7-5189-2423-3
定　　价　98.00 元

《杨善栋名老中医临床经验文集》编委会

主编
乔红 张雷

编 委

乔 红	安徽省宿州市立医院
张 雷	安徽省宿州市立医院
孔祥艳	安徽省宿州市立医院
杜 杰	安徽省宿州市立医院
唐鸣歧	安徽省宿州市立医院
刘 莹	安徽省宿州市立医院
胡 峻	安徽省宿州市立医院
黄 倩	安徽省宿州市立医院
王 辉	安徽省宿州市立医院
王 巧	安徽省宿州市立医院

前　言

杨善栋主任，男，汉族，中共党员，1944年8月生，安徽萧县人。1969年毕业于安徽中医学院（现为安徽中医药大学），全国名老中医药专家、安徽省名中医、主任医师、教授、第五批全国老中医药专家学术经验继承工作指导老师、安徽省名中医学术经验继承指导老师，历任中华中医药学会妇科专业委员会委员、安徽省中医妇科学会理事、安徽省肝脾病专业委员会委员、宿州市中医药学会副会长、宿州市专业技术职务资格评审委员会委员、宿州市立医院中医科主任、国家中医药管理局确定的2014年全国名老中医药专家传承工作室建设项目专家。

杨善栋主任从事中医内科、妇科临床、科研、教学40余年。1979、1980年在中国中医研究院广安门医院学习，从师于路志正、刘志明国医大师。1985年又在上海中医学院附属龙华医院进修学习中医妇科。

杨善栋主任通晓中医经典，崇尚仲景之学，擅用经方治疗急危重症及疑难杂症。如用"经方治疗慢性支气管炎"，发表于《中医临床杂志》，运用"柴胡加龙骨牡蛎汤治疗妇女四期精神性疾病"，发表于《辽宁中医杂志》等。在学术思想方面，重视治病求本，贵在扶阳理论，先后提出扶阳育阴、扶阳抑阴、扶阳护阴、扶阳活血等治法。对治疗乙肝、肝硬化、慢性胃炎、慢性支气管炎、慢性肾炎、慢性腹泻、冠心病等有着丰富的临床经验，多有独到见解。杨老晚年尤精于妇科，他的妇科学术思想：认为妇人诸疾，病因虽多，病理机制总不外乎脏器机能失调。因此认为治疗妇人病，应以调节脏器气机功能着手，重视补肾气，疏肝气，健脾气，自创"和养疏化"一法。即和养肝肾、脾胃，使之冲任气血充盈；疏理肝气，使之条达；化其痰湿瘀滞，使之气血通畅。自创了调肝助孕汤、安宫止血汤、安宫止痛汤、安宫化癥汤、安宫止带汤、升陷安宫汤等。在国内核心刊物发表论文30余篇，其中"以中药为主治疗宫外孕30例"，"升阳益胃汤治疗带下病74例"，"和养疏化法治疗风寒湿痹症"，"滋肾清肝法治疗糖尿病"，"霉菌性阴道炎治验"等，均获省科协优秀论文三等奖，"辨证治疗乙肝"获肝脾病专业委员会一等奖等。参加编写《中国百年百名中医临床家·徐志华》一书，任编委。

1979年、1993年均被评为宿县地区科技先进分子，1990年被入选《中国当代中医名人志》，2012年被遴选为第五批全国老中医药专家学术经验继承工作指导老师，2014年遴选为安徽省名中医，2014年国家中医药管理局确定为2014年全国名老中医药专家传承工作室建设项目专家。

本书主要包括妇科学术思想、内科学术思想、老年病学术思想、妇科常见病症诊疗经验、内科常见病症诊疗经验、老年常见病症诊疗经验等六个方面分别总结了杨善栋主任临床实践的历程，重点介绍其诊治以上疾病的学术思想、诊治心得与体会、临证经验、常用方剂的组方用药、典型验案。本书是首次对杨善栋名老中医学术思想和临证经验进行系统总结。

本书主要编写人员是杨善栋主任的师承徒弟，长期伺诊于杨善栋主任，对恩师的诊病特点、用药心得及思辨规律均有一定的认识和体会，在编写过程中通力合作，力求尽可能全面和原汁原味地展现名老中医的学术思想和临证经验。全书力求贴近临床，内容翔实，深入浅出，通俗易懂。

"莫道桑榆晚，为霞尚满天"，杨善栋主任虽已年过花甲，仍坚持临床工作，在师承工作中传道授业，让我们共同期待中医传承之路再谱华章。

由于编者水平所限，疏漏不当之处，敬请指正！

编　者

目 录

第一章 妇科学术思想及医疗经验

第一节 清热活血，理气止痛——子宫内膜异位症的治疗

子宫内膜异位症（以下简称"内异症"）是妇科领域常见的疑难病，其主要的表现是痛经（包括腹痛、性交痛、肛门坠痛、腰痛等），常需服用止痛剂，体征以盆腔肿块为主（如卵巢囊肿和盆腔结节等），因此可引起月经失调和不孕。在不明原因的不孕妇女中内异症高达70%～80%。中医学中无此病名，根据其临床症状及体征表现，应属"痛经""癥瘕""月经不调""不孕症"等范畴。根据1988年10月在北京召开的"血瘀证研究国际会议"上制定的"血瘀证诊断标准"，内异症符合"血瘀证"的诊断。内异症治疗原则是活血化瘀止痛。在具体治疗方法上，各医家有按中医学传统观念进行辨证论治的，有辨病论治的，有用周期疗法的，各施其技。由于个体差异和兼症不同，在活血化瘀基础上又有变通，如理气活血化瘀法、益气助运活血化瘀法、补肾祛瘀法、软坚活血化瘀法、温经活血化瘀等。

根据辨证与辨病施治相结合的原则，内异症患者临床以"痛"为突出表现，痛经、腰腿痛放射至大腿及性交痛等，并伴腰酸、肛门坠胀、月经失调，"不通则痛"，该症的基本病机属血瘀；再则患者有经期发热（或基础体温偏高）、口干便结、舌质红等热的表象，故内异症的病机应为癥积下焦、瘀久化热、瘀热互结、胞脉阻滞而为病，由此提出治以清热活血、理气止痛治疗本病。

第二节 活血祛瘀，益气止血——药物流产后阴道出血的治疗

一、产后特点，多虚多瘀

人工流产（以下简称"人流"）、药物流产（以下简称"药流"）后出血，各医家有不同的见解。戴氏根据中医理论及临床经验，人流、药流可归属中医的"堕胎"，而流产后出血属中医的"恶露不绝""胞衣残留"等范畴。是因瘀血不去、新血不生，同时胞内血脉损伤，而致离经之血外溢、出血不止。又瘀血滞于胞中，瘀久易化热。治疗时参照《三科辑要·女科篇》论及："瘀败之血势无复返于经之理，不去则留蓄为患，不问人之虚实强弱，必去无疑。"由于流产时失血，冲任有盛实至空虚，气随血脱，故产后必兼气虚。提出流产后出血的机制当为"血瘀气虚夹热"。

二、活血祛瘀，勿忘产后

药流后或人流手术后，可能会出现阴道出血或阴道流血、下腹疼痛、腰酸、腿软、乏力等不适症状。根据中医理论及临床经验，为了缩短药流后阴道出血时间，减少出血量，以《傅青主女科》"加参生化汤"之意，自创祛膜汤以祛瘀止血为主，佐以清热解

毒，方选益母草、生蒲黄、败酱草、桃仁等中药组成，多年来经临床反复验证，不断改进，根据"血瘀气虚夹热"的机制，更增加了益气之品黄芪，活血祛瘀，益气止血，避免了药流后还需行清宫术，给患者带来的创伤和不必要的痛苦。

第三节 肝肾同源，滋水涵木——更年期综合征的治疗

随着女性生命延长，更年期综合征发病率逐年上升。戴氏根据妇女以肝肾为先天，参照脏躁治法，临证时谨察病机，通常达变，总以补肾养肝、平衡阴阳为治疗大法，自拟更年方治疗本病，临床效果良好，该项研究已获得上海市浦东新区课题 1 项。戴氏治疗更年期综合征还注重心理疏导，善于膏方调治。

一、从肝肾论治

中医学，本病多由妇女绝经前后，肾气虚衰，冲任二脉虚损，天癸渐竭，肾阴肾阳失于平衡，因而出现一系列脏腑功能紊乱证候。正如《内经》所云："女子七七任脉虚，太冲脉衰少，天癸竭。"根据女性的生理和病理特点，本病主要责之肝肾两脏。夫肾为先天之本，受五脏六腑之精而藏之。肾藏精，精化血，肾气充盛，则天癸健，肾气虚衰，则天癸竭。《内经》云："年四十而阴气自半。"绝经前后，肾阴不足，冲任失调，则诸症丛生。女子以血为本。肝属木，主藏血，又主疏泄，喜条达而恶抑郁。血藏于肝，肝气舒畅，气血通达，对月经的生成和满溢起到调节的作用。故《临证指南医案》谓女子以肝为先天。女子一生因经、孕、产、乳而数伤于血，"阴常不足，阳常有余"。正如《灵枢·五音五味》所说今妇人之生，有余于气，不足于血，以其数脱血也。"《灵枢·天年》亦云五十岁，肝气始衰，肝叶始薄。"现代社会生活节奏加快，工作压力日益增大，女性需要兼顾家庭和工作，经常处于紧张过劳状态，极易造成肝气郁结，气行不畅。肝失条达，日久气郁化火，肝肾不足之体，复加煎灼，阴虚更甚。肝藏血，肾藏精。肝与肾同居下焦，乙癸同源，母子之脏，精血互生。盛则同盛，衰则同衰，息息相关，互为影响。肾阴不足，水不涵木致虚阳上亢；肾精不足，阴血亏虚致肝失濡养。因此戴氏女子七七前后，肾－天癸－冲任－胞宫生殖轴日渐衰老，肝肾阴虚，精血不足，无以濡养脏腑，脏腑功能失调，阴阳失衡是本病的主要病机。并常可累及心、脾两脏。

更年期综合征证情复杂，症状较多，临证需谨察病机，通常达变，总以补肾养肝、平衡阴阳为大法。根据兼症的不同，佐以清心、健脾、祛瘀、化痰、散郁之法。杨老以百合地黄汤合知柏地黄丸、甘麦大枣汤加减而成汤剂，常用药物有知母、黄柏、百合、生地、枸杞子、郁金、山茱萸、巴戟天、淮小麦、夜交藤、酸枣仁、炙甘草等。随症化裁：若头胀、头痛加天麻、钩藤；若目糊羞明加菊花、枸杞子、决明子；若月经量多加墨旱莲、地榆；若潮热汗出明显加生龙骨、生牡蛎、五味子；若入寐艰难加珍珠母、灵磁石；若情绪不稳、多虑猜疑加柴胡、合欢皮；若腰酸膝软、骨节疼痛加桑寄生、葛根。

二、重心理疏导

杨老认为，本病属于身心疾病，心理因素的影响不可忽视。患者多有情绪不稳，或抑郁低落，或焦虑烦躁，故心理疏导亦不可缺。《丹溪心法》云："气血冲和，万病不在，一有怫郁，诸病生焉。故人身诸病，多生于郁。"临证时杨老常对患者进行言语开导，耐心解释病情，安抚紧张情绪，消除思想顾虑，帮助患者树立起战胜疾病的信心，积极配合治疗，处理得当，往往可达事半功倍之效。

第四节　平衡阴阳，周期疗法——月经失调、不孕症的治疗

随着现代生活节奏加快，工作压力增大，女性普遍承受着较大的精神压力；另外，节食减肥、意外妊娠导致人流等诸多因素，致使月经不调及不孕症发病率逐年增高。由于月经后期、经量减少，继则闭经，影响孕育，给患者带来了极大的心理压力。本病虚实夹杂者为多，虚者肾虚、血虚，实者气滞、痰湿。

近年来，随着人们性观念的开放和生育年龄的普遍推后，采用人流的女性不断增加。人流手术直接扰乱了肾－天癸－冲任－胞宫的生理功能，导致冲任、胞宫直接受损，伤及肾之元气精血，使得胞宫无血以下，遂致月经后期量少，或因减肥，过度服用瘦身产品，并控制饮食，日久导致脾胃损伤，使后天水谷精微化生、运化不足，气血虚弱，故经血亏少，不足以按时而下。部分女性因生活工作压力较大，易致肝郁不畅、思虑伤脾，最终导致木郁土塞，气机逆乱，月事异常，或过食肥甘厚味及运动减少，导致痰浊内生，阻滞胞络，血行受阻，使月经后期、量少。总之，月经周期及量的正常与否，与肝、脾、肾三脏关系密切，其中尤以肾为变化之枢机；造成月经后期的原因较多，但最终均会影响"肾主生殖"的功能。本病的治疗应当根据月经周期的阴阳消长和气血盈亏的规律性变化，于行经期、经后期、经间期、经前期采取不同的治法，因势利导。故拟定周期疗法，对月经失调和不孕症进行治疗研究。中药周期疗法是建立在顺应女子血海盈亏有期、生殖功能立足于"肾－天癸－冲任－胞宫轴"平衡的理论基础上的特色治疗方法。

一、行经期：以通为用、活血理气调经

行经期是月经周期的第一至第四日，此时胞宫血海由满而溢，泻而不藏，排出经血，月经来潮。这一时期既是新的月经周期的开始，又是旧月经周期结束的标志，呈现"重阳转阴"的特征。经期是一个新旧交替的时期，此时应排出应泻之经血，祛除陈旧的瘀浊，以利于新周期的开始。所以在经期排出经血时，应求"完全干净，彻底全部"，因为留得一分瘀血，便影响一分新生。自拟月经方（戴氏经验方）：当归9g，川芎9g，赤芍12g，熟地黄10g，香附12g，枳壳10g，桃仁9g，红花9g，益母草15g，鸡血藤15g。

方中桃红四物汤既能活血通经，又能养血生新；更加香附、枳壳增强理气行滞之功；益母草配伍鸡血藤，既祛瘀生新，又无腻滞之弊。纵观全方，补血行气，活血化瘀，以通为用，使经期旧血去，新血生，重阳得以转阴。

二、经后期：滋养肾阴、培补气血、充盈血海

经后期为月经周期的第五至第十三日，即月经干净至经间期之前。此时血海由空虚逐渐恢复，胞宫藏而不泻，呈现阴长的动态变化。阴长，是指肾水、阴精、血气等渐复至盛，呈重阴状态。重阴，是指月经周期阴阳消长节律中的阴长高峰时期。经后期血、阴、精不足，阴长阳消的运动变化容易失衡，此为经后期的病理特点。阴者，静也。由于经后期的阴长是一个缓慢的过程，所以在临床上常无明显症状，极易被忽视。根据经后期的生理病理特点，结合前人提出的"经后以补虚为当"的治疗大法，杨老在此时期内补充和调节脏腑、气血和经络功能十分重要，能促使冲任精血逐渐充盈，并注入胞宫以藏精，帮助子宫内膜修复。自拟卵泡方（经验方）：熟地黄 12g，白芍 12g，首乌 12g，女贞子 10g，山茱萸 9g，麦冬 12g，巴戟天 9g，党参 10g，香附 10g，菟丝子 12g。

方中熟地黄甘温入肾，补血滋阴益精；白芍酸苦微寒入肝，养血调经敛阴，两者配伍，正如《成方便读》所言："补血者，当求之肝肾。地黄入肾，壮水补阴；白芍入肝，敛阴益血，二味为补血之正药。"制首乌补血养肝，益精固肾；山茱萸既能润养肝肾之阴，又能温补肾阳；女贞子有补肝肾之阴的功用，三药配伍，加强补益肝肾之作用。麦冬养阴生津，清心除烦；党参补中益气，生津养血。巴戟天肾阳，益精血；菟丝子既补肾阳又补肾阴，两药伍用，意在阳中求阴。香附善疏肝理气、调经止痛，是为"气病之总司，女科之主帅"。全方于大量补血药中配伍滋阴药物，意在调补经后期精血亏虚之证；同时加入少量补阳药和理气药，意在阴中求阳，鼓舞阳气，又行气和血，使血海充盈、气血俱补。

三、经间期：活血调气、疏通冲任、协助转化

经间期指月经周期的第十四至第十五日，也称氤氲之时，或称"的候""真机"期（即现代医学所称"排卵期"）。此时正值两次月经之间，为重阴转阳、阴盛阳动之际，正是种子之时。《证治准绳·女科》引用袁了凡之语："凡妇人一月经行一度，必有一日氤氲之候……顺而施之，则成胎也。"杨老，经间期主要病理特点为重阴不足，无法顺利转化为阳，最终影响卵巢的排卵功能；故本期治疗应当是在促进重阴的前提下，推动阳转，并帮助卵巢排出卵子。临床上常见排卵功能障碍多与重阴不足有关，故应注意补肾活血，气血运行顺畅，阴阳方可顺利转化。自拟促排卵方（经验方）：熟地黄 12g，白芍 10g，女贞子 10g，淫羊藿 10g，当归 9g，巴戟天 10g，桂枝 9g，香附 12g，石菖蒲 9g。

方中熟地黄、白芍养血补肝肾，女贞子补肝肾之阴，淫羊藿、巴戟天温肾阳、益精血；当归为补血良药，兼具活血作用；桂枝既可补虚扶阳，通阳化气，又可温经通脉；香附善疏肝理气，调经止痛；石菖蒲具有开窍宁神之功。全方以补血药物配伍补益肝肾之品，又温肾壮阳、通窍活血，故可有效帮助经间期的重阴转阳，从而促进卵巢排卵。

四、经前期：温养督脉、补益胃气、促进黄体功能

经前期即月经周期的第十五至第二十八日。此期阴盛阳生渐至重阳。重阳，是指月经周期阴阳消长节律中阳生的高峰时期，此时期阴阳俱盛，以备种子育胎。若已受孕，

精血聚以养胎，月经停闭不潮；如未受孕，阳盛则开，去旧生新，血海由满而溢泻，月经来潮，又进入下一个周期。杨老根据经前期的生理特点提出，此期治疗应关键在于培补肾气，温养督脉，务使胞宫精血满而待泻；又当补益胃气，顾护气血生化之源；补肾益脾，使黄体发育良好，为种子提供着床孕育的基地，也为月经的顺利来潮创造条件。自拟黄体方（经验方）：黄芪15g，白术10g，山药10g，锁阳10g，巴戟天10g，淫羊藿10g，乌药10g，女贞子10g，丹参13g，菟丝子10g。

方用黄芪补中益气、升阳固表，白术补脾益气燥湿，山药平补气阴，且有收敛固涩之效；锁阳、巴戟天、淫羊藿温补肾阳、散寒通痹；乌药辛行温通，上走脾肺，能疏理胸腹之气，下达肾与膀胱，能温肾散寒以除膀胱冷气；女贞子补肝肾之阴，菟丝子平补肾中阴阳；丹参活血化瘀，调经止痛，又能除烦安神。全方以大量补气药配伍温肾药，同时兼顾补阴以及调血，意在阳中求阴，以助重阳。

杨老在运用中药周期疗法治疗的同时，还结合患者不同的证候进行辨证论治，使辨证与调节周期相结合，从而达到更好的治疗效果。

第五节　妇科学术思想总结

一、妇科论治注重脏器

杨老尤精于妇人科，认为妇人诸疾，病因虽多，病理机制总不外乎脏气机功能失调。治疗原则，不论采用驱邪或是扶正的方法，其目的是恢复人体气机的正常功能。因此认为治妇人病，应以调节脏气气机功能着手，其大纲有四。

（一）补肾气

肾气是人体发育生长的动力，与妇人经水孕育更相关联。肾气充盛后，冲任旺盛，则月经来潮而有生育的能力。《素问上古天真论》说："女子二七而天癸至，任脉通，太冲脉盛，月事以时下。"说明肾气盛后，冲任二脉的通盛，是产生月经的主要条件。一般经带产诸病中，肾气虚弱是主要原因之一。因此，为师治妇人病，重视肾气，而扼要采用三种治法。

1. 肾气虚　采用血肉有情之补，少女发育不良，月经应行不行，或妇人婚后不孕而有腰酸肢楚，腿膝软弱，性欲淡漠等症，用鹿茸紫河车为主，佐以巴戟天，狗脊，杜仲，续断等药以填补之。

2. 肾阴虚　用滋养肾水之治，妇人头晕目眩，腰痛，下肢萎软，潮热盗汗，虚烦不眠等症，用熟地，首乌，山药，山茱萸等药以充养之。

3. 肾阳虚　用温润肾阳之法，妇人有下部冷感，少腹隐痛，带下纯白，性欲不感等症。用附子，肉桂，艾叶，补骨脂，五味子等温肾之治。

（二）疏肝气

为师常对学生说："治经肝为先，疏肝经自调。"因妇人以血为本，肝藏血，前人有"肝为女子先天"之说，说明了妇人与肝的重要关系。认为肝喜调达，而妇人易受精神刺激，影响气机的运行。朱丹溪说："血气冲和，万病不生，一有怫郁，诸病生焉。"盖气郁则血滞，引起月经不调。故凡是经水不调，痛经，闭经，妊娠恶阻，产后腹痛等症而兼有精神抑郁，胸胁闷胀乳部作胀的，多半由于肝气郁结所导致的，可用香附，郁金等疏肝。其间香附用于痛经，治中下部气痛；郁金用于胸胁胀闷及肝胃气痛，治上中部气痛。

（三）健脾气

脾胃为后天之本，主运化。妇人病中有许多病是和脾胃虚弱有关系的，如脾不统血而引起的崩漏，脾虚湿热内困导致的带下连绵，以及妊娠时脾气不振，食欲减退，有碍胎元的营养。产后脾阳不振，能影响乳脂的分泌等等。所以为师治妇人病，处处照顾到脾胃。凡逢胎前产后患虚弱症时，虽表现的征象错综复杂，而治疗时恒以扶脾为先，不仅因它为气血生化之源，也有关机体功能恢复力的增强，而且认为唯有促进脾气运化的情况下，药物才能充分发挥它的效能。临床最常用的健脾方是四君子汤。

二、妇科病治疗调气血尤为重要

调气血，《素问举痛论》说："百病生于气也。"妇科病和气分有重要的关系，如发育不全，经候不调，不孕症有关肾气。乱经，闭经等有关肝气，崩漏带下有关脾气，癥瘕积聚有关脏腑气滞。因气为血帅，许多血病是由气机的失调而引起，如气滞则血滞，气虚则血脱，气升则血逆而上衄，气陷则血随而下崩。所以治疗月经病应以调气为主，就是治疗有些血病也必加入气分药，方能增强疗效。例如出血日久或暴崩不止，可加补气药以增强摄血能力，又如重笃的血虚症，也宜气血同补，气旺就能帮助生血，这是阳生阴长之理。前人就有"有形之血生于无形之气"之论。众所周知，当归补血汤，重用黄芪以生血。黄芪补气，凡是气虚的血崩及月经过多症，用黄芪除补益元气外，并有心血固涩之功。

当然，重视气病并不是说可以忽略血病。血病中主要为血热，血寒，血虚，血滞和出血，治疗也分温，清，补，通，固涩诸法。但由于气血是相互依附的，血病往往也同气分有关，所以妇科病以调气血为主，其间更应重视气分。

三、重视中西结合

杨老认为祖国医学理论必须与临床相结合。对古人的学术论述，必须付诸实践之后，方可取信。为师采各家之长，经方，时方及民间单方草药，悉予采用。凡遇疑难大症，必参合中西医理，而创新法，立新方，每奏奇效。

学术无中西门户之见，中西结合可互相取长补短。为师主张辨病与病证相结合，采用现代医学之精确诊断，结合辨证施治，以有效为依归，取得实效之后，再寻研其理。为师认为：中国医学，古奥之深寿世保民，已具有数千年悠久历史。而诊断治疗之法则，善用之，知者，往往得心应手，获效如神，绳之以今日之实验医学，则知其意义亦复近似。宜亟以科学方法阐明之，整理而辑述之，若者可用，用之；若者宜弃，弃之。是非得失，祥慎审定，庶几医学日进。

（乔　红）

第二章　内科学术思想及医疗经验

第一节　喘症治疗学术思想

喘症以呼吸困难，甚至张口抬肩、鼻翼翕动、不能平卧为特征。作为一个症状，喘不仅出现在肺系疾病，还可以出现在许多急、慢性疾病过程中。当其作为某些疾病的主症而成为治疗的重点时，即称作喘症。

一、病机探析

喘症主要与肺脾肾三脏有关。病在肺者为气上逆，盖肺位居高，号称华盖，为呼吸之门户，无论风燥痰均能造成肺气不利，治节失常，肃降受阻，气逆而上，则喘作矣；病在脾者痰饮阻气，气不化津，痰浊壅肺，升降不利，发为喘促；病在肾者虚不纳气，摄纳失常则气不归元，上出于肺，出多入少，气逆于肺而为喘。其发病机理悬殊，证候亦异。唯喘为沉痼之疾，缠绵难愈，阳虚无疑。阳气不足，推血无力，势必瘀血内阻，故喘证的病机演变过程中，不可忽视阳虚与血瘀这两个重要环节。

二、诊治述要

喘症有寒热虚实之分，新感沉痼之辨，机理悬殊，证候亦异，诊治之法，各有特征要领，唯其平喘共论耳。风燥痰热为患，当首重肃降肺气；新感引动沉痼，法宜温阳化饮；虚喘肺肾两亏则当培补脾肾。

（一）标分寒热，喘本阳虚

喘为痰饮内伏之体受非时之邪而作。外邪与痰饮相搏结为喘之标，邪有风热、风寒之异，痰有热化、寒化之变，故标有寒、热之分。痰、舌、苔、脉等均为辨证之依据，如舌质稍红，津液不足，亦可有本属寒凝，因阳气虚弱，津不上承所致，未必尽属热症，经用温阳法治疗，阳气来复，津液上承，可见舌红渐退，舌面转润泽。然从本而论，本证终属阳虚。责之于脏，乃肺脾肾三脏之阳皆虚。《景岳全书》云："阳气不到之处，便是阴邪凝聚之所。"阳气失于斡旋，在肺失于通调，在脾运化无权，在肾蒸腾汽化乏力，津液不化，水湿内停而为痰、为饮。痰饮内伏，一旦外邪引动，伏痰壅塞，痰阻气闭，气道不畅，气急窘迫而发为喘症。喘家时有背寒怯冷，或冷如掌大，或如冷水浇淋。指出这是由于督脉行背正中，为诸阳之会，阳虚则督脉不充，失于温煦而背寒之故。正如仲景云："胁下有留饮，其人背寒。"

喘证纵有虚实之别，寒热之分，所谓寒热，仅指标实而言。临诊患者以虚实并见居多，实喘多兼有正虚，虚喘亦时有邪实。所谓实喘，是指病初邪多，壅盛于肺为主，标为急；所谓虚喘，病久虚甚，以精气亏虚为显，本为重。因此，常谓："新喘实急先治标，久喘必虚治在本。"

（二）急则治标，重在温化

喘证久发，多属沉痼顽疾，因有痰饮内停，难以骤化，肺气壅塞，呼吸不利，急需治标。痰饮病者，饮邪充斥，淹蔽阳气，以致阳不外卫，无能御邪，只要稍一冒寒触风，即可引动伏饮，挟感而发。若久发不止，正气溃散，精气内伤，肾之真元损伤，根本不固，则非一般宣肺化痰之药所能胜任。且饮为阴邪，得温则化，得寒则凝，若以西医消炎观指导中医临床，投之清热解毒之品更大谬矣！临证推崇《金匮要略》"病痰饮者，当以温药和之"。以温化为治喘的第一要法，善用附子、麻黄、细辛等温阳之品，常根据病情的深浅、轻重，分别选用小青龙汤、小青龙加附子汤、麻黄附子细辛汤等温阳化饮方。并细辛通阳平喘，喘息甚时，非此不克，量必重用，一般用 4.5g，喘剧者亦用至 9g 以上。此药温肺化饮，辛散开肺，为小青龙汤之枢纽，合五味子酸敛肺气，一开一合，止咳平喘。

阳虚寒甚而阴凝者，血行瘀阻，唇舌紫绛，面色黧黑，则用小青龙加附子汤。附子大辛大温，为温阳之要药，用附子助麻、桂、辛、姜温阳化饮之力，"益火之源，以消阴翳"。阳气振奋，痰饮得化，阴凝自散，血行畅通。

病深重笃，寒甚而阳虚气弱者，气不宜耗散过度，阳当需大温大振，则用麻黄附子细辛汤加味。附子既助麻黄之温性，又制约麻黄之辛散，使麻黄的温肺作用更为持久，细辛温通阳气。三药皆用 9g，据证用药，细辛、附子的用量酌情增加，但麻黄用量却不宜再大，必要时蜜炙以减其发散之性。常谓与其用大量麻黄，不如附子合小量麻黄相须为伍。

标热之喘，先察阳虚与否。风燥痰热所致的初病新喘，病未及本，里虚未成，标热甚急，常以麻杏石甘葶苈大剂疏风肃肺，直泻肺金之热，使痰热得清，肺气复平。阳气已虚，寒痰内伏之体感受暴戾之风热燥邪，邪痰相搏，寒痰热化而成标热之势，不再用大温之品，以免热盛迫血，滋生血热妄行之变证；但也力主不可一味清热，以免病情反复，痰沫又见盈碗盈盆；习用小青龙汤加石膏、黄连等，随症调整药味剂量，温中兼清，寒热并调，标本兼顾。

（三）宣泻逐利，疏通肺气

痰饮内伏，气失升降，咳喘剧作。恢复肺气宣肃功能是治喘的重要一环，指出小青龙汤等温化痰饮方中麻黄、细辛的功效，一则温化，二则宣散，共达开通肺气的作用，并常同用紫菀、杏仁化痰。紫菀开喉痹，除顽痰，专能宣通窒滞，兼疏肺家气血；杏仁功专降气，能疏利开通，破壅降逆，调理气分之郁，二药一开一泄。气阻甚于痰滞，则桔梗、枳实同用。桔梗辛散豁痰，宣通肺气；枳实破气消积，泻痰除痞，二药一宣一肃。在化痰理气导滞中，使肺的宣肃功能得以恢复。

喘家日久，痰饮内伏，邪满于中，上逆迫肺，喘逆难平，若仅用温散甚难取效，用泻、逐、利等法开通肺气。泻：用葶苈子泻肺降气定喘，用量 9～15g，甚至用 30g；痰多气壅用苏子降气化痰平喘。此二药效甚强，但均有滑肠之弊，故便溏者用旋覆花、枇杷叶降肺胃之气。阳虚水泛，凌心射肺，胸满憋闷，用降香 2.4g，降气亦所以泻肺。逐：久咳痰黏难化，用生半夏 95g 治寒痰停积，与生姜同煎，制其毒性，亦用金沸草、海浮石，咸以软坚，逐其黏如胶漆之老痰积块，畅通气道。利：阳虚水溢于肌肤而肢体浮肿的喘家，用泽泻、车前草、凤尾草等利水退肿，肺为水之上源，水湿通利，"分流泄满"，肺气壅塞之困亦解，喘促可减。

（四）缓则治本，温补脾肾

注重培补治本是治喘的又一特点，所以他除了扶正达邪、攻补兼施以治其标外，还善于在疾病的缓解期，即使是在秋冬喘症好发季节，也抓住发作间隙短暂之时日以培补固本，抵御邪袭，以减少、减轻喘症的发作。常用人参、玉屏风散、桂枝加黄芪汤益气补肺以固卫阳，减少发作的诱因，亦用沙参、麦冬、五味子、冬虫夏草等滋阴润肺，收敛肺气。前贤谓"培土生金"，"上下交损，当治中焦"，脾虚则为痰源，脾健可补肺母，脾胃健运，不仅痰湿得化，而且气血有源，补益肺金。因此，温补脾土是补虚治喘的一个重要方面，常用白术、怀山药、扁豆、苓桂术甘汤等温补脾土，以清痰源。且每以此等药物制丸长服。补肾用巴戟、补骨脂、核桃仁、金匮肾气丸、局方黑锡丹等温振肾阳；用熟地、山萸肉、枸杞子、冬虫夏草、七味都气丸滋阴补肾纳气，以固气根。督脉不充，阳虚背寒，用鹿角霜、熟附子温阳益气散寒，用血肉有情之品，坎炁、紫河车、牛骨髓补奇经八脉，大补元气。补肾喜重用熟地，一般 12～15g，甚则 24～30g。此药滋阴补血，前人或谓"痰饮多者，服之恐泥膈"。甚言"凡胸膈多痰，气道不利，升降窒塞，药宜通而不宜滞，汤丸中禁入地黄"。但也有人指出"痰证当用而不可少者，则以姜汁拌炒可也"。变前人之法，以砂仁拌用，防熟地滋腻碍胃；又以沉香煎汁拌炒熟地，"盖沉香得熟地能增纳气归肾之力，熟地得沉香则滋肾而不碍脾胃"。此外，他用苓桂术甘加附子汤，或附桂八味丸在三伏天治疗虚寒久喘患者，日服 1 剂，连续 1 月，以温补脾肾，助阳扶正，借天之阳气以助药力，铲除深伏于患者体内的寒痰宿根。冬季患者果然少发、轻发或不发喘症。

（五）喘家年高，宜顾气明

高年喘家，罹病历年经久，阳气虚甚。"阳损及阴"故多兼气阴不足。阴阳两亏的高年喘家，病情复杂多变，用药过于寒则虚阳更虚，病深不解；过于热则气阴更伤，变证蜂起。多选用性味平和，作用和缓之品。如确需大辛大温之品以救其欲脱之阳，也只稍稍用之，且掌握时机，中病即止，时时顾及阴分变化。他常以辛温救阳之附子合益气养阴之生脉饮等同用，以急复其阳，兼顾其阴。此外，还慎用解表、退热、攻下等法，解表诸剂多由辛散之品组成，大多有耗气伤阴之弊，经方尤较时方为甚。故常选用参苏饮之类益气解表，少用麻桂，习用薄荷、桑叶之属。药力虽不及前者，但不伤气阴，缓图良效，甚合高年喘家的体质。他此类患者发热，形似外邪侵犯所致，实则多为内外两因兼而有之，也即实热较少，多为虚实两热，故选药组方，少用柴胡，而用桑叶、丹皮轻清泄热，内外之热两清而又不伤阴分，或用人参、麦冬等益气培阴以佐扶正达邪，使热退正安。对脾肾阳虚者力避选用有滑利之弊的药物。

（六）祛瘀活血，除邪扶正

喘为沉疴之疾，缠绵反复，阳气亏虚，阳虚则寒，血行凝滞；喘家肺气壅塞，气失疏畅，初病在气，久则入血成瘀，故喘家日久多见面色黧黑，唇、舌、指甲紫暗等瘀血之症。治喘，只要疾病稍有时日，无论祛邪，抑或扶正，亦无论有无瘀血之征象，多参以水蛭、丹参、桃仁等活血化瘀之品。病急标实，痰阻气窒，肺失宣肃，在温化痰饮、逐痰利水的同时佐以活血化瘀之品。瘀不与痰结，痰易化易出。血不利则为水，血行畅通，利水道而解气壅之困。血通气亦畅，气血携药力共达病所，正气得营血之援，又得药力之助，标易解，邪易驱。病缓正虚，在温补脾肾、补益气阴的同时辅以活血化瘀之品，气血条达，搜除伏邪遗害，又能润养脏腑，补其不足，调整阴阳而致和平。

第二节　咳嗽治疗学术思想

咳嗽是肺系疾病的一个常见证候。外感或内伤病因均可导致肺气失于宣发、肃降，使肺气上逆而引起咳嗽。外感咳嗽一般新病为多，但也有久病复感新邪者；内伤咳嗽大多为久病，但也有新邪内伤而引发者。古人云：有声无痰叫作咳，有痰无声叫作嗽，有痰又有嗽叫作咳嗽。究之临床，很难将两者截然分开，故一般通称咳嗽。

一、病机探析

咳嗽上气虽为肺系疾患，但历代医家均认识到与五脏病变有关。《内经》"五气所病……肺为咳"；"五脏六腑，皆令人咳，非独肺也"。咳嗽上气有外感、内伤之分，外感为六淫邪气侵袭，内伤为肺脏虚弱或其他脏腑累及于肺。此皆言其常。而外感咳嗽往往有停食所致者常被忽视，内伤咳嗽常常有瘀血阻滞者亦不被重视。故临证治疗咳嗽上气，在宣肺祛邪同时，需十分重视辨别是否为痰浊停食及瘀血所致。肺主气，司呼吸，上连气道、喉咙，开窍于鼻，外合皮毛。内为五脏之华盖，不耐寒热，称为娇脏，易受内、外之邪侵袭而为病。病若从热而灼津为痰，则肺气上逆，咳嗽痰黄；病若从寒而凝浊为饮，则咳嗽痰白而如泡沫。故治咳，化痰首辨寒热。

二、诊治述要

在治疗咳嗽时，常根据病证演变过程中各阶段症状之异，灵活选用肃肺、温化、消食、化瘀等治则立法处方，取效颇验。

（一）降气肃肺，祛痰止咳

肺位居高，其气以下降为顺，故无论风燥痰热皆能造成肺气不利，治节失常；肃降受阻，肺气壅遏，气逆而上，此时火动痰升，风痰上壅，气机闭塞；宜降不宜升，以肃肺祛痰为最重要。常用麻杏石甘汤加葶苈子。谓葶苈子辛、苦，大寒而入肺经，功能祛痰止咳，下气行水，主治痰热壅肺之咳嗽，奉为圣药。故临证凡见痰热所致咳嗽上气，处方中辄加葶苈子一味，泻肺泄热，症状随解。临床据情加入枇杷叶、苏子、南天烛、旋覆花以加强肃肺之力。

（二）解表散寒，温化痰饮

在痰饮咳嗽初期，由于外寒之邪引动痰饮，证多风寒束肺，痰饮壅滞，故见咳嗽阵阵。临证凡见恶寒或背冷、咳嗽吐白沫痰、舌苔白滑三大主症，多用温肺化饮之小青龙汤治之。尤强调小青龙汤中细辛是方中的灵魂。细辛辛散开肺，配合五味子酸敛肺气，一开一合，止咳平喘效果甚佳，与桂、姜、芍共达温化痰饮之功。若久咳痰黏难化，则加生半夏以祛痰化浊，常可使大量白痰倾囊而出。兼有热证，则加石膏温中求清，亦验。初期用细辛、干姜剂量可稍稍增大，甚者可配三子养亲汤加强温燥祛痰之力。

（三）温肺行气，消食化痰

前贤谓"肺为贮痰之器"，"脾为生痰之源"。故有治咳从化湿健脾入手，可谓屡用屡验。则重以消食化痰而治咳嗽，实乃独真匠心。盖胃中停食，则上渍于肺，壅遏肺气，则咳嗽上气，寝食俱废，常用三子养亲汤加山楂、枳实、茯苓等以肺胃同治。

（四）活血化瘀，化痰止咳

在治疗痰饮咳嗽病证时，注意配合化瘀药的协同作用。慢性咳喘患者多因肺功能差而致口唇、指端、舌质发绀，即所谓局部末梢循环的缺氧状态，痰饮病气化不足为本，饮多为寒邪凝聚水湿而成，同时气为血帅，血遇寒则凝，痰饮之形成与瘀血之形成，有相似之处，它们之间又存在着内在联系。《血证论·咳嗽》篇指出："须知痰水之壅有瘀血使然，但去瘀血，则痰水自消。"化痰止咳不忘祛瘀，在治疗时适当配伍活血化瘀之品，疏理络道之瘀，助其气化，以怯痰饮，止咳嗽，常选用赤芍、桃仁、丹参等活血而不燥烈之药，多效验。

第三节　鼓胀治疗学术思想

鼓胀又称单腹胀，以腹部胀大如鼓而命名，以腹部胀大、皮色苍黄、甚则腹皮青筋暴露、四肢微肿为特征，是中医所称"风、痨、鼓、膈"四大疑难重症之一。主要见于西医的肝硬化腹腔积液。

一、病机探析

鼓胀的病机主要是肝、脾、肾功能失调。初起重在肝脾，情志所伤，气机不利，肝郁乘脾，脾失健运，水湿内停。若失治、误治，水湿不去，土壅而侮木，肝郁更甚，既可及血而致血瘀，又可致脾气更虚，水湿更盛。脾虚不运，水谷精微不能游溢于肾，肾精衰减，而导致肾阳不足，膀胱气化不利，命门火衰，则进一步导致脾阳更虚，脾肾阳虚，水湿潴留更甚。肝气郁结，郁久化热，脾胃湿热，均能导致热灼阴伤，肝阴不足。肝肾同源，肝藏血，肾藏精，肝阴不足必然影响及肾，导致肾阴不足，肝肾阴虚，则鼓胀病势日趋加重。故鼓胀的基本病机为本虚标实，肝脾肾三脏功能失调，气滞、血瘀、水饮互结于腹中。初、中期为肝郁脾虚，累及于肾，气血水互结。晚期肝郁化热，脾胃湿热，水湿郁久化热，热扰心神，引动肝风，卒生神昏、痉厥、出血等危象。

二、诊治述要

（一）通利消水以澄源

杨老认为，水之形成，积而不散，必先通利而化之，澄清已成之水源，采用通利之法，称之为澄源，此乃治疗第一要点。拟用加味五苓消水汤（猪苓、茯苓、泽泻、白术、桂枝、赤小豆、黄芪、三棱、莪术、鳖甲、龟板、牡蛎）。

（二）健脾升提以塞流

腹腔积液消退，不能再用通利之品，若通利太过，势必损及脾胃。余师认为，此时当进入第二阶段治疗，其间脾失健运，升降失和，水道不畅，为关键的病变本质，故运用健脾升提法，使得健运气机升降复常，白蛋白恢复，水循常道，堵塞其水液向腹腔的异常流向。

此法名之为"塞流"，拟用加味补中益气汤（党参、白术、黄芪、升麻、柴胡、当归、陈皮、车前子、赤小豆），以健脾升阳为主，佐以利水湿，既能塞流，又能继续使已积之水尽去，塞流中寓有澄源之意。

（三）养肝益肾以固本

为防止本病复发，必须和养肝肾，使肾气得充，气化开合如常，使肝经条畅，疏泄正常，此时进入第三阶段治疗。肾为先天之本，主水，司二便，调补肝肾，才是固本之法。方用补肾固本汤（熟地、山萸肉、山药、丹皮、茯苓、泽泻、芡实、枸杞子、补骨脂、当归、白芍、鳖甲、龟板、牡蛎、丹参），本方具有滋补肝肾，固涩收敛之功。

第四节 以脾胃为纲，病证结合

中医"脾胃为后天之本"，"有胃则气生，无胃则气死"。脾胃是水谷之海、气血生化之源。充养四肢百骸，"五脏六腑，禀气于胃"。所以脾胃是维持人体生命活动及其重要的器官。脾胃功能正常，便能增加机体的抗病能力，预防疾病的发生，健康而长寿。一旦外淫、内伤七情或饮食劳倦等因素，使脾胃发生疾病，便会严重影响人体健康。杨老诊治疾病非常重视调理脾胃功能，指出脾胃乃后天之本，气血生化之源，气机升降的枢纽，人以胃气为本，故治病当注重调理脾胃。

由于血液系统病证多归属于中医"血证""虚劳""温病"范畴。而血的生成，主要靠脾。脾胃为气血生化的主要来源，血液生成的基本物质主要由脾吸收水谷中的精微化为营血，经过肺气，注入心脉之中而生。正如《灵枢·营卫生会》云："中焦亦并胃中，出上焦之后，此所受气者，泌糟粕，蒸津液，化其精微，上注于肺脉，乃化而为血。"

脾又主中焦之气，化生营血，营气是血中之气，《灵枢·邪客》云："营气者，泌其津液，注之于脉，化以为血，以营四末，内注五脏六腑。"

生血的原料来自饮食物中的精微部分，这需靠脾对食物的消化和精微物质的吸收与运送。故血气旺盛与否和脾气健旺与否有密切的关系。

脾的主要功能还包括脾能统血。亦即脾具有统摄、控制血液，使其行循于经脉之中而不致溢出脉外的功能。正如《灵枢·本神》云："脾藏营"，《难经·四十二难》云："脾……主裹血，温五脏。"即指此功能而言。如脾功能健旺·脾气升发正常则血有所统摄，能正常运行于脉道内而不外溢。如脾气虚弱，升发失常，引起脾气下陷，失去统摄之权，则血溢脉外而引起各种出血之证。正如《血证论·脏腑病机论》所云："经云脾统血，血之运行上下，全赖于脾，脾阳虚则不能统血。"

脾为后天之本，肾为先天之本。脾主运化水谷精微，须借助于肾中阳气的温煦；肾藏精，肾中精气亦有赖于水谷精微的不断补充与化生，即精髓也可以转化为血液。因此在生理上，脾与肾，后天与先天，是相互滋生，相互促进的。在病理上，也常常互相影响，互为因果。《张氏医通》曰："气不耗，归精于肾而为精，精不泄，归精于肝而化为清血"。

临床上如脾气亏虚，则水谷不化精微产生气血，而致气血亏少，则表现为面色萎黄或苍白，唇甲色淡，头晕，乏力肢软，食欲缺乏食少，腹胀便溏，舌淡胖，苔白，脉细或弱。此类表现常见于各种原因所致的血细胞减少症，各种贫血，更有甚者，脾虚气弱，无以化生精微，充养先天肾精，终致肾精亏耗，骨枯髓减，而表现为面色㿠白，倦怠思卧，耳鸣如蝉，腰膝酸软等一派气血亏虚，肾精亏损之象，此类表现常见于慢性再生障碍性贫血。

另一方面，如脾气虚，中气下陷，气失统摄之权，则血不循常道，溢于脉外，常会导致各种出血如皮下瘀斑、瘀点、便血、尿血、衄血等，此类表现常见于免疫性血小板减少性紫癜。

再则，先天肾气不足，后天失于充养等因素，均可致肾虚，如肾气亏虚，肾阳不足则面色㿠白，畏寒肢冷，腰膝酸软，耳鸣耳聋，舌淡苔白，脉细等一派虚损之象。此类表现除见于慢性再障外，还见于各种慢性白血病；如肾阴亏虚则表现为五心烦热，口干欲饮，盗汗，耳鸣，甚则皮下瘀点，瘀斑，尿血，舌红少津，苔少，脉细数等一派阴虚内热，虚火内炽之象。此类表现常见于免疫性血小板减少性紫癜、过敏性紫癜。

由于脾肾两亏，气血亏少，正气内虚，则温热毒邪易于人中，即所谓"邪之所凑，其气必虚。"此时往往表现为发热，甚则高热神昏，发斑，吐衄等一派阳、热、实之象，此类表现常见于急性再障、急性白血病。

一旦脾胃损伤，则气血的生化、运行发生障碍，气虚、血少、湿蕴、痰阻、瘀血、气滞等病理产物接踵而至，因此，调理脾胃是其治本之道，即"调中央以通达四旁"。张仲景云："四季脾旺不受邪。"脾胃不虚，而五脏功能皆旺。脾胃是治疗五脏不足的根本。李杲"脾胃内伤，百病由生。"其《脾胃论·脾胃虚实传变论》亦云："元气之充足，皆由脾胃之气无所伤，而后能滋养元气。脾胃之气本弱。饮食自倍，则脾胃之气既伤，而元气不能充，而诸病之所由生也"。脾胃病多由脏腑功能虚衰，情志所伤，久病或失治误治，劳倦太过，饮食不节等原因引起，因而脾胃病患者，本虚标实者居多，虚在脾为本，实在胃为标。与仲景"虚则太阴，实则阳明"相符。脾失健运则便溏，腹痛，倦怠，消瘦等，胃失受纳则胃痛，痞满，大便秘结。胃失和降则腹胀满，呃逆嗳气，恶心呕吐，噎嗝等。治疗上孙思邈提出"五脏不足，调于脾"。由于脏腑之病与脾胃关系密切，故脏腑诸病的治疗可以从脾胃入手。脾与胃互为表里，有后天之本之称，五脏六腑，四肢百骸皆赖以所养，所以脾胃的病理表现主要是受纳、运化、升降、统摄等功能异常。脾喜燥恶湿，胃喜润恶燥。脾不健运则湿浊丛生，脾运失健则外湿极其容易引动内湿，湿浊内阻，则有碍气、血、水的正常运行，痰浊、瘀血、热毒等病理产物随之而生，同时又反过来影响脾胃的运化功能，由此必将诸疾丛生。杨老在临床上往往以脾胃为本，以通立论，通补结合，知常达变，病证结合，寒温并用，仔细辨证，颇有疗效。

杨老指出脾胃功能紊乱除可导致血液系统疾病和消化系统疾病而外，其他如呼吸系统慢性阻塞性肺疾病；心血管系统的冠心病、心力衰竭；泌尿系统的肾炎、肾病乃至尿毒症；内分泌系统的甲状腺功能亢进症、甲状腺功能减退症；神经精神系统如顽固性失眠、抑郁症、躁狂症以及代谢性疾病和各种风湿性疾病如风湿、类风湿、高血脂、高血压、痛风等疾病与饮食失调损伤脾胃有着密切的关系。由此可见，临床各科疾病其发生与发展均与脾胃功能失调密切相关。因此治疗时必须病证结合，在调理脾胃功能的同时，酌加专科或专病治疗药物，每能收到良好疗效。

杨老临床重视脾胃功能，他内科诸多疑难杂症乃因痰瘀阻滞而成，所谓"怪病多由痰作祟"，而脾虚在痰饮和瘀血的形成中起着重要的作用，并与痰瘀一起共同影响疾病的发展与转归。临床上他特别对湿邪所致各种疑难杂症经验颇丰。强调脾喜燥恶湿，乃为湿土，湿邪不独南方多见，北方亦多湿邪。湿邪的来源，有天地人之分，天地之湿伤人，诚为外湿，而烦劳过度、饮食所伤，多为内湿。湿邪伤人极易困遏脾阳，而见乏力肢软、倦怠嗜卧、食欲缺乏腹胀、恶心呕吐、口淡乏味、腹泻便溏，舌淡或体胖，边有齿印，苔白或腻，脉细或濡缓等一派脾虚湿困症状。治疗上主张宣通三焦气机，芳香化湿，甘淡渗湿或以清热利湿等。

杨老总结了病证结合的治疗方法，即通常所称的辨病与辨证相结合的诊疗方式。对某一种疾病来说，病是其过程的共同性反应，是其过程的特殊性反应。辨病与辨证相结合，实际就是对疾病过程的一纵一横的认识方法。进一步言之，辨病论治是以致病因素或病理损伤为特点，来区分不同疾病并进行处理；辨证论治，则是着眼于机体对致病因素和病理损伤的反应状态，来认识疾病的千变万化并进行处理。二者从不同的视角揭示了疾病发生、发展及其诊治规律。取其所长，补己之短，可以说，病证结合，取长补短，相辅相成，无疑是提高诊疗效果的途径，也是中医临床医学发展的方向。

一、升降相因，脾胃同治

杨老气机升降协调是脾胃生理功能活动的主要特点。脾和胃同居中焦，以膜相连，一脏一腑，一阴一阳，一纳一化，互为表里，为后天之本。脾主运化，胃主受纳。《临证指南医案·脾胃门》："脾宜升则健，胃宜降则和。"脾胃之气升降协调平衡，共同维持着脏器位置的恒定不移。根据阴阳、五行和脏腑理论，脾为阴土，胃为阳土；脾喜燥恶湿，胃喜润恶燥；脾主运化·胃主受纳。脾胃健运，升则上输于心肺，降则下归于肝肾，才能维持"清阳出上窍，浊阴出下窍；清阳发腠理，浊阴走五脏；清阳实四肢，浊阴归六腑"的正常升降运动。即人体通过脾胃的受纳和运化，化生气血津液而奉养周身。

杨老脾胃的运化和受纳主要通过脾胃的升降功能来完成。因为脾为阴脏，其用在阳，阳气主升，则精微上输，不升则阳无所用，则脾失健运；胃为阳腑，其用在阴，阴气主降，糟粕下行，不降则阴无所用，胃纳不化。肝主疏泄，协调脾胃受纳及运化功能，脾胃与肝，三者一气相通，则升降有度，纳化有常，共同完成饮食物的受纳、消化、吸收、运化功能。故脾胃升降相因、纳运有度，则气血生化旺盛、机体功能强健。

若脾胃功能失常，则可出现脾失健运，胃失和降、脏腑功能失调等一系列病理变化。《脾胃论·清暑益气汤》："清气不升，浊气不降，清浊相干，乱于胸中，使周身气血逆行而乱。"故脾胃气虚，升降失常，便会产生诸多疾病。脾胃内伤必然破坏脏腑之间的协调，同时，脾胃虚弱，则脏腑、经络、四肢、九窍均失所养，百病由生。

杨老掌握脾胃升降理论，对脾胃的生理功能、病理变化及指导临床各科疾病治疗均有极其重要的作用。古人云："脾宜升则健，胃宜降则和。"疾病的发生不外乎气血、阴阳的失调。因此调理脾胃功能乃为气生血长、脏腑功能协调的基础。古今医家运用升降理论治疗脾胃病，阐发颇多。他特别推崇李东垣的《脾胃论》加辛温，甘温之剂升阳，阳升阴长……阳旺则能生阴血也对升发脾胃之阳，以补元气、生阴血理论，及"善治病者，唯在治脾，治脾胃以安五脏"等理论认识颇深，临床对补中益气汤、调中益气汤、升阳益胃汤、升阳除湿汤等运用得心应手。

脾气既升得健，则胃气当降为顺，胃腑以通为用，降则和，不降则滞，反之为逆。故胃病之论述中有"实则阳明"之说。叶天士曾说："阳明胃腑，通补为宜。选药要有走有守，有动有静，达到通不伤正，补不滞邪。"华岫云说："脾胃之病，虚实寒热，宜燥宜润，固当详辨，其升降二字，尤为紧要。盖脾气下陷固病，即使不陷，而但不健运，已病矣；胃气上逆固病，即不上逆，但不通降，亦病矣。"指出："所谓胃宜降则和者，非用辛开苦降，亦非苦寒下夺以损胃气，不过甘平或甘凉濡润以养胃阴，则津液来复，使之通降而已矣。"故治胃当以和降，常用方剂如旋覆代赭石汤、橘皮竹茹汤、通幽汤、增液承气汤等。

杨老在调治脾胃方面指出脾胃位居中州，为一身气机之枢纽，敷布精微于全身，升则上输于心肺，降则下行于肝肾。脾不升清，胃不降浊则一身气机紊乱。唐代孙思邈《备急千金要方·道林养性》就有"善养性者，先饥而食，先渴而饮，食欲数而少，不欲顿而多"。升降有度，上下有序，则"清阳出上窍，浊阴出下窍，清阳发腠理，浊阴走五脏；清阳实四肢，浊阴归六腑"。故恢复脾胃纳化协调与升降相因功能是脾胃病辨治的核心和关键。脾升则健，胃降则和，若脾胃功能失常，则升降之气机紊乱，清阳之气不能输布，水谷精微无以化纳，浊邪上泛，中气下陷，气血逆乱，清窍失养。上可见眩晕、头胀、胸痞、泛恶、呃逆、面浮；下可见泄泻、便秘、腹满、气坠、身重、脱肛。如此清气在下，浊气在上，清处居浊，浊处陷清之候。杨老常用疏肝健脾和胃之法，斡旋升降，升清举陷，清利泄浊，大气一转，其病乃愈。其常用方为补中益气汤、柴胡疏肝散、旋覆代赭石汤、枳实导滞丸等。

杨老临床中在诊治胃痛时，分为气滞型、血瘀型、虚型。

气滞型胃痛证治：气滞产生的原因，有的是胃本身由于恣食生冷，饥饱无常而引起胃气阻滞；有的是由于忧思恼怒，情志失调，肝气犯胃影响了胃气之通降。但不管哪种原因，胃脘胀痛的发作，主要在于气滞，其临床变现除胃脘胀痛外，还有反胃嗳气、吐酸胃灼热等症。如由于肝气郁结的，还可伴有供撑作痛，痛连两肋的感觉。至于气滞的治法当以理气通降为主。根据本人临床实践体会，认为在众多的药方中，"香苏饮"不燥不腻，不寒不热，较为好用。本人在此方的基础上，适当加入通降之品，组成胀痛方（苏梗、香附、橘皮、枳壳、大腹皮、香橼皮、佛手），作为治疗滞气型胃痛的主方。

　　方中以苏梗、香附、橘皮为主药。其中苏梗入胃，理气滞脘腹胀满，能顺气开郁和胃；香附入肝，能解郁理气止痛，治胸脘胀满作痛有效；橘皮理气和胃化湿，为脾胃宣通疏利的要药，与苏梗香附配合，既能调气和胃，又可舒肝止疼。方中并配合枳壳破气消积，利膈宽中，消脘腹胀满，通大小肠，大腹皮下气行水、调和脾胃；香橼皮、佛手二药，具有宽胸、除胀、止痛的作用。以上各药的配合主要是为了加强行气、和胃、通降、舒肝、止痛的作用。

　　胀痛方对胃痛初起以胀为主的证候效果较好。如有胁肋胀痛，口苦泛恶，肝郁不舒症状者，可加柴胡、青皮、郁金等以疏肝解郁；如伴见便秘、腹胀、腑行不畅可加酒军或瓜蒌、莱菔子易导滞通腑；如伤食生冷，胃寒作痛，可加良姜或荜澄茄等以行气散寒止疼；如顽固腹胀，反复不愈，可配鸡金散（鸡内金可用沉香或用木香代、砂仁、香橼皮等量研粉，每服一钱，日两次）健胃消食化滞，亦可用于汤剂。

　　血瘀型胃痛证治：胃为多气多血之腑，气滞日久，必然会引起血瘀，出现胃脘又痛又胀，以痛为主的症状。此时单用理气药是不能解决问题的，必须加用金铃子、玄胡等行气又活血的药物以达到行气消胀，活血止痛的目的。瘀痛1号（金铃子、玄胡、香附、陈皮、枳壳、大腹皮）适用于治疗又痛又胀以痛为主的血瘀轻型胃痛。如郁久化火，伴见胃灼热、吐酸症状者，当配用左金丸（黄连清火，吴萸散郁行气，两药合用可清肝和胃）、煅瓦楞（化瘀止酸）；如胃痛喜暖畏寒，加良姜、甘松以行气散寒止痛；心烦喜呕，舌红苔黄有热者加栀之、竹茹；头身困重，胸脘痞闷，苔黄腻，脉濡缓者加藿香、佩兰、芦根、滑石、黄芩以清化湿热。

　　如血瘀型胃痛继续发展，瘀久入络，胃只痛不胀，或刺痛难忍，有的伴有呕血或便血。据初步观察，从疼痛部位来考虑，大凡痛有定处的多是溃疡病，痛无定处的以慢性胃炎为多。到此阶段，瘀血程度较重，当以化瘀活血止痛为主的瘀痛2号方（炙刺猬皮、炒九香虫、炒五灵脂、川楝子、玄胡、制乳香、制没药、香附、香橼皮、佛手）调血以和气。用药加减除同瘀痛1号方外，凡出血多者可减乳没，加蒲黄炭、白芨粉、三七粉、乌贼骨、阿胶以活血化瘀止血。

　　瘀痛2号方，以炙刺猬皮、炒九香虫为主药，刺猬皮味苦，性平，无毒，入胃与大肠二经，有逐瘀滞，疏逆气的作用，可祛瘀止痛，活血止血，本草记载能治胃脘痛、肠风下血、痔漏下血等。九香虫味咸，性温，无毒，能通滞气，壮元阳，对肝胃气滞的痞满胃痛均效。两药合用，祛瘀血、通滞气，止痛止血效果较好。顽固性瘀血型胃痛伴有出血者，常用此二药为主治疗。方中配五灵脂、金铃子、玄胡、乳没等行气活血化瘀止痛之品，可加强疗效。

　　一般瘀血型胃痛，痛势减轻或基本控制后，常有少食，乏力等虚象，可用和胃健脾调补法，以香砂枳术或香砂六君子之类收功。切忌早补或峻病补，因胃腑以通为补，如补不适当，又会引起气滞血瘀，病情反复。

　　虚型胃痛证治：胃痛久延不愈，由胃及脾，由实转虚，转为脾胃虚证。其证见胃痛隐隐，喜暖喜按，肢冷便溏，或见泛吐清水，舌淡苔白，脉沉迟，系久病耗气伤阳为脾胃虚寒证；其证见胃痛隐隐，灼热心烦，口干舌燥，舌红少苔或花剥，脉细数，是瘀热日久伤阴损津的脾胃虚热证。针对虚寒和虚热两种不同的虚型胃痛，分别选用虚痛1号方（黄芪建中汤味加：黄芪、桂枝、白芍、炙甘草、饴糖、良姜、大枣、金铃子、元胡、陈皮）以补气温中，散寒止痛；虚痛 2 号方（益胃汤加减：北沙参、麦冬、石斛、丹参、白芍、甘草、乌梅、香附、金铃子）以养阴益胃，和血止痛方中加丹参、白芍以和血柔肝，乌梅、甘草可酸酐化津，均有利于和营止痛。此外，胃胀反复不愈，伴有坠感或有内脏下垂等脾气下陷的表现，有时也配用补中益气汤加枳壳，取其升补之中又有通降之意以除胀。参考现代药理研究，枳壳具有兴奋平滑肌的作用，使其收缩有力，紧张度增加，故在补中益气汤中加枳壳治疗脾虚气陷性腹胀，既不违背中医理法，又取用现代药理学研究成果，所以收到满意成效。

二、攻补得当，勿伤脾胃

杨老对内科、妇科、儿科、老年病等多种疾患常从脾胃论治，脾胃病不外乎寒热、虚实、升降、润燥四个方面。并根据多年临床经验提出脾胃病辨治的四大法则：即补泻有度、升降相宜、中病即止、勿伤脾胃。补泻有度脾胃疾患常见虚证、实证及虚实夹杂之证。在辨证治疗中以"虚则补之""实则泻之""攻补兼施"为治法，强调立法用药要"补而勿滞""泻而勿损""攻补适宜"，以防止用药太过、立法不严，同时还注意治脾要顾及胃，治胃勿伤及脾。由于脾胃疾病以虚证居多，故当遵循"虚则补之，实则泻之"之治疗大法。值得一提的是：所谓"虚则补之"是指对于脾胃虚证的治疗，应辨别阴阳气血何方之虚以对症投补，切忌不经辨证动辄参、芪、归，而致药不对症，反致壅遏。同时还应注意"补而勿滞""适宜为度"。对脾阴虚之证，在投以熟地黄、麦冬、大枣之类药性偏滋腻之品时，应少酌陈皮、砂仁、木香等以兼制之，防滋腻之品碍胃滞脾。"实则泻之"是指对于脾胃实证的治疗，当以泻其实为主。然而不可单纯攻下，以防败胃破气。

杨老临床中指出脾病以虚为多，胃病以实为主。故有"实则阳阴，虚则太阴"之说。脾虚扶养则健，胃实予通为补。如脾胃同病，往往虚则俱虚，实则俱实，脾病也有实证，胃病也有虚证，且每多虚中挟实，虚实相间，故治疗中应做到补不留邪，攻不伤正，掌握虚实，统筹攻补。如滋阴和通降并用的增液承气汤，通补并施之调胃承气汤等，均为通中有补，通补结合之例。同时他还指出在脾胃病的治疗中还应该重视调肝，以济中州，因肝主疏泄，具有协调脾胃受纳及运化之功能；并提出脾胃病的病因病机分析，应从肝胆入手，紧扣由实到虚，因虚致实的病理转机，旨在力复中州升降之权。

在临床上，创制的三个有效方剂：

（1）健脾调中汤（黄芪、党参、炒白术、茯苓、炒白扁豆、柴胡、升麻、白芍、陈皮、炙甘草等），用于肝胆不升，疏泄不及，中气下陷之证。临床见气短乏力，腹胀便溏，面黄舌淡或边有齿印，脉虚弱等症。

（2）养胃调中汤（沙参、麦冬、玉竹、旋覆花、吴茱萸、黄连、炒栀子、煅瓦楞子、郁金、陈皮、柴胡），用于肝气犯胃，火郁伤阴之证。可见嘈杂似饥，吞酸吐苦，呃逆或呕吐，脘腹胀痛，舌红少苔或苔花剥，脉弦等症。

（3）舒肝调中汤（柴胡、生白芍、香附、鸡内金、苍术、炒白术、陈皮、香橼、佛手、炒麦芽、佩兰、玫瑰花），用于肝郁阳虚湿阻，胁胀或痛，食后或傍晚脘腹疼痛更甚，面青黄而暗，时叹息，烦躁易怒，舌暗苔腻，脉弦滑等症。

三、寒热并用，温凉并调

脾胃同居中焦，脾为阴土，故脾病多寒，胃为阳土，故胃病多热，所谓："太阴湿土，得阳始运，阳明燥土，得阴自宁"，"脾喜刚燥，胃喜柔润"。脾与胃，一脏一腑，一升一降，一阴一阳，互为表里，两者又可相互影响，致脾热而胃寒或寒热错杂之征。脾胃功能失常，既能呈现寒与热的病理现象，也和寒与热的病因密切相关。临床上治寒常选附子、干姜、高良姜、吴茱萸、川椒之类以温中助阳。清热常用黄连、黄芩、山栀子、黄柏、知母、石膏之属以泻火清胃泄热。但脾病及胃，胃病及脾屡见不鲜，致脾胃病临床上每见寒热错杂。治疗当寒热并用，温凉并调。此法遵张仲景，方用黄连汤、半夏泻心汤、生姜泻心汤等。及李东垣之升脾阳，泻阴火之法，方用升阳益胃汤、升阳泻湿汤，临床辨证准确，遣方用药得当，则脾胃病寒热错杂之证、信手拈来。杨老临床无论寒凝、食积、肝郁、血瘀、痰湿均可致气滞而影响脾胃功能，表现为以脘腹疼痛为主症的多种病证，故治疗脾胃之病应该兼以行气导滞之剂。寒凝者当温胃散寒，行气止痛；食积者当消导行滞，健脾和胃；肝郁者当疏肝理气，和胃止痛；血瘀者当化瘀通络，行气止痛；痰湿阻滞者当化痰除湿，健脾和胃，行气导滞。方选保和丸，柴胡疏肝散，失笑散，平陈汤等加减治疗。若湿热并存，过用寒凉，则湿凝不化，湿遏热伏，如油入面，湿难祛热难清。

四、重视脾胃，统观五脏

杨老强调脾胃为后天之本，能化气生血，濡养脏腑百脉。故脾胃有病可损及其他脏腑，反之其他脏腑有病，亦可反过来损及脾胃。脾之与胃同居中焦，以膜相连。二者经络上互为络属，构成表里；生理上互相联系，互相依赖，互相协调，共同完成饮食物的消化吸收功能。病理上互相影响，互相传变，脾胃功能的强健还直接与五脏功能有着密切的关系。按五行生克制化的规律，五脏之间均有互相影响、互相制约的关系。

（一）脾与肾

肾阳是人体生命活动的原动力，脾之运化功能必须有肾阳的温煦，而肾有主水、藏精之功能，又必须靠脾运化之精微不断的充养。若肾阳不足，不能温煦脾阳，则脾阳不振，临床上则出现腹胀，纳呆，形寒肢冷，水肿便溏等脾肾阳虚之症。当脾虚时则中阳不足，生化无权，致水谷精微难以化生人体之阴精，以致肾精不足，髓海空虚，出现未老先衰，齿摇发脱，腰膝酸软，不孕不育，生长发育迟缓等一系列精枯髓减之候。

（二）脾与肝

脾与肝之间有两个方面的关系：

（1）肝藏血，脾统血，主运化，以生化血液。若脾虚则运化失司，必然影响生血功能，则肝无血藏，致肝血不足，出现眩晕眼花，视力减退，爪甲不荣，肢体麻木，耳鸣失眠，妇女月经不调，经少色淡或闭经等。

（2）脾主运化，肝主疏泄。脾气的运化功能必须赖肝之疏泄功能强健以协助输布。若郁怒伤肝，肝气郁结，气机失常横逆犯脾土，致肝脾不和或肝旺乘脾，见胁下满闷，胃脘堵闷，嗳气纳呆，腹痛泄泻等。所以《金匮要略》有"见肝之病，知肝传脾，当先实脾"之说。

（三）心与脾

心火为脾土之母，脾胃为"后天之本"，脾主运化，输布营养精微，是气血生化之源。脾统血，心主血，气血的充足有赖于脾胃的供养。脉以胃气为本，胃为水谷之海，有胃气则生，无胃气则死，故脾胃直接影响心脉。在经络上心与脾胃经气相通，《灵枢·经脉》篇曰："脾足太阴之脉……其支者，复从胃，别上膈，注心中。"《灵枢·经别》篇曰"足阳明之正……属胃，散之脾，上通于心。"脾胃功能失健，则百病由生。脾气虚弱，运化失司，则气血生化之源不足，致心血不足，血不养心，而见心悸、易惊、失眠、胸闷及脉结代等症。脾气亏虚则运化无权，水湿停滞，留而为痰，痰阻脉络导致气血失畅，停而成瘀，痰瘀痹阻心脉，可见心悸、怔忡、胸闷、胸痛、腹胀、食少等症。另一方面，思虑过度，不仅暗耗心血，而且可以影响脾胃的运化功能。综上可见，心血管疾病与脾胃关系密切。

（四）脾与肺

从经络及五行来说肺与脾有母子关系。肺属金，脾属土，脾土能生肺金。当脾胃发生疾病时，脾土不能生养肺金，将导致肺气不足，皮毛不固，容易感受外邪而引发感冒、咳嗽等。从气血方面来看，肺为主气之枢，脾为生气之源，肺主气，脾益气，两者相互促进，形成后天之气。脾主运化，为气血出化之源，但脾运化生的水谷之气，必赖肺气的宣降方能输布全身。而肺所需的津气，要靠脾运化水谷精微来供养，故脾运强健能助肺益气。诚如《薛生白医案》所云："脾为元气之本，赖谷气以生；肺为气化之源，而寄养于脾者也。"从水液代谢方面来看，肺为贮痰之器，脾为生痰之源，人体的津液由脾上输于肺，再通过肺的宣发和肃降而布散至周身，代谢废物下输至膀胱。脾之运化水湿，赖肺气宣降的协助，而肺的宣降又靠脾之运化以滋助，两者相互合作，参与体内水液代谢。如果脾失健运，则水液停聚，就会酿湿生痰，甚至聚水而为饮为肿，犯肺上逆而为咳、为喘等症，所以有"脾为生痰之源，肺为贮痰之器"的说法。若肺气久虚，精气不布，必致脾气虚弱，气血亏少，抗病力降低，易患肺病，形成肺虚→脾虚→肺虚的恶性循环。表现为食少、便溏、消瘦、面色苍白、少气懒言、咳嗽咳痰、气喘胸闷等脾肺俱虚的证候。治疗上除补肺外，还需健脾。正如《慎斋遗书》所云："扶脾即所以保肺，土能生金也。"若脾虚不运，水湿不化，聚为痰饮，出现久咳不愈，痰多而稀白之候，病象多表现在肺而病本却在于脾。即痰之动主于脾，痰之成贮于肺，肺气既伤则咳，肺脾同病则久咳。所以临床上治疗痰饮咳嗽，应以健脾燥湿与肃肺化痰同时并举。故杨老强调指出若要调理好肺气，一定要先调理好脾胃中焦之气。

李东垣云："胃虚则脏腑经络皆无以受气而俱病。"强调五脏有病，当治脾胃。张景岳曰："凡先天有不足者，但得后天培养之力，亦可居其强半。"周慎斋有"诸病不愈，必寻到脾胃之中，方无一失"。由此可见，脾胃在人体生命活动中的重要性。如脾胃虚弱，气血生化无源，营血亏虚，心神失养用归脾汤，心脉得充，心神自宁。脾虚土不制水，水湿泛滥，肾阳受伐，关门不利用实脾饮，健脾温肾，通阳利水，脾阳振则肾气复，土实则水治，如此等等。可见临床治疗脾胃病当统观五脏，全面考虑，方可药到病除。

五、疏利气机，益气和血，扶脾助运

杨老非常重视脾胃功能，脾胃功能强健有赖气机调畅，而气机的调畅包括以下两个方面：首先是脾胃的纳运及气机升降功能，脾胃同居中焦，乃气机升降出入的枢纽，一旦脾胃功能失常，则全身气机随之紊乱，气、血、水的运行失调，且诸多代谢产物随之壅遏，则表现为腹胀、纳呆、呕恶甚至吞酸吐苦、胸胁满闷，若不能及时调达气机，必导致气滞血瘀、痰凝等诸多疾患，日久则脾胃虚弱，症见脘腹隐痛，时作时止，喜温喜按，嗳气不舒，食饮不振，倦怠乏力，面色萎黄，大便溏薄，舌质淡红或有齿印，脉细弱等一派脾胃气虚，运化无力之象。脾气久虚而不散布精气，则血行无力，久病入络成瘀。因此治疗当以疏利气机，理脾和血为法。另一方面，临床上肝与脾往往相互为患，肝主疏泄，脾气的运化功能必须借助肝之疏泄功能强健以协助输布；同时脾气健运也有助于肝的正常疏泄功能。如肝失疏泄必致木郁横逆而侮土，导致脾失健运；若脾失健运，气滞湿阻，必致土壅侮木，而影响肝气疏泄。从而产生肝脾不和及肝气犯胃之证。表现为胃脘胀满疼痛，便溏或泄泻、纳呆、呃逆嗳气，吞酸嘈杂，恶心呕吐、胸胁胀满疼痛、精神抑郁或烦躁易怒等症。《金匮要略》曰："见肝之病，知肝传脾，当先实脾"。朱丹溪论"气血冲和，百病不生，一有怫郁，诸病生焉"。因此，气机调畅，营卫调和，脏腑功能正常，则机体处于相对阴阳平衡、血脉冲和的健康状态。故疏利气机，理脾和血治当重要。多选用柴胡疏肝散、逍遥散等加减。

杨老还非常推崇李东垣之甘温以补其中而升其阳的理论。使用甘温益气的方药，能恢复脾胃生化气血，运化水谷之功能，能增强细胞活化，增加免疫功能，改善胃肠运动，促进药物吸收，改善全身情况。用药时时处处都注重顾护胃气。在诊治疾病时无论有无脾虚之像，但见湿阻、痰凝、气滞、血瘀均在相应的处方中酌情加入扶脾助运之剂，以斡旋中州，达到祛除水湿痰瘀的目的。常用药物有太子参、黄芪、白术、茯苓、淮山药、甘草等甘温之品为主药，佐以半夏、陈皮、木香、山楂、白芍、枳实等消积和胃化瘀之品为辅药，常用方有四君子汤、香砂六君子汤、小柴胡汤等，并善于运用时方和经方加减化裁，不但收到补脾而不壅滞，和胃消积而不伤正之功，而且亦与"脾升则健，胃降则和"的理论十分合拍。

由于脾胃病以虚实夹杂，寒热错杂为病机特点，单纯补益或补益太过，湿热毒瘀非但不能祛除，反而使邪气滞留加重，使气机升降受碍，正气更虚；若攻伐太过，湿热毒瘀虽祛，但元气大伤则气机升降出入无权，体虚不复，疾病难愈，故选择宜平补缓攻之和法。故对脾胃病的治疗往往在化湿、消食、散寒、泄热、行气、活血之时辨证配合益气、养血、养阴，使正气复，邪气去而趋平和，亦乃和法之旨意。处方用药时也往往在补益剂中，加用陈皮、鸡内金、砂仁以防止补益太过而致气机壅滞或碍胃滞脾。处方用药常常以补配消，以塞配通，在静药中适量加入动药，既行补之滞又增补益之力，此即《黄帝内经》"动静相召"之意也。

第五节　治疗血证创建活血化瘀六法

活血化瘀法是两千多年来人们在与疾病斗争过程中逐渐形成和发展起来的，是针对各种瘀血证而设的一种治疗方法。其形成历史悠久，发展迅速，应用广泛，自古以来，即为众多医家所重视。

凡血不循常道，上溢于口鼻诸窍，下出于二阴，或渗于肌肤之疾，统称血证。唐容川《血证论》曰：大凡出血证，血液已溢出血脉，留着于肌肉、腠理、脉络之间，再也不能重新回复脉管内而参与运行，必遗瘀阻之后患，势必阻碍新血之生机，如不及时消除，实属虑之失矣。"瘀血不去，则新血断无生理"，血证虽然以出血为主，然临床出血与瘀血往往互为因果，出血每致留瘀，瘀血不去，则新血不生。诚如唐容川说："经隧之中，既有瘀血踞住，则新血不能安行无恙，终必妄走而吐溢矣，故以"去瘀为治血要法"。

杨老指出瘀血乃因血液运行不畅而阻滞于脉中，或溢于脉外，凝聚于某一局部而形成的病理产物。产生后的瘀血又可影响血液的正常运行而成为一些疾病的致病因素，导致许多新的病证。瘀血的形成，主要有两个方面：一是因气虚、气滞、血寒等原因，导致血行不畅而凝滞于脉中；二是因外伤或其他原因造成内出血，离经之血不能及时消散或排出，停留于体内所形成。

瘀血不仅失去正常血液的濡养作用，而且会影响全身或局部的血液循环，阻碍气与津液的运行，使痰瘀气滞互见。瘀血日久不散，导致脏腑功能失调，又可阻碍新血生成，故久瘀多伴有血虚之象。唐容川《血证论》说："旧血不去，则新血断然不生"。此外，瘀血壅积，尤其是离经之瘀血或痰瘀污秽互结而成者，留滞日久不能及时清除，亦可化热化毒，形成瘀、热、毒互结之势。瘀血致病，可导致机体诸多部位发病，其症状复杂多变。叶天士提出初病在经，久病入络，经主气，络主血。其谓"大凡经主气，络主血，久病血瘀"，提出"久患者络"的理论，倡导"通络"之说。对于出血性疾病，提出"入血尤恐耗血动血，直须凉血散血"之观点。

杨老在多年的临床实践中善于运用活血化瘀法治疗各种内科疾病，特别是对于血证的治疗每见良效，且颇有心得。他认为，"气无形不能结块，结块者，必有形之血也。血受寒则凝结成块，血受热则煎熬成块"。其活血化瘀疗法适用范围很广，临床上凡以荣血离经，坏以留止，络脉瘀滞，血行不畅为病理特点的一切疾病，在诊疗过程中，皆可应用活血化瘀法治疗。如瘀血痹阻心脉，可见心悸、胸闷、胸痛，口唇指甲青紫（如冠心病），或见神志不清、发狂；瘀血阻肺，可见胸痛、咯血（暗红色或夹紫块）；瘀血阻肝，可见右胁肿块、疼痛；瘀阻胃肠，可见脘腹刺痛、呕血或大便色黑如柏油；瘀阻胞宫，可见月经不调或闭经、痛经，经色紫暗呈块、产后恶露不尽；瘀血停于皮肉之间，可见皮肤青紫、皮下血肿、疼痛拒按；瘀阻于脉络可见半身不遂等。常用药物有川芎、桃仁、红花、赤芍、丹参、蒲黄、乳香、没药等，代表方剂有桃仁承气汤、血府逐瘀汤、复元活血汤、温经汤等。临床上活血化瘀常同补气、养血、温经散寒、清热、行气、攻下等治法配合使用，具体使用时应根据其证型的不同注意区别对待。

　　杨老还强调瘀血作为一种病理产物，它既可以是脏腑气血亏损导致血运不畅而形成，也可以是各种损伤，络损血溢导致气血运行不畅，最终将损及人体气血、阴阳，二者形成恶性循环。故临证表现各有兼夹，治疗时不可一概而论，应当根据其邪、正、虚、实的偏颇选用相应的治疗方法。

　　对于仅仅表现为轻微气血不畅者一般采取食疗方法，建议常食山楂、红糖、红心萝卜、黑木耳等食物，还可经常煲一些山药粥、花生粥、薏苡仁粥等具有益气活血功效的粥品，稍重者可选用生三七粉，每次 0.5g，每天 1～2 次，温开水吞服。并适当配合如太极拳、八段锦、长寿功、内养操、保健按摩操等以改善全身血液循环。同时培养乐观的情绪，强调精神愉快则气血和畅，有利血瘀体质的改善。

　　对于有明显瘀血表现者杨老善用活血化瘀药物，并将临床常用活血化瘀药物根据其作用特点不同，分为养血活血药，如丹参、当归、赤芍等；活血祛瘀药，如川芎、红花、蒲黄等；祛瘀止痛药，如乳香、没药、延胡索、苏木等；破血散结药，如三棱、莪术、桃仁等；虫类活血化瘀药：如水蛭、地龙、穿山甲、土鳖虫、蜈蚣等。

　　然对于血证出血之患者，治疗上也应该辅以活血化瘀疗法，正如《血证论》所云："吐衄、便漏，其血无不离经，离经之血，呈清血、鲜血亦是瘀血。此血在身不能加于好血，而凡阻断新血生化之机，故凡血证以去瘀为要。"离经之血，是指在多种病因的作用下，留溢于血脉之外的血液，留滞于皮肉腠理，停积于脏腑组织之间，积聚不散，因此临床各种出血性疾病在出血之后都并有瘀血存在。此所谓"离经之血即是瘀血"，"瘀血不去，新血不生"之理。并创建血证活血化瘀六法如下。

一、清热解毒活血化瘀法

　　是用具有清热解毒之寒凉药物配合活血化瘀药物，清热解毒，以使络宁血活瘀化之方法。主要的适应证是血热实证兼夹血瘀者，主要表现除有血瘀表现外，可伴见发热、口渴欲饮、大便干、小便黄，舌红或暗红有瘀斑、苔黄或黄腻，脉数或弦数等。

　　中医有"邪盛谓之毒"的观点，毒有内外之分，外袭之毒有邪化为毒与邪蕴为毒两种方式，前者常由六淫之邪转化，后者多由外邪内侵，久之蕴积而成。内生之热毒常发生于内伤杂病的基础上由脏腑功能失调所致。临床常见各种原因致肝气郁结，气郁化火；吸烟、饮酒、嗜食肥甘致热毒内生；或痰瘀蓄积，日久生热，或阴虚生内热，热蕴成毒，损伤脉络。另一方面，热毒内盛还可以致瘀：因热邪灼津伤阴，热毒之邪煎熬血液成积成块，血凝成瘀；热毒之邪灼伤血络，血溢脉外而成瘀；毒邪伤津耗液，阴伤血滞为瘀；毒壅气机，血脉凝滞而成瘀；热毒炽盛，脏腑功能损伤，血运失司，成积成瘀。总之，热毒作为病因严重干扰脏腑阴阳的正常运行，既加重原有病情，又能产生新的病证。形成瘀血、热毒相互夹杂之病理机制，同时瘀毒可以直接侵袭或浸润脏腑、经脉而致病。因此清热解毒化瘀法乃活血化瘀的首要治疗方法。临床各科诸多疾病均为适用。如久治不愈的感染性发热，清热解毒化瘀药能提高抗菌力，具有消炎、退热、散肿、排毒或中和毒素的作用。对癌瘤所致发热，既有抗肿瘤作用，又有清热解毒，消肿散结功能。如半枝莲、白花蛇舌草、半边莲、七叶一枝花、肿结风、青黛、蒲公英、川芎、赤芍、丹参、红花、三棱、莪术、水蛭、延胡索等清热解毒，活血化瘀药物治疗肿瘤合并重度感染，尤其在肿瘤重度感染时应用，能有效达到抗肿瘤，抗感染，抗血栓阻断 DIC 形成，预防出血，中西医结合治疗可明显提高感染控制率，降低肿瘤患者感染的病死率。

肝炎疫毒之邪留于血分，日久必致血滞不活，进而结瘀。加用清热解毒，活血化瘀之剂，不仅可以调节免疫功能，且活血化瘀药能改善肝细胞供氧状况，从而起到良好的协同作用。对于慢性前列腺炎、盆腔炎及痛风性关节炎等由于久病热毒内蕴，久病致瘀，瘀久化热，致瘀热互结。一方面热毒煎熬成积成瘀，另一方面热毒阻滞气机，致血运不畅而成瘀，故在大剂量清热解毒基础上加水蛭、地龙、穿山甲、三棱、莪术等，可明显提高疗效。

在血证治疗中清热解毒活血化瘀法主治：一切血证的急性期属实证、热证者。症见：鼻衄、吐血、咯血、肌衄遍体，色泽鲜红，口渴欲饮，大便干、小便黄，舌质红绛，苔黄腻，脉洪大者。西医见于急性白血病初期、急性再生障碍性贫血、血小板减少性紫癜初期、上消化道出血等。处方：金银花 20g，蒲公英 15g，炒山栀 12g，生大黄 6～10g，黄连 10g，黄芩 10g，茜草根 12g，蒲黄炭 6g，生甘草 6g，连翘 10g，紫花地丁 10～15g。使血止而不留瘀，瘀祛而血行顺畅，达到止血、生血的目的。主要方剂是清瘟败毒饮合清营汤等加减。

二、凉血止血化瘀法

此乃杨老常用的第二种化瘀方法，即用凉血、止血的药物配合活血化瘀药物，以达到血止、瘀化的目的，主要治疗各种原因所致血分热甚之出血诸症。出血的病因不外乎寒热虚实。该法用于热邪所致之出血诸证。唐容川《血证论》云："血证气盛火旺者，十居八九，当其腾溢，而不可遏。"火热最易伤及血脉，脉中之血受热，则旺行而溢出脉外。由于外感热邪或阴虚生内热，致热迫血妄行而出血，因此必须采用凉血止血之剂使热清血止。凉血止血药物性属寒凉，味多甘苦，入血分，能清泄血分之热而止血，适用于血热妄行所致的各种出血病证。热病而致的出血，尽管以出血为主，但就其病因乃为热邪，由于热为阳邪，易煎熬血液，使热与邪结，导致出血的同时，血液黏滞不畅而成瘀；就其治疗用药来说，使用大量凉血止血药物的同时易寒凉冰伏而为瘀。唐容川在《血证论》中提出："经隧之中，既有瘀血踞住，则新血不能安行无恙，终必妄走而吐衄矣，故以祛瘀为治血要法。"可见离经之血未能完全排出体外，而留滞于脏腑经脉之间，往往会形成瘀血之证，所谓"离经之血，即是瘀血"。然而无论哪种出血之证"瘀血不去，新血不生"。单纯止血则不利于消瘀，仅予活血又恐出血加重。所以止血方剂中配伍活血之品，可以标本兼顾，相反相成，提高止血效果，尤其在治疗因热所致的出血病证时，在使用凉血止血方剂中，活血化瘀法的应用尤显突出。

在血证治疗中凉血止血化瘀法主治一切血证血分热甚，表现为实热所致之出血者。该病病势急、病程短、鼻衄、吐血、咯血、肌衄及月经先期，出血量多，色鲜紫深红，可伴有发热、面赤、心烦口渴不欲饮，舌红苔黄，脉弦数有力等。治疗当清热泻火，凉血止血为原则。代表方选犀角地黄汤化裁。西医见于白血病中期、再生障碍性贫血、过敏性紫癜、血小板减少性紫癜等疾病。此型为初期延误治疗或治疗不彻底者为多。

（一）常用处方

水牛角20~60g，牡丹皮15g，生地30g，白芍15g，女贞子15g，白茅根15g，紫草12g，大叶紫珠草15g，三七粉10g（分吞），甘草6g。

（二）常用方剂

犀角地黄汤等。

值得一提的是，凉血止血药物虽有凉血之功，但清热作用不强，在治疗热毒出血病证时，常需配清热解毒药物同用；若治血热夹瘀之出血，宜配化瘀止血药，或配伍少量的化瘀行气之品；急性出血较甚者，可配伍收敛止血药以加强止血之效。另外本类药物主入血分，能清血分之热而止血，但因其均为寒凉之品，原则上不宜用于虚寒性出血。又因其寒凉易于凉遏留瘀，故不宜过量久服。瘀血虽为出血的病理产物，但同时又是致病因素，瘀血内阻，血不循经，又会进一步影响新血的产生和加重出血。唐容川曰："离经之血，与好血不相合，是谓瘀血。"故杨老常常在方中加牡丹皮、桃仁、红花、茜草、三七等祛瘀之品，使止中寓行，止血不留瘀。

三、益气健脾，活血化瘀法

此乃杨老常用的第三种活血化瘀法，适用于体虚或病后因攻伐太过，失于调养等，凡属气虚血瘀之病证。即用健脾益气的方法使脾胃功能健旺，恢复其生血、统血功能而不至于出血；同时以活血化瘀药物使已经离经之血得以消散，不再耗血，以达到气血调畅、使血活瘀化的目的。

血的生成靠脾胃对食物的消化和对精微物质的吸收与运送。故血气旺盛与否和脾气健旺与否有密切的关系。脾之统血功能表现在脾具有统摄、控制血液，使其循行于经脉之中而不致溢出脉外。如脾气虚弱，升发失常，常常导致气虚中气下陷，气失统摄之权，则血不循常道，溢于脉外，而见各种出血之证，《景岳全书》曰："盖脾统血，脾气虚则不能收涩；脾化血，脾气虚则不能运化，是皆血无所主，因而脱陷妄行"。如皮下瘀斑、瘀点、便血、尿血、吐血、衄血等。主要临床表现除有血瘀征象外，可见乏力倦怠、食欲缺乏食少、腹胀便溏、气短懒言、舌淡体胖、边有齿印，苔白、脉细或虚无力等。临床常用益气药物如黄芪、党参、太子参、茯苓、白术、山药、炙甘草等。方剂主要有血府逐瘀汤、补阳还五汤加减。

在血证治疗中益气健脾活血化瘀法主治血证病情日久，由于出血量多，面色㿠白无华，神疲乏力，气短懒言，食欲缺乏食少，舌体胖淡，边有齿痕，苔白，脉沉细无力之吐血、咳血、月经过多、肌衄等。西医见于上消化道出血、下消化道出血、血小板减少性紫癜、再生障碍性贫血等。

常用处方：黄芪30g，党参15g，太子参30g，淮山药30g，白术15g，薏苡仁30g，陈皮10g，大血藤15g，鸡血藤15g，蒲黄炭10g，甘草6g。

需要强调的是：杨善栋主任在治疗气虚所致出血患者时往往提倡适当加入行气之品。因气为血帅，是血液运行的动力，所以气机不畅，瘀滞不行则血行为之涩，易致血瘀；气虚不能推动血液运行，血行缓慢也能成瘀。反之，血为气母，气赖血载，血瘀既成无以载气又致气滞，在病理上二者常常互为因果，相互影响，气血为患常常密切相关。特别对于气虚血瘀之人，补气活血与行气活血之间是相辅相成的。脾主运化，肝主疏泄。脾气的运化功能必须赖肝之疏泄功能强健以协助输布。由于肝主疏泄，主调畅气机，又主藏血，所以舒肝行气是临床常用的治疗方法。杨老使用疏肝行气药物常分寒热、温凉之不同，性偏凉者如柴胡、川楝子、郁金等，性偏温者如佛手、青皮、枳壳等；以及性平者如香附、香橼等。主要适应证是疏肝行气，活血化瘀。适用于肝郁气滞血瘀证，同时必须注意，行气太过易耗气，温燥之品能伤阴，临床应用宜慎重。

四、滋补肝肾活血化瘀法

该法是杨老常用的第四种化瘀疗法，即用滋补肝肾药物配合活血化瘀药物，以使阴精充足而脉道充盈，血活瘀化。肝藏血，肾藏精，精血相互滋生。在正常生理状态下，肝血依赖肾精的滋养。肾精又依赖肝血的不断补充，肝血与肾精相互滋生，相互转化。因肝肾之间，阴液互相滋生，精血互相生养，精与血又都化源于脾胃消化吸收的水谷精微，故称"肝肾同源""精血同源"。肝与肾之间的病理影响，主要体现于阴阳失调、精血失调和藏泄失司等方面。临床上，肝或肾不足，或相火过旺，常常肝肾同治，或用滋水涵木，或补肝养肾，或泻肝肾之火的方法。血液在脉道中流行，血量充沛则脉道充盈；血液虚少，阴津不足则脉道萎闭，继而成瘀。所以应补血滋阴，增液盈脉，活血化瘀。常用药物：补血滋阴药如生地、熟地、阿胶、首乌、枸杞子、龙眼肉等；滋补肝肾药如菟丝子、枸杞子、山茱萸、山药、活血化瘀药如蒲黄、五灵脂、丹参；活血兼补血药如鸡血藤、当归等。主要方剂是左归丸、桃红四物汤加减。主要适应证是阴虚血瘀症，多为久病体弱，主要表现除有血瘀证象外，头晕目眩，个别患者有短暂昏厥史，视物模糊、耳鸣、耳聋、心悸、腰膝酸软、口干、舌红少苔或苔剥、脉弦细或濡细。

在血证治疗中滋补肝肾活血化瘀法主治一切血证的中晚期，病情日久或反复发作，出血量虽不多但缠绵，出血时出时止，手足心热，失眠多梦，脉细弱无力，舌红苔少。西医见于白血病中晚期、血小板减少性紫癜、过敏性紫癜反复发作者的治疗，再生障碍性贫血辨证属肾阴虚者以及久病，多种慢性出血性疾病，尤其长期用西药化疗后的病证治疗。

常用药物：山茱萸30g，白芍30g，生地30g，女贞子15g，旱莲草15g，茜草根12g，红花6g，大血藤15g，桃仁12g，甘草6g。出血严重者可酌加白茅根20g，藕节20g，仙鹤草30g，大蓟、小蓟各20g，肝肾阴虚阳亢盛者去补骨脂加煅龙骨、牡蛎各30g（先煎），川芎10g，龟甲20g（先煎）。

五、温阳活血化瘀法

该法是杨老的第五种活血化瘀法，即用温热的药物配合活血化瘀药物，以温经通络散寒化瘀，驱散阴寒凝滞之邪，使血有所主不致离经，而血活瘀化。主要针对阳气虚衰，阴寒凝滞而设。是温法和活血化瘀法的综合运用。即取"寒者热之"，"血得温则行"之义。《素问·调经论》云，"血气者，喜温而恶寒、寒则泣而不能流，温者消而去之"，"寒气积于胸中而不泻，不泻则温气去，寒独留，则血凝泣，凝则脉不通"。寒邪入里，客于脏腑经络、过服寒凉或过食生冷以及素体阳虚均可损伤机体阳气，阳气不能充分生发、温养脏腑经脉，最终导致寒凝血瘀。

寒凝包括两个方面,一是外寒客络,阳气受困;一是脾肾阳虚,阴寒内胜。杨老强调在临床应用温阳(散寒)活血化瘀治则时,应当分清寒之所成,是外来还是内生,而分别采取温经通阳活血通脉和补阳益火活血化瘀之法。此处所用温阳活血化瘀法主要针对后者。

杨老指出,血的滋生在脾,而根源于肾。脾主统血,血液能在脉中运行而不溢出脉外,一方面靠心中阳气的推动,另一方面依赖脾阳的统摄。肾藏元阴元阳,为一身阳气之根,肾阳不足,则不能温养心脾,致使心脾阳虚,肾阳虚则一身阳气也衰,阳气固守功能减弱,致使阴血不能内守而溢出脉外,表现为吐血、便血或咯血、衄血、尿血等。正如《仁斋直指方》所云:"气虚挟寒,阴阳不相守,营气虚散,血也错行,所谓阳虚阴必走是也。"张景岳指出,"血之妄行,由火者多,然未必尽由于火也,故于火证之外,则有脾肾阳虚而不能统血者,有气陷而血亦陷者,有病久滑泄而血因以动者","有寒滞不化及火不归原者,宜温之,以肉桂、附子、干姜、姜汁之属"。并思虑劳倦或素有吐泻而忽致吐血、下血者,是"脾虚不能摄血,非火证也,宜六味回阳饮加白术主之"。该类患者多素有脾阳虚之腹中隐痛或胃脘冷痛病史,或出血量大或长时间出血不止,伴有畏寒肢冷,腹胀便溏,腰膝酸冷,小便频数清长或不利,阳痿遗精,面色萎黄,气短乏力,自汗,食欲缺乏,或见下肢水肿,舌淡或胖,脉沉细数或浮大无力。治疗多选用熟附子、肉桂、炮干姜、党参、甘草等。

常用药物主要有温经通阳如桂枝、附子、肉桂、吴茱萸、细辛、炮姜等;补阳壮火如淫羊藿、巴戟天、杜仲、葫芦巴、仙茅等以壮元阳,补气血,引血归原;活血化瘀常选性温的川芎、当归、红花、乳香、五灵脂、骨碎补、天仙藤、川续断等。常用方剂有当归四逆汤、阳和汤、二仙汤、右归饮合桃红四物汤等。

在血证治疗中温阳活血化瘀法主治脾胃虚寒性的吐血、咳血、肌衄、便血、月经量多,辨证属脾肾阳虚证,症见出血色淡、量多,缠绵难愈,畏寒肢冷,小便清长,舌淡苔白,脉沉迟。西医见于各种出血性疾病的后期,体质较衰弱者,亦适用于素体阳虚或病后过用苦寒药物所致的瘀血病症。如再生障碍性贫血属阳虚,血小板减少性紫癜、溶血性贫血的反复发作,迁延不愈者。

常用处方:附片 15g(先煎),干姜 10g,桂枝 10g,良姜 10g,当归 12g,蒲黄炭 10g,丹参 15g,炙甘草 10g。

六、清上实下活血化瘀法

该法是杨老的第六种活血化瘀法,即用滋补肝肾、益气养阴、清热解毒配合活血化瘀药物以达到清上实下,活血化瘀治疗上实下虚之瘀血证的目的。所谓上下是运用中医阴阳升降的思路进行疾病归类的方法,临床运用此方法将疾病分为上下、左右、内外等。上实下虚通常指肝肾不足即阴虚于下,阳亢于上,又名"上盛下虚"。临床上表现为腰膝酸软无力、遗精等下虚证的同时,兼见胁痛、头眩、头痛、目赤、烦躁易怒等肝阳上亢的证候。即《素问·三部九候论》:"上实下虚,切而从之。"同时也包括了邪气实于上而正气虚于下之证。如素患脾肾两虚,腹泻便溏的患者,又感时邪,眼红痛痒,头痛恶风。总之属于邪气实于上,正气虚于下的证候。杨老指出其上和下是相对而言的，《黄帝内经》云，"唯贤人上配天以养头，下象地以养足"，"清阳上天，浊阴归地"。人之本来当上清下实，如今上实而下虚是反其治也，此违天地之常理。当使其浊阴归地，清阳上升，各守其乡则气血调和，阴阳平衡不至于生病。此处所谓上实下虚是指由于肝肾不足，阴虚于下，气阴两虚而又同时伴见一派热毒上冒之证者。由于肝肾阴虚，虚火内炽，灼伤津液，而致津亏血瘀，脉络失畅，致使病程缠绵难愈。故应平肝潜阳，解除壅阻，以化血瘀。常用药物有钩藤、代赭石、生龙骨、生牡蛎、鳖甲、刺蒺藜、天麻、石决明等。活血化瘀药如性偏凉润之丹参、牡丹皮、玄参、赤芍、牛膝、郁金等。主要表现除有血瘀征象外，还见头胀痛、眩晕、眼花、耳鸣、情绪易激动，并见腰痿足软，脉弦紧等。

　　在血证治疗中清上实下活血化瘀法主治寒热错杂，上实下虚的血证，症见口干口苦，目赤心烦，口渴，腰膝酸软，盗汗自汗的鼻衄、齿衄、咯血、吐血、肌衄等。西医见于鼻出血、眼底出血、上消化道出血、血小板减少性紫癜、过敏性紫癜及溶血性贫血等。适用于素体阴虚，或血虚，或过用辛燥伤阴又兼见瘀血停滞的病证。

　　处方：麦冬 30g，菊花 10g，白茅根 15g，黄芩 12g，熟地 30g，牡蛎 30g，旱莲草 15g，鸡血藤 15g，茜草根 15g，丹参 15 个，甘草 6g。

　　以上六法也可灵活互参，如肝肾阴虚又兼有阳虚者为阴阳俱虚，可二法合用加减，又如脾虚兼阳虚者温阳健脾益气并用。以上诸法中舌质有明显瘀斑、瘀点者当灵活加用更峻猛一些的活血化瘀药，如桃仁、红花、水蛭、莪术等。

　　杨老强调，血证的形成与脏腑功能失调，阴阳偏盛、偏衰有密切关系，不可滥用止血药，应以八纲辨证、脏腑辨证为基础，治疗上以调整脏腑功能为首要，诸如清心火、泻肺热、泻肝火、补肝阴、健脾益气、温阳、滋肾阴等法则，灵活掌握，据证加减。离经之血即是瘀血，一切血证由于出血，血不循经而溢于脉外，必然形成瘀血，因此活血化瘀法为治疗血证的重要方法，不一定每例患者都有青紫、脉涩之见症方选用活血化瘀药物。必须根据病情进行选择，如初期或瘀血见症不多者选用茜草根、三七、鸡血藤、大血藤、大叶紫珠草之类的养血活血之品，出血来势凶猛者亦选用上述药物，并可适当加用止血药如白茅根、侧柏炭、槐花、地榆之类；对于久病、病情反复之血证可酌加稍峻猛的活血化瘀药，如桃仁、红花、莪术、三棱；瘀血较甚者可加水蛭、虻虫、土鳖虫之类。使瘀血去而新血生。丹参、鸡血藤、大血藤、赤芍、茜草根有养血活血之功效，其止血而不留瘀，活血化瘀而不伤正，临床运用广泛，为血证中的常用药物。三七粉对吐衄、月经过多较佳；蒲黄炭对吐血有效；大黄为血中气药，对实证、热证之出血尤佳，临床用于吐血、便血功效卓著。

　　值得一提的是临床运用活血化瘀药物过程中需要注意几点，其一是大吐血或血崩昏暗等大失血者，必须先用止血之法，血止之后方用化瘀，即必须遵循血证治疗大法："止血、消瘀、宁血、补虚"。其二不能过用寒凉，寒凉过甚，则损伤脾胃，脾气伤则不能统血，尚有崩决之患。再者止血之剂大多有凉遏之害，致使瘀血留于经遂之中，易于复发。其三是逐瘀之法，所用之药相对较峻猛，非必要不可滥用。其四一般要在和血的基础上活血，在活血的基础上逐瘀，也不要见到一点瘀血症状，就用活血祛瘀之法进行尝试。活血逐瘀毕竟是开破之剂，有伤气伤血之弊，须慎之。其六一般禁用香燥之药，以防其煎熬阴血，反致使瘀血难化。孕妇一般禁用，以其破血逐瘀，活血动血，恐伤胎元。《黄帝内经》虽有"有故无殒亦无殒也"的论点，但也应慎重用药。关于瘀血的病因、病理、证候以及传变和治疗，在《黄帝内经》、《金匮要略》、《伤寒论》的有关经文中很早就有详细之记载，而且被历代医家一直沿用到现在，为中医常用的治疗方法。杨老的治疗方法，同样也可以治疗临床各科的许多病症兼见瘀血者，且疗效颇高，值得临床推广运用。

（乔　红）

第三章　老年病学术思想及医疗经验

第一节　消渴治疗学术思想

"消渴"一证，早在《金匮要略》就有"男子消渴，小便反多，饮一斗，小便亦一斗"的记载。消渴一证，有多饮、多尿、多食之特征，其病因与饮食不节、情志失调、五脏柔弱有关，涉及肺、脾胃及肝肾等脏器。《素问·奇病论》谓："此人必数食甘美而多肥也，肥者令人内热，甘者令人中满，故其气上溢，转为消渴。"《素问·气厥论》谓："肺消者，饮一溲二……胃中热则消谷，大肠移热于胃，善食而瘦。"后世中医对消渴病辨治多分上消、中消、下消三型。消渴多见于糖尿病。

一、病机探析

上中下三消分症，虽从症状阐发，与临床颇为相合，但从病之轻重缓急判断，则更为明确，病之初之渐常在太阳阳明，之末常在厥阴少阴，肝肾阴亏是其本，肺胃燥热乃其标。中焦脾胃是津液输布的枢纽，因而亦是消渴起病的关键，"脾脆，则善病消瘅"（《灵枢·本脏》），"脾病者，身重善饥"（《素问·脏气法时论》），脾之运化输布功能失职，津液不能通达周身，因而变生消渴证。此外，瘀血贯穿于糖尿病的始末，其是糖尿病的病理产物。糖尿病产生瘀血的机理主要是阴虚津亏，燥热内亢，由于津血同源，津亏而致血少，燥热使血黏稠，血液艰涩成瘀。其次，阴津亏耗伤及元气，气为血帅，气虚无力鼓动血行；或多食肥甘，气机郁滞而成痰瘀；或久病入络，均可形成血瘀。血瘀又是新的致病因素，如瘀血阻于脑络可致中风、阻于心脉可致冠心病、阻于眼目可致视网膜病变、阻于肢体则可致神经炎、阻于下肢脚趾则可致脉管炎、阻于肾络则可致糖尿病肾病。

从临床上看，糖尿病患者的瘀血体征有面有瘀斑、黧黑，舌黯有瘀点，舌下静脉青紫或怒张，妇人月经血块多，以及并发症所表现的上下肢痛、心前区痛、肢体麻木、半身不遂等。甲皱微循环检查可见微循环的管襻数、襻型、襻输出支和襻顶宽窄及流态等方面均有明显改变，且中晚期的改变大于早期，有并发症者更明显。血液流变学检查可见糖尿病患者的血小板聚集率升高，血浆比黏度、全血比黏度、血细胞比容、血浆纤维蛋白原等指标与正常相比，均有明显升高。因此，主张糖尿病从瘀论治。

二、诊治述要

"脾为生化之源"，人的所有饮食营养的吸收与排泄都要归到脾脏的功能，"脾"应该是包括现代医学中的"胰"。故在消渴的证治中，打破视糖尿病为"虚证"，以补肾为主的治疗路线，而强调"脾统四脏"之说，抓住健脾和活血化瘀来解决最棘手的"胰岛素依赖"和并发症问题。

（一）运脾行津，治脾治胰

消渴病的病因多系恣啖肥甘，以致脾运失畅，湿热内盛，肝肾阴亏，故《素问·奇病论》谓："此肥美之所发也，此人必数食甘美而多肥也。肥者，令人内热，甘者令人中满，故其气上溢，转为消渴。"可见，消渴的病机与脾失健运有关，其症状也多系脾失健运的结果。如脾气不足，则津液不升，故口渴欲饮；脾气不升，反而下陷，使水谷精微随小便排出体外，而出现多尿且味甘；脾虚不能为胃行其津液，而致胃火炽盛，可见消谷善饥；脾主四肢肌肉，脾虚则肌肉消削、乏力倦怠等。中医学无"胰"之脏，从胰的生理功能来看，当隶属中医"脾"的范畴，胰腺的病理改变大多归属于脾的病理变化之中，为此提出"脾胰同源"之说，应用运脾法治疗胰的病变，临床习用苍术健中运脾治疗消渴病，使脾气健运，不治渴而渴自止。

（二）活血化瘀，调畅气血

消渴病缠绵难愈，日久势必影响气血功能，导致气血阴阳失调，血气运行不畅，瘀血内生。如脾气虚弱，运行乏力，血流受阻，可致血瘀；或阴血不足，血脉失于濡润，使血干涩成瘀。临床上常见消渴病的口渴、头晕、胸痛、舌紫均为瘀血表现，故自拟"消渴清"，药如蒲黄、苍术、黄连、知母等以活血化瘀、运脾化湿，其治疗消渴病效果明显。

（三）巧用对药，降糖止渴

治疗消渴，临床选用各类降血糖之对药。如地锦草与乌不宿、木瓜与知母、怀山药与山萸肉等。地锦草、乌不宿原为凉血清热，化瘀通络之草药，《嘉祐本草》载"地锦草丰缔通血脉，亦可用治气"。《纲目拾遗》谓"乌不宿，追风定痛，有透骨之妙"。经觐理实验研究，提示两药均有降血糖作用，移作治消渴之用，临床用量常达30~60g，亦可将新鲜地锦草泡茶长期饮用。木瓜性凉，味酸，可敛肺和胃，理脾泄肝，化食止渴，用于消渴之治，亦有独特的功效；怀山药为健脾敛阴之品，熬粥长期食用，乃消渴病食疗之良方。此外，用升麻升清降浊，提壶揭盖，治下消亦是擅用之法。

第二节　痹症治疗学术思想

痹证是因感受风、寒、湿、热等邪引起的以肢体、关节、肌肉发生疼痛、酸楚、麻木、重着、屈伸不利，以及活动障碍为主的病证。根据痹证的临床表现，主要包括了风湿性关节炎、类风湿性关节炎、骨质增生性疾病，以及一些脏腑疼痛病证。

痹的病名，最早见于《内经》。《素问·痹论》指出："风寒湿三气杂至，合而为痹，其风气胜者为行痹，寒气胜者为痛痹，湿气胜者为著痹也。"在痹证的转归、预后方面则：风寒湿邪留连于筋骨，则肢体关节疼痛；病深日久，营卫之行涩，皮肤不营，则肌肤麻木不仁；病邪深入，内客于脏腑，则可导致脏腑痹。如"脉不通，烦则心下鼓，暴上气而喘，嗌干，善噫，厥气上则恐"为心痹；"善胀，尻以代踵，脊以代头"为肾痹等等。此外，还以风寒湿邪伤人的季节与所伤部位之异，分论了皮痹、肌痹、脉痹、筋痹、骨痹等。

一、病机探析

历代医家对痹证的病因病机认识较为统一，多是感受风、寒、湿邪，使肢体、关节、肌肉痹阻所致。《素问·痹论》云："所谓痹者，各以其时重感于风寒湿之气也。"并进一步对其分类："风气胜者为行痹；寒气胜者为痛痹；湿气胜者为著痹。"在《诸病源候论》中也把痹证分作"风湿痹""风瘙""风不仁""风冷"等证候。因此，目前中医治疗痹证也大多从风寒湿论治，总以祛风除湿、散寒止痛为治疗大法。风、寒、湿邪侵袭是病因，而经络阻滞，气血运行不畅是主要病机。如《临证指南·痹》："痹者，闭而不通之谓也，正气为邪所阻，脏腑经络不能畅达，皆由气血亏损，腠理疏豁，风寒湿三气得以乘虚外袭，留滞于内，致湿痰浊血，流注凝涩而得之。"风寒湿邪初袭，气血津液运行不畅，血脉瘀阻，痰浊凝聚，以致瘀血痰浊痹阻经络。痹证日久，正虚邪恋，气血伤耗，可出现不同程度的气血亏虚或肝肾亏损的证候。

二、诊治述要

对于痹证初期，主张当审机论治，根据风、寒、湿、热之为患，分别采用祛风、温经、除湿、清热之法；而对于经久不愈，由经络而病及脏腑，出现脏腑痹的证候，如胸痹、胃痛、腹痛时应注重表里双调，气血同治。

（一）清热利湿，通络止痛

适用于湿热痹证。对痹证历来重视要识病邪特点，从临床看，风寒湿邪所致固然较多，但热痹也并非少见。热邪的产生，多由直接火热，或他邪化热而成，亦可脏腑失调所致。其症状可见局部关节疼痛，痛处灼热，或见红肿，痛不可触，得冷则舒，伴发热、口渴、烦闷不安。治法当予清热通络止痛，桂枝白虎汤是最常用之方。白虎汤清解里热，用桂枝 6 ~ 9g，行经通脉，以逐未尽化热之寒湿；方中石膏性凉而散；解肌清热，为清实热之圣药，对湿热或风湿夹热所致之痹确有良效，用量多在 30 ~ 60g 以上；另取知母 10 ~ 20g，甘草 10 ~ 15g，粳米 30g，佐以忍冬藤、木瓜、桑枝、蚕沙、丹皮、赤芍、地龙、乳香、没药等清热凉血、祛风胜湿、舒筋通络、逐瘀止痛之品。还喜以鲜蚯蚓外敷关节红肿处，清热止痛之力较强，如对发热、游走性关节炎及心脏、神经系统、皮肤均有损害之风湿热，乃风热攻注，多从热痹论治，取清热凉血、败毒通络之法，大剂生地、赤芍、丹皮、紫草或银花、连翘、紫花地丁、蒲公英、生升麻等均选用之。并以甘草研粉吞服，对本病的防治有很好作用。

（二）温经散寒，逐痹止痛

适用于寒湿痹证。寒性凝滞，故痛处固定；又主收引，故疼痛剧烈，呈刀割或针刺样、遇寒而剧，得温则减；湿性黏腻，故疼痛重着、湿留关节则肿，且多发于下肢腰膝。寒湿蕴结而不散，病势缠绵不愈，此时选方多取乌头煎以温经散寒，逐痹止痛。方中乌头配麻黄搜入骨之风寒，辅以黄芪益气固卫，芍药和营血，甘草、蜂蜜缓痛解毒。乌头有川、草乌之别，草乌之力较川乌更为峻烈，如用制者不效，也可用生者，或三生饮（生草乌、生半夏、生南星）也可选用，但需文火煎煮 2 小时，因生者入口即中毒，量从小剂量始，逐渐递增，以知为度。

运用温经逐寒药治痛痹有如下经验：

（1）乌、附并用：一般而言，温经止痛用乌头，温补阳气用附子，将此二药合用，有相得益彰之功。

（2）细辛重用：《本经》曰"细辛可治头痛脑疼，百节拘挛、风湿痹痛、死肌，外可宣散风寒，内可祛除阴冷"。风寒湿入络，在选用散寒利湿药时，以细辛为主，伍以乌附，有药到痛止、肿胀即消之效。用量至9g，镇痛效果佳，如仅有酸麻感，量又宜小也。

（3）硫黄可用：沉寒痼疾凝于经脉，痹久不愈而诸药罔效者，此乃其寒在骨，可用硫黄治之。

（三）表里双解，气血同治

适用于风寒痹证日久。痹证初起，多为风寒湿之邪乘虚侵入人体，阻闭经络气血，以邪实为主，如反复发作，经络长期为邪气壅阻，营卫不行，湿聚为痰，血阻为瘀，又成正虚邪盛之局。在辨证上分新久虚实。一般说，新病多实，久病多虚，临床表现可见肢体关节、肌肉疼痛酸楚，痛呈游走、关节屈伸不利，且多见于上肢、肩背，伴畏风、发热等。在治疗上多选用五积散。此方原为寒、食、气、血、痰五积而设，有解表、温中、除湿、去痰、消痞、调经之功，是表里双解、气血同治之剂。

（四）祛瘀化浊，通络止痹

适用于瘀浊痹证。在辨证中常谓要识痰瘀特征，因为经脉气血长期不得通畅，往往产生瘀血和痰浊，痰留关节，瘀阻络脉，更加重了痹阻，使气血失荣而见疼痛、麻木、肿胀，甚至骨节变形，活动受限。从临床实践出发，痹证日久，大多夹有血瘀证，因痹证以疼痛为主要表现，其病机乃气血闭阻不通，不通则痛也，可从"骨痹""顽痹""痛痹"中论治。枣核指、鸡爪手、尻以代踵、脊以代头，为其最明显的特征。方取身痛逐瘀汤或活络效灵丹加味。身痛逐瘀汤以桃、红、归活血化瘀，五灵脂、地龙通络，川芎、没药、香附理气活血，羌活、秦艽祛风湿，牛膝壮筋骨。全方共奏行气、活血化瘀、疏通经络之功。喜以没药与莪术同用，谓此种配伍，化瘀之力可增。活络效灵丹载于《医学衷中参西录》，是治疗气血瘀滞、经络瘀阻、肢体疼痛之方，方中乳、没消瘀化块皆生用，辅以丹参，当归养血活血。对于关节变形者，喜以鬼箭羽、露蜂房合用，除痹活络之功颇佳。

（五）扶正祛邪，调补气血

适用于气血虚痹证。痹病日久，气血衰少，正虚邪恋，筋骨失养，年老及久病而成顽痹之人多见。临症可有关节肌肉酸痛，留连难已，时轻时重，筋骨抽掣、跳动。治疗当以扶正祛邪，调补气血为主。独活寄生汤加味。本方适用于肝肾两亏，气血不足，外为风寒湿邪侵袭而致之痹。运用时喜加鹿角一味，因鹿角温督脉，对久痹督脉虚损最宜。谓：若气不足，风寒湿邪外客，肢体疼痛者，妄疏散，更伤正气，病必不愈。诚如《类证治裁》云："总以补助真元，宣通脉络，使气血畅通，则痹自已。"对产后所致之血痹，其症以麻为主，以黄芪桂枝五物汤温阳行痹，效亦显，此方重用生姜、大枣，即经旨"阴阳形气俱不足，勿取以针，而调以甘药"之义。

（六）虫蚁搜剔，逐瘀定痛

邪气壅滞而不去，深入关节筋骨，恙根深痼，难以骤拔，非迅疾飞走不能散，临证悉以全虫或蜈蚣煎剂内服，或研粉摊入膏药中外敷，取其搜剔经络血瘀之功。蛇类药性味甘咸温，功能祛风通络、镇静定惊、攻毒散邪，其透骨搜风之力，能外达皮毛、内通鱼络，为"截风要药"。乌梢蛇、白花蛇为最常用之品。善用王清任逐瘀诸方，常运用龙马丹治疗痹证。龙马自来丹渊出清代王清任之《医林改错》，原方为马钱子、地龙、朱砂三药合成，用治痫证、瘫腿。取叶桂虫蚁搜剔之意，在原方内加入地鳖虫、全蝎各3g，取名龙马定痛丹，用治各种痹痛，多能奏效。龙马定痛丹组成为：马钱子30g，地鳖虫、地龙、全蝎各3g，朱砂0.3g。制时先将马钱子用土炒至膨胀，再入香油炸之，俟其有响爆之声，外呈棕黄色，切开呈紫红色时取出，与地龙、地鳖虫、全蝎共研细末，后入朱砂，蜜丸40粒。服法：每晚临睡前用糖开水送服1粒。服1周后若不效，可于每晨加服半粒至1粒。服用本丸，须严格掌握剂量，不可盲目增加。临床个别患者求愈心切，误服大剂量，以致出现中毒症状，如焦虑不安、肌肉强直、口唇麻木，甚至抽搐震颤。此时可予浓糖水口服，或甘草、绿豆各30g煎浓汤，频饮即解。个别病例服药后白细胞偏低，停药后迅速恢复，余无不良影响。本丸适用于各种痹痛，如肩背腰腿及周身疼痛、屈伸不利、肢体麻木等症。包括现代医学之风湿热、风湿性关节炎、风湿性肌炎、类风湿性关节炎、坐骨神经痛、腰肌劳损、颈椎病、肩关节周围炎等疾病。

还常用虎没丸治疗顽痹。虎没丸源出《圣济总录》，原方为酒制虎胫骨120g，没药210g，共研细末制丸，用治顽痹，其效如神。当虎骨货源尚有可为之时，或复加蜈蚣、全蝎各45g，蜜丸，每服5g，日2次，开水送下。

第三节　治疗老年病的学术思想总结

一、注意结合老年人的特点，细观察、勤分析、慎下药、常总结

衰老是人类生命中的一种规律性表现。人自出生后，经童年、青年、中年而至老年，到一定年龄时，就出现一系列的衰老征象。当然，这和社会条件、个体条件都有关系。新中国成立后，由于人民保健事业的飞速发展，城乡人民的寿命都有普遍的增长，推迟了衰老的年龄，这说明人类可以控制生命的发展，达到延年益寿，为社会造福，为群众谋利益。我们是辩证唯物论者，不同意什么"永生论"，但也不同意那种把衰老的迟早看作是注定的，不可改动的、悲观的唯心主义形而上学观点。

根据社会传统概念，认为六十岁就算进入了老年行列，九十岁可以看作是长寿的人。从预防观点上看，把六十岁左右看作是老年前期是必要的。杨老多年临床认为，人到六十岁时，脉确有变化，以粗大为多，血压也常有变化，主气虚。但也有一类人，在六十岁以后另出现一种较小的脉，主健康长寿，这种情况也不少。关键在于注意日常的体质锻炼和保健，从积极方面着手。历史上不少封建统治阶级求长生不老，尤其汉魏到唐初，风行一时，均以服"金石药"为贵，其结果"疽发于背"、烦躁、中毒致死者甚多，欲延寿而反促"命期"，贻害不浅。

在老年病的保健医疗工作中，要注意做到："细观察、勤分析、慎用药、常总结"。平时要多留心其脉、舌变化规律，纳食、二便及睡眠情况，知其常才能只其变。例如有的老年人呈"六阳脉"，平素就很粗大，临终前还是"六阳脉"，若平时不细观察，下药就会与素常体质不合。老年人的病缓解可能慢一些，因为生理功能衰减，不像年轻人，一、二剂药也许就治好了。有的老年人肠胃尚结实，大黄用 12～15g 不泄，有的用 3～6g 却泄得不得了。了解素质寒热虚实之偏，饮食喜暖喜凉，喜酸嗜减，对于施治均有参考价值。有的老年人大便两天一次，俗谓"后门紧"，主多寿；食多便少，主运化功能旺盛，也要了解，做到细观察。

《内经》谓："邪之所凑，其气必虚。"老年人因为抗病力弱，最怕外感。即所谓"老怕伤寒少怕痨"。有外感时，往往体温应高而不扬，根据"留而不去，其并为实"的原则，要疏邪。光补虚不行，补了就有可能犯"实实"之误。治疗时用量不要过大，要谨慎，细致。因为老年人生理机能衰减，治疗时可"去邪"和"补虚"并行。具体说，如患感冒，有的以补中益气丸 6～9g 加苏叶 3g 同煎饮服，发发汗，就可有好转，王海藏参苏饮也可以，一般量不宜大，不加辨证，动手就用麻黄汤、桂枝汤、银翘散、桑菊饮下去不行。因为老年人常在有内伤基础上又外感风寒，症状发热头痛，呕逆咳嗽痰多，头目眩晕，或大便泄泻，或发汗而发热不止，可用参苏饮，即治外感，又兼顾内伤，是"扶正兼以驱邪"的好方子。当然也有"大实之火"，要用"攻破药"甚至有用白虎汤、承气汤的，那是"变证"，要认准了用才行、一般说，老年病平常保养要用"温和药"，针对一定证候才用攻剂，发散剂。老年人有的体质甚弱，无力康复，动辄感冒，喷嚏流涕，目微昏，轻度恶寒发热，肢体易出汗，甚或一开门窗，或夜睡翻身，易患"感冒"，预银翘散，桑菊饮等轻剂，透表清热，即可暂愈，但不日又可复发。岂知这种情况往往是"正虚似邪'，并非真的"感冒"，越服驱邪方药，卫阳越虚，无御外之力，越发容易招致外界冷暖的侵袭，这种事并非病的证候，只有"扶正"，才能使卫气增强，抗病有力，以上提到的补中益气汤加苏叶方就是针对这一情况用的。有的老人饭后或行路汗出感冒，一有流感流行就容易感染，汗出恶风，经常怕冷怕热，为"里气虚馁，卫阳式微"，若投以玉屏风散小量频服，改善体质，用以治本，补气益卫，固表止汗，效果很好。杨老对老年常患感冒者往往处方玉屏风散长期服用，积以时日，效果自见。有的则处方王肯堂《证治准绳》的白术黄耆汤，对气虚汗多易感冒者易验。总之，要参照张仲景治病的法则："驱邪外出，因势利导"，不能"药过病所"，"诛伐无过"，做到"慎用药"。

高年人精神、体力、心功能常较弱，吃西洋参好，此药性味甘寒，比东北参好些，但若有病，就不够了。例如心气虚、心脉不畅、心悸、气短、失眠，应加参三七和琥珀。参三七以云南、贵州产者为好，个大，力大。生三七活血消瘀力强，制三七（轧面以香油炒成虎皮色，香油量不宜多）则补虚力大，功同人参。处方可用人参 15g、三七 15g，琥珀 8g 共为细末，调匀，装入胶囊每次 1g，每日 2～3 次。老年人怕吃药，也怕汤药，药量小不怕，药力到就行。为提高效果，必要时也可用老山参，如装胶囊不便吞服，也可蒸露饮之。如见有气喘症状，也可以用蛤蚧尾换琥珀末，有助于温肾定喘、化痰。

"细观察、勤分析、慎用药、常总结。"还有一个意思就是不要急于求成,要适应老年人的特点。杨老曾治疗一老年肾结石患者,用清热化湿药治疗过程中,阳痿加重,曾考虑用桂附、阳起石、海狗肾等"兴阳药",因恐刺激力过大反招致性功能短暂兴奋长时衰减,改用平补药,于方中加入具有兴阳作用之当归10g,服十五剂而恢复。以后强肾药则用杜仲、牛膝各10g、补骨脂12g巩固。必要时才用鹿茸、蛤蚧尾等量为末,每次服1g,于清利药中加用,也有效而无不良反应。

二、补法在老年病的临床应用

老年人通常表现为体质减弱,机体功能减退,抗病能力低下等证候特点,因此在防病或治病时,补益法则是临床上经常运用的,有不少病是从"补"上下手。不过真正运用得好也颇难。气虚补气,阴虚滋阴,阳虚温阳,原是通例,但在实践中,若补得不合适,反将阻碍"经络气机",辨不准"阴阳虚实",还有可能出现相反的后果。

老年病应用补法一般分平补、调补、清补、温补、峻补和食补六种,现分述如次。

(一)平补法

补气四君,补血四物,气血双补八珍,这是寻常的治法。所谓"虚劳诸不足,风气百疾",是指各类"虚损"及"气弱",上岁数的人多"气弱",这是很重要的两个方面。张仲景《金匮要略 血痹虚劳病脉证病治篇》载对虚劳病的治疗经验,单纯"虚劳虚烦不得眠"的酸枣仁汤;"失精"用天雄散;"五劳虚极",内有瘀血的,"缓中补虚",用大黄䗪虫丸,治"虚劳诸不足,风气百疾",则用薯蓣丸,很适用于老年人,因高年气血虚损,常有周身不适,头眩、肢痛、麻木诸症,所谓"风眩"、"风痹"或"五劳七伤"者。薯蓣丸共有二十一味药,此方以山药为君,调理脾胃,内有四君、四物、气血双补。干姜补阳,而山药滋阴,则阴阳兼顾。方中并有阿胶,滋养阴血,但量较少,与补气药相伍,起到气血双调,气旺血升作用。方中有桂枝、柴胡、防风、白蔹等动药升阳达表,祛除"风气"。杏仁、桔梗升降气机,补而不滞,不是"呆补"。薯蓣丸方中的大豆黄卷是黑豆,不是黄豆,有生发之气,可以补肾。此方补中有行,不偏阴、不偏阳、不偏气、不偏血,配伍很好;调理脾胃,气血两补,内外并治、使阴平阳秘,精神乃治,是后世李东恒创补中益气汤的依据之一。此方孙思邈于《千金方》中承受了下来,添了黄芩,改阿胶为鹿角,共二十二味药,用治虚劳常见症状眩晕。王焘《外台秘要》也收载此方,另加两味药,成二十四味药。宋《太平惠民和剂局方》有牛黄清心丸、实为薯蓣丸加麝香、牛黄、冰片、雄黄、朱砂、羚羊角而成。清乾嘉时,官员中服用牛黄清心丸者甚伙,因平素饮食吃"荤"的多,用此清凉药后心腹舒适。薯蓣丸自汉唐元至明清,代代相承,若没有好效果不会这样普遍应用的。从传统上看,要注意继承。临床用药,一般用于保养的要平和,用于治病的要有针对性。由于薯蓣丸不寒不热,不攻不泻,不湿不燥,故可长服无弊。杨老曾分别给一例"肾虚"之老年患者,及一例脑动脉硬化患者服用此方数年,经过良好,后者则以薯蓣丸加鹿角、黄芩、和冬虫夏草施治。冬虫夏草阴阳俱全,冬虫属阴,夏草属阳,起阴阳并补作用,所以起效。杨老曾治疗一例"温病发热汗出"后不能下地走动的患者,诸方不验,后以牛黄清心丸治愈。有的人看到薯蓣丸药味多,视为"普通敷衍药",不对。此方对平时睡眠不好，精神不支，"阴阳气精不足"者俱可用，有强壮作用。另有回天再造丸或回生再造丸，为验方，可治"痰火内发"为薯蓣丸加白花蛇，虎骨等，共五十八味药，基本上还是薯蓣丸。现在出的再造丸内有动物药，为调补或峻补药，与薯蓣丸以草木药为主的不同。

（二）调补法

老年人全身功能衰减，吸收，运化自不例外，常常是吃希了不行，吃油腻了不行，吃多了也不行，这就要调理生理功能应用调补法。中医理论脾主运化吸收，胃主纳谷消化。肝胆也是属于消化器官。"胆犯胃"，"肝乘脾"，是常见的症象。肝为"罢极之本"，情志不畅，可影响脾胃功能。通常辨证，呕吐吞酸痞隔胀满属"犯胃"，泄泻胀满为"乘脾"。老年人胀满，泄泻，消化不良，与一般治法中专用的橘皮、枳实、神曲、山楂、麦芽，大腹皮甚至槟榔、厚朴、青皮等理气降逆，以消导开破药为主者应用不同，老年人用这些药后有时反应无矢气，应以补为主，辅之以调。可参考叶天士养胃降逆，李东恒补脾升阳法选方施治，并宜以李东恒用药法小剂频投、长期守服的规格投药较好。四君子汤、五味异功散加些阴药，香砂六君子汤、参苓白术散、资生丸加味都是很实用的。1973 年 10 月底，杨老曾诊治一例七十高龄的男性患者，患者素常多病，曾患肝炎。来诊是称腹胀、呆纳，长期以来每餐不及一两，午后心下痞硬，嗳气不止，大便稀薄，诊断为浅表性胃炎。因服西药多不耐受或有不良反应，改用中药半年余，药后腹胀稍舒，不多时则胀满又起，逐日加重，有碍工作。诊之脉濡无力，右关沉取欲无，左关稍弦，舌苔白而润，应属肝脾不和，脾胃升降失调，脾虚尤为主要矛盾，脾因虚日久而不振。患者过去用开破药较多，未着重补脾胃以扶其本，愈开破运化功能愈弱，故应取"塞因塞用"法，健脾和胃。患者进食一两亦作胀，故药剂亦不宜大，逐改以"资生汤"治疗，处方：党参 10g、焦白术 10g、炒苡米 10g、茯苓 10g、焦山楂 10g、化橘红 6g、神曲 6g、川连 5g、白豆蔻 5g、泽泻 5g、桔梗 5g、藿香 5g、炙甘草 5g、炒扁豆 10g、建莲子肉 10g、山药 10g、麦芽 10g、芡实 10g、砂仁 3g。水煎两次（约 200ml），作一日量，午、晚饭后半小时温服半盅。一周后，嗳气减，矢气多，胀满轻，胀的时间亦缩短，脉沉取较有力，舌苔少，纳食由每餐一两增至二两，续服原方半月，脾虚基本痊愈，后扔服此方一个时期巩固效果。此方为缪仲淳在宋《太平惠民和剂局方》参苓白术散上加味而成，方中以参、苓、术、草、扁豆、苡米温健脾阳，以芡、莲、山药滋养脾阴，扶阳多于护阴，补脾元提脾气，并以陈皮、曲、楂、麦、砂、蔻、藿、桔理气降逆，黄连清胃后肠，补中有调取效。明王肯堂曾用资生丸治其父脾胃病，饮食增多，年近九十而终《医宗金鉴名医方论》用之治疗妊娠三月呕吐，用原分量研粗末。有的人喜用温胆汤、逍遥散加减作为调补，应用得好，也可取效。

补法最忌"蛮补"，好像人参之外，就是鹿茸、肉桂、黄芪。调补是为不受峻补之人而设。外感温热病后，气液虽亏，但加有气郁、痰涎、瘀血、食滞、湿浊或"败精"者，应辩证调理之。古云："病有三虚一实者（虚多实少），先治其实，后补其虚"。对于老年人，治时不可太猛，猛了就要"伤正"。也不应太轻，轻了治不及本。要入细。虚证夹实如为"湿热盘踞中焦"，用吴又可的四苓汤加陈皮调理脾胃而宣其湿热；气虚者香砂理中汤，小其剂而补之；液虚者用五汁饮，以清润法而补之。上面提到过的属"胆热犯胃"者，可用二仁绛夏汤合左金丸［桃仁6g、柏子仁6g、当归6g、茜草6g、旋复花8g、青葱管三至五寸（冲）、半夏6g、黄连6g、吴芋3g、此方以茜草带新绛］，治应忌刚用柔，以治疗反胃的恶心、干呕、脘痞、胁胀、胃痛不食、吞酸嘈杂症状。属"肝木乘脾"者，药宜远柔用刚（喜燥恶湿），以治疗腹胀满、大便或溏或不爽之症，如逍遥二陈汤（枳壳6g、白术10g、半夏6g、云苓10g、桂皮、归须、赤芍、川柴胡、薄荷、炙草各3g、代代花十朵）。若胃阴亏乏，而肝风内扰，可用黄连阿胶鸡子黄汤或养胃汤加减调补。胃虽虚而不受补的，法当和胃气，用和胃二陈汤（二陈汤加干姜6g、阳春砂3g）。补胃之法应别阴阳、寒热。胃阳受伤，用陈皮、半夏、干姜、砂仁之类。胃阴受伤，因甘寒养胃，用麦门冬汤略加代代花、豆蔻花、建兰叶、炒香枇杷叶等合调补胃阴之法。

补中辅调。调气解郁，选炒川贝、制香附；除痰控涎，选半夏、橘红。祛瘀活血，选五灵脂、生蒲黄、桃仁、红花（有热用丹皮、丹参）。消食导滞，选山楂、神曲、平胃散。利湿泻浊，选滑石、赤苓、冬葵子、榆白皮、佩兰叶、晚蚕沙；通逐败精，选杜仲、牛膝、韭菜白。

（三）清补法

清补是补而兼清的治法如生地、二冬、白芍之用，即所谓清滋法，常用于温热病后阴津血液耗伤、邪热未全净者。老年人病后，体力有待康复，肺胃之津液伤，理当清养肺胃之阴以促进康复，如《金匮要略》的麦门冬汤（麦门冬、人参、半夏、甘草、粳米、大枣）。《伤寒论》的竹叶石膏汤（竹叶、石膏、半夏、麦冬、粳米、生姜、甘草）。叶天士的养胃汤（沙参、麦冬、玉竹、花粉、桑叶、白芍、山药、甘草）等。照顾肺胃之阴。石斛、生地是常用的，石斛应用的指征之一为舌光红或淡红缺少阴津者。若随便开清养胃阴的药，是不合适的。肺胃之阴是津液，心肝脾肾之阴为血液之阴，伤阴伤血液，在方药的取舍上当然不同。养心养阴用清燥养荣汤（四物汤减川穹之燥，并有麦冬、炙草、生地汁、当归身、白芍、花粉），复脉汤（【温病条辨】方）也可用。养肝阴则以一贯煎为好。养脾阴则以慎柔养真汤（党参、黄芪、白术、石莲子、山药、麦冬、白芍、甘草、五味子。方见【慎柔五书】）为好，煎法上要求弃头煎，服二、三煎者，取其清补脾阴、甘淡滋脾之意，可谓深得清养脾阴之法。肾分"外肾'和"内肾"，"外肾"包括阴囊、脊髓、生殖器，滋肾阴主要是清滋内肾，可选用黄连阿胶鸡子黄汤，六味地黄汤合犀角地黄汤等。清滋脑肾一般说要用黏腻有形浓厚之品，如加味大补阴煎（熟地12g、龟板12g、知母3g、黄柏3g、猪脊髓一条、甲鱼头一枚，煎煮后以清酱半匙兑上后喝，取其滋填，也可用六味地黄汤加三胶（阿胶、鹿胶、龟板胶）。方药之用，各有所宜，非动物药常常滋补，很难调理"外肾"病。

清补要注意清而不凉，因病后阴阳俱伤，凉了不合适。还要注意滋而不腻，否则脾胃吸收不入。这就是说要时时照顾脾肾，因为阴虚的患者常常阳也不足，尤其是用"凉药"更可能伤肾阳和脾阳。

（四）温补法

温补即补阳，阳虚者用。温而兼补，附子、干姜、肉桂之类。不过要注意辩脏腑。

肾中之阳，为先天所基，胃中之阳，为后天所生，应注意区别。肾中之阳，贵降纳，因肾主封蛰，不纳则浮，若过升则肾气浮于上，可导致先天真气消亡。胃中之阳，喜升浮，虚则反陷于下，若再行清降，则胃气迁抑不生，更不足了。现在有的人什么情况都用补中益气汤，这不对，补中益气汤应当在脾阳下陷肾不虚的情况下使用。此方为李东垣根据张仲景黄耆建中汤而立的新方，历经应用，确是好方，为善于继承张仲景而灵活应用的范例，此方配伍规律严谨（如同外科的阳和汤、五味消毒饮，内科的苏子降气汤，均广泛为医生所流传应用），对"饥饱劳役，中气不足"，子宫脱垂、直肠脱垂、前列腺肥大等，均可用。要掌握好适应证，用错了可起不良反应，如肾不纳气，肾气上浮，用了可更上浮，甚至使牙浮动。

温补胃阳，可用理中汤，黄芪建中汤，归耆建中汤等。

温补肾阳，四逆汤为刚剂回阳，补少阴心肾之阳的方剂。少阴肾不纳气，肾阳式微，和心脏性喘息均可用。四逆汤，通脉四逆汤，白通加入尿猪胆汁汤，均温补肾阳。

柔剂养阳为另一类温养肾脏之法。因为肾为阴多之脏，肾阳不足常影响肾阴，所以要用柔剂养阳法。清【冯氏锦囊方】全真一气汤可选用。金匮肾气丸中阴药与阳药比例为25：2，符合传统理论"升少火"法，有如春风初有温暖之意。中医理论认为"少火生气，壮火食气"，桂附量太大就不是"升少火"，就不是"有如春风"了。所以右归饮加大桂附用量，应兼有脾阳衰的症候而总恢复不了的才用。所以浦辅周老中医对脾阳虚者用理中汤健脾阳不效者，则用右归丸。

金贵肾气丸运用时，丸剂一般比汤剂好，因为是逐渐助长生机，如同前面所比喻的"春风拂面"使"萌蘗生虫"。后人的济生肾气丸由此方化出，另有适应证，宜于肾阳虚的水肿。杨老用以治疗老年人慢性肾盂肾炎，有获基本治愈者。

此外，温补肺阳，可用保元汤。温补心阳，可用人参养荣汤。温补脾阳，于补中益气汤外，可用六君子汤。温补肝阳，可用当归四逆汤。温补督脉，可用龟鹿二仙胶。

阴阳学说为中医辨证治疗中要紧密注意联系应用的大法，方剂选择也应注意把握阴阳。

（五）峻补法

适用于垂危极虚患者，非大剂汤液不能挽回者。例如独参汤，煎好后需时时灌服，正如温毒大病之必须用大剂败毒散一样，"杯水"难救"车薪"，量少了不行。风寒暑湿燥火中，数"火"厉害。火有形，热无形，顷刻可以"燃遍满山树林"，所以对外感大症必用大剂。

"极虚"症候常见于心力衰竭、产后、大失血后、大出汗、大劳累后等的情况，治疗应不断给以补养，才能挽救生命。疾病有虚有实，有盛有衰，治疗有的调理生理功能，有的针对病机。

要挽回大虚证候，长需以参附煎成膏剂备用（剂量比例为人参30g、附子20g），每次服20ml，日服两次膏剂，以挽救大虚阳微或将脱。

阴虚可用人参、麦冬、熟地，也得煎熬成膏，以救津液将枯之症。临床治疗上一般输液恐不能等同于熟地、麦冬之资生津液之功用。

垂危大虚患者的治疗很重要，有时"草木之品"不行，需用"动物药"，杨老曾治疗一例产后大虚的患者，发烧，经常 38 度以上，用过多种退热药，烧不去，脉虚数，杨老处方当归生姜羊肉汤（熟羊肉二两熬汤加药），羊肉也吃，服三剂后烧就退了。羊肉实为动物性大补之品。

黄牛胶、龟板胶、阿胶、鹿胶均为动物药品，大虚者常用，有效。治疗脊髓空洞症患者，这些药都有用，可加大量黄芪做引子，也可加用猪脊髓，能好转，但疗程较长。杨老经验用老母鸡炖黄芪可补慢性肾炎之极虚症。

猪、牛、羊脊髓也均为峻补佳品。健步虎潜丸就是以猪脊髓作为引子的，本方滋阴降火，强化壮筋骨，对于老年人肝肾阴虚，精血不足所致筋骨痿软，腿足痿弱无力，行步困难，腰膝酸楚者颇适用，卒中后遗症及慢性关节病选用，但须多服方效，亦可选用三痹汤加三胶。

阳中之阴极虚，宜龟胶，人乳、牡蛎、麋茸之类。阴中之阳极虚，宜鹿胶、鹿茸、海狗肾之类。

峻补多兼顾气血，气血双补方如十全大补汤、大补阴煎等。阴阳并补的，如右归饮，此方中有阴药。气血阴阳同补者，如全鹿丸，此方老人肥胖痰多者不宜用。

老年人血枯，髓枯，当滋养血液，集灵膏较理想。填补精髓也可用河车大造丸，对老年人慢性咳喘固本止咳有效。回天再造丸填补精髓液很好用。育阴潜阳，则可用三甲复脉汤、大定风珠等，对于高血压脑动脉硬化阴虚阳亢、眩晕、升火、心悸、肢麻有效。

（六）食补法

食补分平时食补和病后食补两大类。老年人运化、吸收功能往往低下，尤其是大病之后，肠胃功能更加衰弱，常需进行食补，调整饮食，促进消化功能康复、起到药物治疗所不能完全起到的作用，所以有"药补不如食补"一说。外感伤寒温病后，或病后因食劳、怒劳而反复，需选用清淡入脾药治疗才比较合理，但不如食补。

医生要了解饮食品，尤其是指导老年人食疗，更需了解，包括肉食、鱼类、果品等。中医学著作中有关"饮食谱"的论述很多，本草学著作尤其是《本草纲目》上，把谷食、肉类、鱼类都列为本草，作为药物加以阐述，统计不下百数十种，例如莲肉、芡实，苡米、谷芽、麦芽、鳖肉、鸡肉、羊肉、牛肉等，均列入本草。

现有的医生，一开方就开大方大药，连丸散膏丹都不喜欢用，这不好。必开的药，当然要用，但饮食品中山药、苡米、扁豆、莲子、谷芽、麦芽、神曲、山楂等，也不应小看，这些东西常是有作用的药物。

人身脏腑有阴阳，体质不同，属阴喜温性药物，属阴再吃寒性东西就不合适了。属阳的体质的人，喜凉性、阴性食物，给温性、热性东西吃了肠胃更亢盛，甚至有发烧的，所以根据体质特点，饮食尽可能要有所选择。医生的责任就是要心中有数，引导其吃什么？凉性的，还是热性的？应吃哪几种？饮食习惯，南北有异。普通习惯，于大病后多鼓励进食平常的、常食的方物。所谓"南甜北咸、东辣西酸"。所以议论忌口应注意常识方物的特点。好吃鸡的人吃鸡没事，好生疮者吃了就不好。肠胃有习惯性，老年人几十年生活过来了，要注意了解。但平时不吃，有病时更不能吃。有的肠胃对某些食物过敏，不吃牛肉，吃了就牙痛，有的人吃了蛏、蛤就呕，有的人闻狗肉就干哕。

药物中的饮食品很多，应用得当，对于康复健壮大有裨益，择要列举于次。

麦冬和百合：清润之品，可清肺润肺。

真柿霜：清痰解热。

人乳：补血"宝物"。

童便：降火。干姜炭 3g，煎后兑入一半童便可治鼻衄。

雪梨：生食清火，蒸熟滋阴。

薏米汤：治肺热和阴虚。

莲子、芡实粥：治遗精与泄泻。

扁豆、红枣粥：专补脾胃。

桂圆肉汤：养心脾。

乌鸡白凤丸：补阴除热，可治肝炎后综合征。

猪肺沾白芥末：治虚劳咯血。

谷食中面和酒曲、蚕豆、豆油、酒醋：均为至温食品，发热及"六阳人"不甚宜。

稻米、粳米、黑豆、黄豆、豌豆、豇豆：均性平。

小米、荞麦、绿豆、豆腐、豆豉、豆浆等：性寒，宜喜寒凉性食物者服食之。

瓜菜类中生姜、大葱、大蒜、韭、胡荽菜、芥子、胡萝卜：性温。

山药、薤白、胡芦、南瓜：性平。

苋菜、油菜、白菜、莼菜、白苣菜、黄瓜、甜瓜、丝瓜、西瓜、竹笋、芋头、茄子：性寒。

果品类中：龙眼、荔枝、大枣、饴糖、砂糖、白糖、莲子、葡萄、蜂蜜、胡桃、乌梅、木瓜、橄榄、青果、李子、栗子：性温。

黄精、枇杷、青梅、花生：性平。

梨、菱、藕、桔、瓠、百合、甘蔗、白果、柿饼（干）：性寒。

生李：性温、助湿生痰。

生桃：性燥、助热生毒。

禽兽类中鸡肉、鸭肉、雉肉、犬肉、羊肉、牛肉、鹿肉及猫肉：性温。

雁肉、猪肉、凫：性平。但猪肉虽性平，多食不免有动痰之患。

兔肉、麋肉：性寒（鹿肉则属阳）。

鱼鳖品及介虫类中鲫鱼、鲥鱼、海虾、鲢鱼、鳝鱼：性温。

鲤鱼、银鱼（面条鱼）、乌贼鱼：性平。

醴鱼（黑鱼）、鳗鱼、田鸡、螃蟹、鳖、龟、蛤子、牡蛎：性寒。鳖及螃蟹中毒者，苏叶、黄连可助解。

蟹肉：性燥，有时不免动风、动火。

中医论要常凭性味，依其升降浮沉及寒热温凉平之性组方选药。我们应用时，要讲辨证法，不可"见汗止汗"，"见热退热"。饮食品的治疗上的应用也要注意。一般说，气辛而荤而辣者，多助火散气。气重而甘者，多助湿生痰。体柔而滑者，多食之不化。烹调不熟者，服之多气壅。尤其是老年人，更应注意。

以上六种补法，参考樊开周所论，结合临床实践所得加以发挥。

（张　雷）

第四章 妇科常见病症诊疗经验

第一节 不孕症

凡生育年龄的妇女，配偶生殖功能正常，婚后同居一年以上，未采取避孕措施而未能受孕者；或曾经受孕而一年又不再受孕者，称为不孕症。前者称为原发性不孕；后者称为继发性不孕。

不孕症是一个严重困扰家庭和社会的实际问题。根据相关调查结果，近年来我国不孕不育发病率呈逐年上升趋势，平均发病率达到12.5%～15%，已成为日渐受重视及关注的社会问题。不孕症发病率的上升与环境污染、婚育年龄的推迟以及工作压力的增加等因素密切相关。总之，对不孕症的研究和诊治，不仅符合伦理道德的要求，而且也是计划生育范畴的重要内容。

"不孕"一词早在两千多年前的中医经典著作《内经》中已有论述，《素问·骨空论》曰："督脉者……此生病……其女子不孕。"《山海经》中称为"无子"，唐代《备急千金要方》中称"全无子"，又称"断绪"。历代医家对不孕症的论述，散见于"求嗣""种子""子嗣""嗣育"等篇章中。

一、病因病机

（一）中医

《妇科玉尺·求嗣》中引万全曰："男子以精为主，女子以血为主，阳精溢泻而不竭，阴血时下而不愆，阴阳交畅，精血合凝，胚胎结而生育滋矣。"由此可见，生殖的根本是以肾气、天癸、男精女血作为物质基础。

《备急千金要方》指出夫妇双方的疾患可致不孕："凡人无子，当为夫妇具有五劳七伤，虚羸百病所致，故有绝嗣之殃"。女性不孕原因复杂。《石室秘录·子嗣论》云："女子不能生子，有十病。"十病者为：胞宫冷、脾胃寒、带脉急、肝气郁、痰气盛、相火旺、肾水衰、督脉病、膀胱气化不利、气血虚。《圣济总录》记有："女子所以无子者，冲任不足，肾气虚寒也。""胞络者系于肾"，"肾者，主蛰，封藏之本，精之处也"，"肾主冲任，冲为血海，任主胞胎"，故肾虚是不孕症的重要原因。由于脏腑经络之间的生克制化，寒、湿、痰、热、瘀之间的相互影响及其转化，临床上有多种病因，产生不同的证候，这些原因导致肾和冲任的病变，不能摄精受孕而致病。

结合前人的认识和临床实际，导致不孕症的常见证候有：肾虚、血虚、肝郁、痰湿、湿热、血瘀等。

1. 肾虚 "肾主生殖"，故肾虚直接影响孕育。

（1）肾阳虚：先天禀赋不足，肾气不充，天癸不能按时而至，或至而不盛；或房事不节，久病及肾，或阴损及阳等，导致肾阳虚弱，命门火衰，冲任不足，胞宫失于温煦，宫寒不能摄精成孕。

（2）肾阴虚：房劳多产，失血伤精，精血两亏；或素体性燥多火，嗜食辛辣，暗耗阴血而导致肾阴不足，肾精亏损，精血不足，冲任失滋，子宫干涩，不能摄精成孕。或由肾阴不足，阴虚火旺，血海太热，不能摄精成孕。

（3）肾阴阳两虚：肾阴虚和肾阳虚的证候可先后或同时出现，兼有上述两型的证候特点。

2. 血虚　血是月经的物质基础。若体质素弱，阴血不足；或脾胃虚损，化源衰少；或久病失血伤津，导致冲任血虚，胞脉失养，因为血虚，就没有摄精成孕的物质基础，而导致不孕。

3. 肝郁　女子以血为本，肝主藏血，喜疏泄条达，冲脉隶属于肝，司血海，为机体调节气血的枢纽。如因七情六欲之纷扰，致使肝失条达，气机郁滞，肝气郁结，疏泄失常，则气滞血瘀，气为血帅，血赖气行，郁而不舒，气血失和，冲任不能相资而月事不调，则难以受孕。或肝郁化火，郁热内蕴，伏于冲任，胞宫血海不宁，难于摄精成孕。

4. 痰湿　痰湿成因，关乎脾肾两脏，脾肾阳虚，运化失调，水精不能四布，反化为饮，聚而成痰，痰饮黏滞缠绵，纯属阴邪，最易阻滞气机，损伤阳气，痰湿阻滞，气机不畅，冲任不通，月事不调，故成不孕，或寒湿外侵，困扰脾胃；或恣食膏粱厚味，阻碍脾胃，运化失司，痰湿内生，流注下焦，滞于冲任，壅塞胞宫而致不孕。

5. 湿热　湿热可因脾虚生湿，遏而化热酿成；或因肝脾不和，土壅木郁而生；或恣食肥甘酿生；也可因淋雨涉水，久居湿地，或受湿邪熏蒸而成。湿热流注下焦或湿热之邪直接犯及胞脉、胞络、胞宫、阴户，客于冲任带脉，任带失约，冲任受阻，终难成孕。

6. 血瘀　多因情志内伤，气机不畅，血随气结；或经期产后，余血未净续外感内伤致使宿血停滞，凝结成瘀；或寒凝瘀阻；或热郁血凝；导致血瘀气滞，癥瘕积聚积于胞中，阻碍气血，经水失调，精难纳入，更难于受孕。此外，气弱血运无力，气虚血瘀，或病邪流滞，留塞胞门者，必难受孕。

以上六个方面的病因病机，临床上单一出现，亦可多元复合出现，最终导致不孕症。

（二）西医

西医受孕是一个复杂而又协调的生理过程，必须具备下列条件：卵巢排出正常卵子；精液正常并含有正常精子；卵子和精子能够在输卵管内相遇并结合成为受精卵，受精卵顺利地被输入子宫腔；子宫内膜已充分准备适合于受精卵着床。这些环节任何一个不正常，便能阻碍受孕。

1. 女性不孕主要原因

（1）排卵功能障碍：排卵功能障碍导致无排卵。主要原因是：①下丘脑－垂体－卵巢轴功能紊乱，包括下丘脑、垂体功能障碍和器质性病变；②先天性卵巢发育不全、多囊卵巢综合征、卵巢早衰、卵巢功能性肿瘤、卵巢不敏感综合征、卵巢子宫内膜异位症；③肾上腺及甲状腺功能异常等。

（2）输卵管因素：输卵管阻塞和通而不畅是主要原因。慢性输卵管炎症引起伞端闭锁或黏膜受损可使之完全闭塞产生不孕；输卵管发育不全、盆腔炎性疾病后遗症、子宫内膜异位症、各种输卵管手术等也可导致输卵管阻塞。

（3）子宫因素：子宫畸形、子宫黏膜下肌瘤、子宫内膜炎、内膜结核、内膜息肉、宫腔粘连或子宫内膜分泌反应不良等影响受精卵着床。

（4）宫颈因素：黏液量和性状与精子能否进入宫腔关系密切，雌激素不足或宫颈管感染、宫颈息肉、宫颈口过小均可影响精子通过而致不孕。

（5）外阴及阴道因素：外阴阴道发育异常、外阴阴道炎症以及外阴阴道瘢痕等。

2. 男性不育因素　主要是生精障碍和输精障碍。

（1）精液异常：无精、少精、弱精、精子发育停滞、畸形率高、精液液化不全等。

（2）性功能异常：外生殖器发育不良或阳痿早泄、不射精、逆行射精使精子不能正常进入阴道内。

（3）免疫因素：在男性生殖道免疫屏障被破坏的条件下，精子、精浆在体内产生对抗精子抗体，使射出的精子发生自身凝集而不能穿过宫颈黏液。

3. 男女双方因素

（1）性生活不能或不正常。

（2）免疫因素：精子、精浆、透明带和卵巢这些生殖系统抗原在特定的情况下均可产生自身免疫或同种免疫，产生相应的抗体，阻碍精子与卵子的结合导致不孕症。包括同种免疫和自身免疫。同种免疫是指男方的精子、精浆作为抗原，在女方体内产生抗体，使精子与卵子不能结合或受精卵不能着床。而自身免疫是指不孕妇女血清中存在多种自身抗体可能阻止精卵结合。

（3）不明原因：经临床系统检查仍不能确认不孕原因。

二、临床表现

（一）症状

因引起不孕的原因不同伴随症状有别。如排卵障碍者，常伴有月经紊乱、闭经等；生殖器官病变，如输卵管炎引起者，常伴有下腹痛、带下量增多等；子宫内膜异位症引起者，常伴有痛经、经量过多，或经期延长；宫腔粘连引起者常伴有周期性下腹痛，闭经；免疫性不孕症患者可无症状。

（二）体征

因致病原因不同体征各异，如输卵管炎症，妇科检查可见有附件增厚、压痛；子宫肌瘤，可伴有子宫增大；多囊卵巢综合征常伴有多毛、肥胖，或扪及增大卵巢等。

（三）常见并发症

不孕一般是多种疾病的共有症状，常伴见月经失调：如月经过多或过少、月经先后无定期、崩漏、闭经，以及痛经、带下、癥瘕等。

三、诊断要点

导致不孕症的原因较多且复杂。临床诊断上，通过各种检查手段和方法，查找出不孕的原因是治疗不孕症的关键。检查需要按计划、有步骤地进行。

（一）病史

应详细询问年龄、婚育史、同居时间、性生活情况、避孕情况、月经史、结核病史、生殖道炎症病史、其他内分泌疾病史、手术史、免疫性疾病史、既往病史、家族史及以往诊治经过，特别检查记录，均应详细记录。

（二）症状

婚后夫妇同居：性生活正常，配偶生殖功能正常，未避孕未孕 1 年；或曾孕育过，未避孕又 1 年以上未再受孕。

（三）体征

注意身高与体重，生长发育，第二性征发育情况，有无泌乳，甲状腺大小，毛发分布情况等。注意下丘脑、垂体、肾上腺、甲状腺等内分泌失调所引起的体态变异或皮肤色素异常等。

（四）妇科检查

检查内、外生殖器发育情况，外阴有无畸形及炎症；处女膜有无闭锁及阴道口是否存在狭小或特敏感情况等；阴道是否通畅，有无隔膜、肿瘤、炎症，黏膜颜色是否正常；有无子宫颈口狭小、炎症、糜烂、息肉、赘生物等，同时做真菌、滴虫、pH 检查；必要时做涂片检查有无致病菌，或做淋菌、支原体、衣原体培养。检查子宫发育情况，大小、位置是否异常，有无畸形、增大、变硬、压痛，是否存在可疑肌瘤；有无子宫细小或无子宫或双子宫。子宫直肠陷凹及宫骶韧带处有否触及结节或瘢痕性增厚，子宫颈向前提托时有无疼痛。探测子宫腔深度和弯曲方向，子宫壁是否光滑，子宫颈与子宫体比例，是否存在纵隔或单角子宫畸形。卵巢是否增大，输卵管有无增厚、变硬、扭曲、积水，有无压痛。盆腔内有无囊性或实性肿块，有无压痛等。

（五）辅助检查

1. 卵巢功能检查　B 型超声监测卵泡发育、BBT 测定、宫颈黏液检查、黄体期子宫内膜活组织检查、女性内分泌激素测定等，了解卵巢有无排卵及黄体功能状态。

2. 输卵管通畅试验　子宫输卵管造影术或腹腔镜直视下输卵管通液术，了解输卵管通畅情况。

3. 其他检查　免疫学检查，性交后试验，甲状腺功能检查，肾上腺皮质功能检查，宫腔镜、腹腔镜检查，影像学检查。

四、鉴别诊断

不孕症应与暗产相鉴别。暗产是指受孕早期胚胎初结而流产者，此时孕妇因尚未有明显的妊娠反应，一般不易觉察而误诊为不孕症。通过基础体温、早孕试验及病理学检查，暗产可以与不孕症鉴别。

五、辨证论治

（一）肾虚证

1. 肾阳虚证

证候：婚久不孕，月经错后，量少色淡，或月经稀发甚至闭经；腰酸腿软，性欲淡漠，带下量多、质稀，大便溏薄，小便清长，面色晦暗黧黑。舌淡苔白，脉沉细或沉迟。

辨证：肾阳不足，命门火衰，冲任失于温煦，宫寒不能摄精成孕，故不孕；阳虚内寒，不能生血行血，冲任血海空虚，故月经后期，量少色淡，甚至闭经；腰为肾之府，肾虚则腰酸腿软，火衰则性欲淡漠；火不暖土、脾不健运，则大便不实、带下量多；膀胱失于温化则小便清长。面色晦暗黧黑，舌淡苔白，脉沉细或沉迟均为肾阳不足之征。

治法：温肾填精，补益冲任。

主方：毓麟珠（《景岳全书》）。

处方举例：当归12g，熟地黄10g，白芍9g，川芎6g，党参12g，白术9g，茯苓10g，炙甘草9g，菟丝子12g，杜仲12g，鹿角霜9g，川花椒3g。

加减：若兼腰酸如折，小腹不温，为肾阳亏虚，加小茴香、紫石英、仙灵脾以温肾助阳；若兼带下清稀量多，为封藏失司，加金樱子、芡实以收敛止带；若兼大便溏薄，为脾虚湿聚，加炮姜、煨木香、炒白扁豆以健脾化湿；若兼小便频多，为肾虚膀胱失约，加益智仁、桑螵蛸以补肾缩尿。

2. 肾阴虚证

证候：婚久不孕，月经先期量少，色红质稠，或闭经，形体消瘦，腰酸腿软，头晕目眩，心悸失眠，口干烦热，午后低热。舌质红，少苔，脉细数。

辨证：肾阴不足，阴虚火旺，冲任血海蕴热，故月经先期、不孕；阴虚血亏则月经量少；肾虚则腰酸腿软；精血不足，髓海空虚，则头晕目眩，心悸失眠；阴血不足，虚火内扰，故形体消瘦，口干烦热。舌质红，少苔，脉细数均为肾阴虚之征。

治法：补肾滋阴，养血益精。

主方：养精种玉汤（《傅青主女科》）。

处方举例：熟地黄12g，山茱萸12g，白芍9g，当归8g。

加减：若形体消瘦，五心烦热，为阴虚内热，加牡丹皮、龟板、白薇、知母以滋阴清热；若月经量少甚至闭经，为精血亏虚，加紫河车、鹿角胶、丹参以补肾填精、养血活血；若心烦失眠，为心肾不交，加酸枣仁、合欢皮、何首乌以养血安神。

（二）肝郁证

证候：婚久不孕，经行先后不定期，量或多或少，色暗有血块，经前乳房胀痛，经行腹痛，情志抑郁，烦躁易怒。舌暗红苔薄白，脉细弦。

辨证：肝气郁结，气血不和，冲任不调，故婚久不孕；肝失调达，气血不畅，故经行先后不定期，经行量少，色暗有血块；情志抑郁，肝郁气滞，故经前乳胀、经行腹痛；郁久化火则烦躁易怒。舌暗红苔薄白，脉细弦则为肝郁之征。

治法：疏肝解郁，养血健脾。

主方：开郁种玉汤（《傅青主女科》）。

处方举例：当归 9g，白芍 9g，牡丹皮 9g，香附 8g，白术 12g，茯苓 12g，天花粉 8g。

加减：若乳房胀痛明显，为肝郁气滞，加橘核、青皮、郁金以理气行滞；若经行不畅，为气滞血瘀，加红花、益母草、山楂、泽兰以活血化瘀；若痛经严重，为瘀阻胞宫，加生蒲黄、五灵脂以祛瘀止痛。

（三）痰湿证

证候：婚久不孕，形体肥胖，月经稀发或闭经，带下量多，质黏稠，性欲淡漠，头晕心悸，胸闷泛恶。舌胖淡，苔白腻，脉滑。

辨证：痰之化无不在脾，痰之本无不在肾，脾肾亏虚，水湿不化，聚湿为痰，痰阻冲任胞宫，月经稀发量少或闭经，故不能摄精成孕；痰湿下注则带多质稠，性欲淡漠；痰湿中阻则胸闷泛恶；痰湿上蒙清阳则头晕心悸。舌胖淡，苔白腻，脉滑为痰湿内停之征。

治法：燥湿化痰，理气调经。

主方：苍附导痰丸。

处方举例：苍术 10g，香附 8g，陈皮 6g，胆南星 6g，枳壳 9g，半夏 9g，川芎 8g，滑石 9g，神曲 6g，黄芪 12g，党参 10g，菟丝子 12g，巴戟天 12g。

加减：若兼腰膝冷痛者，为肾阳不足，加鹿角片、杜仲、独活温肾助阳祛湿；带下量多者，为带脉失约，加乌贼骨、芡实以固涩止带。

（四）血瘀证

证候：婚久不孕，月经后期，经行不畅，色紫黑有血块，痛经，或经间期出血，或经行淋漓不净，平日或肛门坠胀不适，或小腹隐隐作痛，痛有定处。舌质紫暗，舌边有瘀点，脉细弦。

辨证：瘀血内阻冲任胞宫，血行不畅，故月经后期，色紫黑有血块，久致不孕；瘀血阻滞，不通则痛，故痛经，或肛门坠胀不适，小腹隐隐作痛，痛有定处；瘀阻胞宫，血不归经，则经间期出血，或经行淋漓不净。舌质紫暗，舌边有瘀点，脉细弦均为血瘀之征。

治法：活血化瘀，调经止痛。

主方：少腹逐瘀汤。

处方举例：小茴香 5g，干姜（炒）3g，延胡索 9g，没药（研）6g，当归 9g，川芎 6g，官桂 3g，赤芍 6g，蒲黄 9g，五灵脂（炒）6g。

加减：若月经量多，小腹灼痛，便秘者，为瘀久化热，宜活血化瘀清热，用血府逐瘀汤加红藤、败酱草、制大黄。

六、医案举例

（一）案一

闻某某，女，30 岁，已婚。2011 年 9 月 24 日初诊。

主诉：婚 3 年未孕。

病史：经素后期，每 45～70 天始行，7 天净，近乃先期约 10 天左右，（最近经期 7 月 27 日，8 月 15 日，9 月 5 日）。有痛经史，临前乳胀，兹腰酸溲频，量少偏红，白带多，大便间日。由西医妇产科检查示：宫体前位稍小，附件右侧增厚，压痛（+）。脉细，苔薄边红。西医诊断为不孕症，中医诊断为不孕症。证属肝郁气滞，化火下迫。姑先疏理肝脾，清热泻火（爱人在外地工作）。处方：云茯苓 12g，炒白术 9g，赤白芍（各）9g，丹皮 9g，败酱草 15g，海螵蛸 9g 泽泻 9g，生米仁 12g，金铃子 9g 川断肉 9g，金毛脊 9g，4 剂。

复诊（10 月 4 日）：药后诸症均见瘥减，月事值期未至。脉微弦，苔薄边尖红。再拟调理冲任。处方：炒当归 9g，大生地 9g，川芎 4.5g，赤芍 9g，制香附 9g，乌药 9g，川断肉 9g，金毛脊 9g，瓜蒌皮 9g，4 剂。

复诊（10 月 8 日）：经行准期（最近经期 10 月 5 日），量少色紫而稠，咽痒咳嗽痰黄，余症均瘥。脉细微弦，苔薄。肝阴不足，肺火内盛，宜调经泻火，清肺化痰。处方：炒当归 9g，大生地 9g，川芎 4.5g 丹皮 9g，丹参 9g，怀牛膝 9g 制香附 9g，泽泻 9g，全瓜蒌 12g，4 剂。

复诊（11 月 8 日）：经期尚准（最近经期 11 月 6 日），量亦显增，且多血块，腹仍痛坠，腰酸。脉细，苔薄。再拟理气调经。处方：炒当归 9g，川芎 4.5g，赤芍 9g，丹参 9g，制香附 9g，延胡索 9g，木香 3g，乌药 9g，川断肉 9g，金毛脊 9g，3 剂。

复诊（12 月 21 日）：经期尚可（最近经期 12 月 10 日），量亦正常，7 天净，腹痛显减，腰酸带下亦瘥。脉细，苔薄，质红。再予益肾舒络，参理气疏通。处方：炒当归 9g，大生地 9g，赤芍 9g，云茯苓 12g，炒白术 9g，熟女贞 9g，制香附 9g，乌药 9g，仙灵脾 12g，路路通 9g，炙甲片 9g，6 剂。

复诊（2012 年 1 月 17 日）：药后基础体温续见改善，经量尚畅（最近经期 1 月 14 日）。腹痛日益轻可，大便不爽，夜间溲频。脉细，苔薄腻。再拟调经，兼顾二便。处方：炒当归 9g，云茯苓 12g，姜半夏 4.5g，川芎 4.5g，怀牛膝 9g，焦米仁 15g，制香附 9g，全瓜蒌 12g，元明粉 4.5g，覆盆子 9g，3 剂。

复诊（1 月 27 日）：大便欠爽，余无所苦。脉细，苔薄质红，时届月经中期，当益肾助阳。处方：炒当归 9g，熟女贞 9g，白芍 9g，覆盆子 9g，仙灵脾 12g，紫石英 12g，石楠叶 9g，制香附 9g，瓜蒌皮 9g，陈皮 4.5g，5 剂。

复诊（3 月 1 日）：月事逾期半月许未至（爱人 1 月 28 日返沪），微微泛恶，乳胀略大，脉微弦滑，苔薄白。姑先和理，防孕待查（验尿）。处方：云茯苓 9g，姜半夏 4.5g，姜竹茹 4.5g，炒白术 9g，川断肉 9g，桑寄生 9g，苏梗 9g，陈皮 4.5g，3 剂。

随访：来诊诉查妊娠反应阳性。

按：经素逾期，每行须 45～70 天不等，缘对象在外地工作，分居日久，难免肝郁气滞，血行受阻，以致月事不准，经前乳胀。郁久化火，转为先期而行，辄超前 10 天左右，色紫稠不多。盖血得热则行，但气滞依然，故虽临不畅，并伴有附件炎。初诊适逢经前旬，拟疏理肝脾，清热泻火，诸症均见瘥减。复诊兼调冲任，经期即准，夹咽痒咳痰色黄，处调经方参清肺化痰。逐月调治，经期疾病尚准，量亦显增，腹痛大减，余症亦瘥。月经中期予理气通络，基础体温续见改善，经前 2 周拟益肾助阳。末次经行 1 月 14 日，适当排卵期间。3 月 1 日末诊，虽然经停 1 个半月左右，然实际受孕不过月又 2 天，当时微有泛恶，乳胀略大，脉稍弦滑，孕象初现。因时间尚少，暂予和理，以待观察，并验尿，结果妊娠反应阳性，于 2012 年 10 月 25 日育一女。部分诊次从略，本例参照西医学理论运用中医中药诊断治疗，不到 5 个月而经调孕育，显见成效，由此一端，更证明中西结合之重要与迫切。

（二）**案二**

颜某，女，28 岁，已婚。2010 年 11 月 29 日初诊。

主诉：婚 4 年未孕。

病史：2007 年患乙型脑炎而抽脊髓，兹后每触及腰脊即休克，记忆力差，原有慢性盆腔炎，2009 年急性肾炎，在工作单位住院治疗，2 个月后转为慢性，且有肾盂肾炎、肾结核、输卵管结核并阻塞等症。虽经刮宫通液治疗 2 个月许未效，致经期紊乱，月三四至。曾做碘油造影，已失去生育能力，因来就医，由某区中心医院妇产科检查，结论同前，后经某妇产科医院复检造影两侧输卵管阻塞是否由结核引起尚未肯定，肾下垂 12cm，无结核家族史。目前经期尚可（最近经期 11 月 13 日），每腹痛里急，临前乳胀烦躁，平时少腹两侧胀痛，形寒，大便间二三日一次，脉细弦，苔薄白边微红。西医诊断为不孕症、输卵管阻塞、慢性盆腔炎，中医诊断为不孕症。证属肾督不足，肝郁气滞，经隧受阻，络道不通，拟疏通为恰。处方：炒当归 9g，赤芍 9g，川芎 4.5g，柴胡梢 6g，金铃子 9g，制香附 9g，乌药 9g，炙甲片 9g，皂角刺 9g，川桂枝 3g，全瓜蒌 12g，7 剂。

复诊（2011 年 12 月 16 日）：日前经行，期尚准，腹未痛，里急感见减，胃纳亦增，腰酸未除。尿常规：蛋白（＋＋）。脉细苔薄白，边微红。拟调经参益肾。处方：川芎 4.5g，川断肉 12g，炒当归 9g，赤芍 9g，金毛脊 12g，制香附 9g，云茯苓 12g，炒怀药 9g，泽泻 9g，3 剂。

另理气通络方，经净后服。处方：炒当归 9g，川桂枝 4.5g，制香附 9g，皂角刺 9g，赤芍 9g，柴胡梢 6g，路路通 9g，留行子 9g，乌药 9g，炙甲片 9g，生军 4.5g，10 剂。

复诊（2013 年 3 月 7 日）：近自服阿胶，致经来量少，2 天即止，乳胀瘥而复作，烦躁反甚，纳呆腰背酸。原拟疏通，今反腻滞，有似诸症杂出，转方仍从前议（最近经期 2 月 13 日）。处方：炒当归 9g，川芎 4.5g，大生地 9g，赤芍 9g，炒白术 9g，红花 4.5g，怀牛膝 9g，川断肉 12g，制香附 9g，乌药 9g，5 剂。

另：理气通络方 10 剂，同前经净后服。

复诊（2013 年 6 月 27 日）：起居不慎，情绪不快，平素少腹两侧吊痛，经前乳胀，烦躁腰背酸楚，临则量少色淡，腹痛如绞。又将届期，拟理气祛瘀，调经止痛。处方：炒当归 9g，败酱草 15g，金铃子 9g，淮小麦 30g，川芎 4.5g，柴胡梢 6g，赤芍 9g，丹皮 9g，延胡索 9g，广郁金 9g，路路通 9g，生甘草 2.4g，10 剂。

另：逍遥丸 9g，口服 10 日。

按：肝旺气郁，经前乳部胀痛，烦躁欠安，输卵管不通，往往有此现象。唯经前乳胀，并非均系输卵管不通，要皆配合妇科检查，方可确切定论。患者在外地医院任护士，原有慢性盆腔炎，由单位妇产科检查，并做碘油造影，发现输卵管结核，阻塞不通，屡经刮宫通液等治疗，2个月许未效，经反紊乱不准，月三四至。继来本市由某区中心医院妇产科检查拍片，结论同前，均失去生育能力。原以婚后4年未育，抑郁不快，由是情绪更受影响，郁结尤甚。加以1971年乙型脑炎曾抽脊髓；1973年又得急性肾炎，后转为慢性；肾盂肾炎，泌尿科诊断为肾结核，肾下垂12cm。缘脑为髓海，肾主骨髓，脑肾俱伤，督脉受损，更兼肝郁气滞，络道不通，症势复杂，颇为棘手。后经某妇产科医院复查，重做碘油造影，输卵管阻塞是否系结核所引起未肯定。根据上述情况，输卵管阻塞确实无疑，故拟疏肝通络为主。药后情况有所好转，旋以工作关系，返回外地继续通络治疗。随症处方，经后上旬以理气通络为要，患者因求愈心切自服阿胶，致经来量少，2天即止，纳呆乳胀烦躁剧。原本气滞血郁，由此更甚，嘱速停服，仍本前法处理。中旬因情绪变化起居不慎，引起痛经及盆腔炎反复发作，予理气活血，化瘀消炎法渐趋平复。经过9个月调治，于2013年6月14日育一女。

（三）**案三**

钱某某，女，34岁，已婚。2013年10月21日初诊。

主诉：婚9年未孕。

病史：婚9年未孕，妇科检查无排卵，经素不准，先后无定，兹且阻两个半月而行，今甫3天，每至腰酸，小腹疼痛冷感。脉细弦，苔淡薄，边有齿印。西医诊断为不孕症，中医诊断为不孕症。证属寒入胞宫，气滞失畅。治拟温宫理气，以调冲任。处方：炒当归9g，川芎4.5g，白芍9g，川断肉9g，金毛脊9g，木香3g，桑寄生9g，乌药9g，艾叶2.4g，4剂。

复诊（10月26日）：药后腰酸腹冷均瘥，小腹仍感胀痛。脉细，苔薄边有齿印，宗前法出入。处方：炒当归9g，川芎4.5g，乌药9g，桑寄生9g，艾叶2.4g，白芍9g，制香附9g，木香3g，3剂。

复诊（11月11日）：经期将届，小腹冷微胀，近曾下蛔一条。脉细，苔薄，边有齿印。预为温宫调理。处方：炒当归9g，川芎4.5g，白芍9g，制香附9g，乌药9g，木香3g，仙灵脾12g，淡吴萸2.4g，艾叶2.4g，4剂。

另：艾附暖宫丸9g，口服5日。

复诊（12月7日）：经行愆期，又逾半月许，量多有块，腰酸，小腹胀痛且冷。脉细弦，苔薄边有齿印。再拟温调冲任。处方：炒当归9g，丹参9g，白芍9g，川断肉9g，金毛脊9g，木香3g，乌药9g，淡吴萸2.4g，川桂枝2.4g，艾叶2.4g，5剂。

复诊（12月14日）：经来4天即净，腰酸腹冷俱减。脉细弦，苔薄白边有齿印，再予温宫调理，拟丸剂缓治之。艾附暖宫丸9g，口服7日。

复诊（2014年1月11日）：逾期6天，经尚未行，脘腹微痛。脉微弦，苔薄边有齿印。当调冲任，并和胃理气。处方：炒当归9g，白芍9g，丹参9g，木香3g，砂仁3g，淡吴萸2.4g，陈皮4.5g，4剂。

复诊（1月18日）：13日经行，期较以往略准，量尚畅，3天净，诸症均除。脉细，苔薄，边有齿印。症见好转，再拟温肾通络。处方：炒当归9g，制香附9g，仙灵脾12g，仙茅9g，紫石英12g，炙甲片9g，炒怀药9g，怀牛膝9g，石楠叶9g，路路通9g，皂角刺9g，7剂。

复诊（1月25日）：脉细弦，苔薄边有齿印，时届月经中期拟益肾调理。处方：炒当归9g，仙灵脾12g，炒怀药9g，陈皮4.5g，熟女贞9g，仙茅9g，紫石英12g，白芍9g，石楠叶9g，怀牛膝9g，7剂。

复诊（3月1日）：月事逾期未行迄今五旬，乳胀形寒，溲频便溏。脉微弦滑，苔薄略淡有齿印。姑先和理，尚待观察。处方：云茯苓12g，川断肉9g，桑寄生9g，炒白术9g，煨木香3g，苏梗9g，陈皮4.5g，3剂。

复诊（3月15日）：妊娠2个月，小便妊娠试验2次均阳性，泛恶已减，食欲缺乏，近小腹微痛。脉弦滑尺弱，苔薄边有齿印。拟和中安固，防漏红。处方：云茯苓9g，炒白术9g，炒黄等4.5g，桑寄生9g，川断肉9g，白芍9g，木香3g，苏梗9g，陈皮4.5g谷芽15g，南瓜蒂3个，4剂。

按：结婚9年，从未生育，曾由妇科检查无排卵，月经素来先后不准，但逾期较多，甚且两个半月始行，每临腰酸，小腹胀痛且冷。足见气滞不畅，胞宫受寒，气随血行，气滞血瘀，是以经期不调，先后无定，寒凝则血行受阻，宫冷则有碍孕育，缠绵年久，导致肾阳不充。经痛之象虽不严重，月经失调，颇为明显，治当调经为主，理气温宫为先，以冀气得疏通，宫冷蠲除，冲任调和，经来如期。初诊适值经行，故拟四物法去生地黄以调经，佐木香、乌药以理气；川断、狗脊、桑寄生以补腰健肾；艾叶暖宫逐寒。药后腹冷腰酸均瘥。复诊从原方加减，治疗后第一次经转逾期18天，量多有块，腹胀冷痛腰酸又作，前法增丹参以祛瘀生新，桂枝以温通经络，此后症势有所好转，仍以汤剂及丸剂交替使用。第二次经期较前略准，后期1周，量畅，3天即净，痛冷均瘥，经净后即予温肾通络法，以当归、香附养血理气；仙灵脾、仙茅、石楠叶温肾助阳；山药健脾补肾；紫石英温经暖宫；怀牛膝入肝肾；路路通、甲片、皂角刺通利经络。复诊已值月经中期，宗原方去通络之剂，增女贞、白芍助当归以养血益肝肾，以期能促使排卵助孕。果然投剂即效，于2014年1月13日末次经行，继即逾期不至，妊娠试验2次均阳性，脉象虽呈弦滑，唯尺部较弱，恐胎元不足，当予和中安固，9天后漏红少许，曾由另医就治。

（四）案四

何某，女，26岁，2013年3月20日初诊，婚后同居2年余未孕，患者月经14岁初潮，经来稍推后，量偏少，经期时有腰痛，经前乳房胀痛，烦躁，平时稍劳累则头晕腰酸，舌质红，脉沉细尺弱，B超：子宫卵巢大小正常，卵泡检测，无优势卵泡，末次月经3月16日，证属肾虚肝郁，治宜补肾疏肝，温养冲任和养疏化法。方用补肾调肝助孕汤，加鹿角霜、紫石英、紫河车、黄芪，水煎服，每日一剂，连服14剂。2013年5月12日诊，月经40余天未至，时有恶心欲吐，尿妊娠试验阳性。B超检查诊断为早孕。于同年12月底足月顺产一男婴。

按：祖国医学认为"肾主生殖"，"肝肾同源"肾为先天之本，精气藏于肾，肾精充则能化血，精血相生，乙癸同源且胞脉系于肾，而胞宫为孕育生命之地，藏精气又通月事，故治疗不孕，历代医家都重视肝肾。

吾师治疗本病应用和养疏化法，即和养肝肾，使冲任精血充盈，疏理肝气，使之条达，化其瘀血，使气血通畅。自拟补肾调肝助孕汤，方中熟地、菟丝子、巴戟天、淫羊藿和养肾气，培冲任，温胞宫，促使子宫卵巢内分泌系统生理正常，从而利于排卵受精；当归、白芍、川芎、党参、白术、茯苓、甘草和养气血，使气血旺盛，血脉通畅；用柴胡、枳实疏肝理气解郁，调节精神心理，使月经恢复正常；路路通、王不留行活血化瘀通络，畅达冲任，改善循环，增加血流量，提高排卵率。若形寒怕冷，下元虚冷者，加紫石英，阳起石，佐入少量肉桂，温暖胞宫，若B超提示子宫发育不良，无优势卵泡，基础体温单相或上升不良，加鹿角霜、紫石英、紫河车、黄芪、党参、山药；气滞血瘀为主者，月经先后不定，经期腹部坠痛，经来不畅又血块，经前乳房胀痛，性情急躁易怒，舌苔薄白，脉弦，妇检输卵管增厚有压痛或有包块，加夏枯草、红藤、败酱草、忍冬藤、皂角刺、三棱、莪术；伴痰湿内阻者，体质肥胖，头晕倦怠，月经不调，舌苔腻，脉滑，加茯苓、陈皮、半夏、苍术、胆南星。

第二节　痛经

痛经指妇女在经期及其前后，出现小腹或腰部疼痛，甚至痛及腰骶，每随月经周期而发，严重者可伴恶心呕吐、冷汗淋漓、手足厥冷，甚至昏厥，给工作生活带来影响。好发于15～25岁及初潮后的6个月至两年内，是妇科最常见症状之一。痛经分为原发性和继发性两类，原发性痛经是指生殖器官无器质性病变的痛经，占痛经90%以上；继发性痛经是指盆腔器质性疾病引起的痛经。本节主要叙述原发性痛经。

本病中医亦称为"痛经"，或称为"经行腹痛"。

一、病因病机

（一）中医

中医学痛经的发生与素体因素及经期、经期前后特殊的生理环境有关。非行经期间，冲任气血平和，致病因素不能引起冲任、胞宫瘀滞或不足，故不发生疼痛，而在经期或经期前后，血海由满盈而泄溢，胞宫气血由气盛血旺至经后暂虚，气血变化急骤，致病因素乘时而作，使气血运行不畅，胞宫经血流通受阻，以致不通则痛；或致冲任胞宫失于濡养不荣而痛。

1. 气滞血瘀　素多抑郁，或经期前后伤于情志，以致"经欲行而肝不应，则拂其气而痛生"（《傅青主女科》）；或经期产后（包括堕胎、小产、人工流产），余血内留，离经之血内蓄于胞中而成瘀。气滞血瘀，不通则痛。

2. 寒凝血瘀　经行产后，冒雨涉水，贪食生冷或坐卧湿地，寒湿伤于下焦，客于冲任，与经血相结，阻于胞脉，经行不畅，"寒湿满二经而内乱，两相争而作痛"（《傅青主女科》）。

3. 湿热瘀互结 经期产后感受湿热之邪（如洗涤不洁、不禁房事等），或宿有湿热内蕴，流注冲任，搏结于胞脉而留瘀，致经行不畅，发为痛经。

4. 气血虚弱 禀赋不足，或脾胃素弱，生化乏源，或大病久病，耗损气血，经期阴血下泻为经，势必更虚，"血海空虚气不收也"（《胎产证治》），冲任胞脉失于濡养而发痛经。

5. 肝肾不足 先天禀赋不足，肝肾本虚，或多产房劳，损及肝肾。精亏血少，冲任不足，胞脉失养，经将净血海更虚，故而作痛。

（二）西医

原发性痛经的发生主要与月经时子宫内膜前列腺素（PG）含量增高有关。研究表明，痛经患者子宫内膜和月经血中 PGF_{2a} 和 PGE_2 含量均较正常妇女明显升高。PGF_{2a} 含量增高是造成痛经的主要原因。PGF_{2a} 和 PGE_2 是花生四烯酸脂肪酸的衍生物，在月经周期中，分泌期子宫内膜前列腺素浓度较增生期子宫内膜高。月经期因溶酶体酶溶解子宫内膜细胞而大量释放，使含量增高。PGF_{2a} 含量高可引起子宫平滑肌过强收缩，血管挛缩，造成子宫缺血、缺氧状态而出现痛经。由于黄体功能不全，引起孕激素分泌功能低下，致子宫内膜分泌欠佳，不能溶解而呈整块排出，子宫异常收缩增强，使子宫血流量减少，造成子宫缺血痉挛亦引起严重痛经称膜样痛经。此外，原发性痛经还受精神、神经因素影响，疼痛的主观感受也与个体痛阈有关。增多的前列腺素进入血循环，还可引起心血管和消化道等症状。无排卵的增生期子宫内膜因无黄体酮刺激，所含前列腺素浓度很低，通常不发生痛经。

二、临床表现

（一）症状

1. 腹痛

（1）一般于初潮后数月出现，也有发生在初潮后 2～3 年的年轻妇女。

（2）疼痛多自月经来潮后开始，最早出现在经前 12 小时，以行经第 1 天疼痛最剧烈，持续 2～3 天后缓解。疼痛常呈痉挛性，通常位于下腹部耻骨上，可放射至腰骶部和大腿内侧。

（3）腹痛剧烈时，可伴有面色苍白、出冷汗、手足发凉，甚至昏厥、虚脱等。

2. 胃肠道症状 如恶心、呕吐、腹泻及肠胀气或肠痉挛等。一般可持续数小时，1～2 天后症状逐渐减轻、消失。

（二）体征

下腹部可有压痛，一般无腹肌紧张或反跳痛。妇科检查常无异常发现。

（三）常见并发症

经前期综合征月经来潮前 7～10 天出现以躯体及精神症状为特征的综合征，除了腹痛外，还伴有头痛、乳房胀痛、紧张、压抑或易怒、烦躁、失眠、水肿等一系列症状，月经来潮后症状即自然消失。

三、诊断要点

（一）明确疼痛发生的时间和性质

发生于经期或行经前后，有规律地周期性出现。

（二）根据临床表现以判定痛经的程度

一般可分为轻、中、重三度。

1. 轻度　行经期或其前后，小腹疼痛明显，或伴腰部酸痛，但尚可坚持工作和学习，有时需服止痛药。根据月经期下腹坠痛，妇科检查无阳性体征，临床即可诊断。诊断时需与子宫内膜异位症、子宫腺肌病、盆腔炎性疾病引起的继发性痛经相鉴别。继发性痛经常在初潮后数年方出现症状，多有月经过多，妇科检查有异常发现，必要时可行腹腔镜检查加以鉴别。

2. 中度　行经期或月经前后，小腹疼痛难忍，或伴腰部疼痛、恶心呕吐、四肢不温，采用止痛措施疼痛可缓解。

3. 重度　行经期或其前后，小腹疼痛难忍，坐卧不安，不能坚持工作和学习。多伴有腰骶疼痛，或兼有呕吐、泄泻、肛门坠胀、面色苍白、冷汗淋漓、四肢厥冷、低血压等，甚至昏厥。

（三）原发性痛经与继发性痛经的区别

区别要点在于生殖器官有无器质性病变。原发性痛经属功能性痛经，生殖器官无器质病变，常发生在初潮或初潮后不久，多见于未婚或未孕妇女，在正常分娩后疼痛可缓解或消失；继发性痛经常发生在月经初潮后数年，常有月经过多、不孕、放置宫内节育器或盆腔炎性疾病病史，妇科检查有异常发现，如处女膜孔过小、子宫颈管过于狭窄、子宫位置过于前倾或后屈，或子宫发育不良、子宫内膜异位症、子宫肌腺病、盆腔炎症和宫腔粘连等。必要时需行宫腔镜、腹腔镜检查加以鉴别。

四、鉴别诊断

（一）异位妊娠破裂

异位妊娠破裂之腹痛，多有停经史及妊娠资料可查，孕后可有一侧少腹隐痛，不规则阴道流血史，发作时突然腹痛如撕裂，剧痛难忍，伴面色苍白、冷汗淋漓、手足厥冷，或伴有恶心呕吐。但亦有无明显停经史即发生异位妊娠破裂者。

（二）先兆流产

先兆流产有停经史及早孕反应，可见阴道流血，妊娠试验阳性，B超检查子宫腔内有孕囊，而痛经则无上述妊娠征象。

（三）肿瘤蒂扭转、破裂、变性

除有卵巢肿瘤病史和可扪及盆腔肿物外，疼痛往往突然发作，过去并无明显之周期性痛经史，此次发作时亦与月经周期无关。

（四）卵泡破裂或黄体破裂

卵泡破裂或黄体破裂也可致腹腔内出血而出现突发性下腹痛。前者多发生于月经周期的中段，后者则发生于经前或妊娠早期，一般有诱因可查，如性交、剧烈运动或腹部挫伤等。

（五）急性盆腔炎

除腹部胀痛外，多伴有高热、烦渴等热证表现，并有带下异常等。

上述几种妇科痛证均与月经周期性发作无甚关系，应详加鉴别。其他内、外科之腹痛，如急性阑尾炎、胃肠出血等，亦需根据病史、症状、体征等仔细鉴别。

五、辨证论治

（一）气滞血瘀型

证候：经前或经期小腹胀痛拒按，胸胁、乳房胀痛，经行不畅，经色紫暗有块，块下痛减，舌紫暗，或有瘀点，脉弦或弦涩有力。

辨证：肝郁气滞，瘀滞冲任，气血运行不畅，经前经时，气血下注冲任，胞脉气血更加壅滞，"不通则痛"，故经行小腹胀痛拒按；肝气郁滞，故胸胁、乳房胀痛；冲任气滞血瘀，故经行不畅，经色紫暗有块；血块排出后，胞宫气血运行稍畅，故腹痛减轻。舌紫暗或有瘀点，脉弦或弦涩有力，也为气滞血瘀之征。

治法：行气活血，祛瘀止痛。

主方：膈下逐瘀汤。

处方举例：当归 9g，川芎 6g，赤芍 9g，桃仁 6g，红花 6g，枳壳 9g，延胡索 9g，五灵脂 6g，牡丹皮 9g，乌药 9g，香附 9g，甘草 6g。

加减：若痛经剧烈伴有恶心呕吐者，酌加吴茱萸、半夏、莪术；若兼小腹胀坠或痛连肛门者，酌加姜黄、川楝子；兼寒者小腹冷痛，酌加艾叶、小茴香；夹热者，口渴，舌红，脉数，宜酌加栀子、连翘、黄柏。

（二）寒凝血瘀型

证候：经前或经期小腹冷痛拒按，得热则痛减，经血量少，色暗有块，畏寒肢冷，面色青白，舌黯，苔白，脉沉紧。

辨证：寒客冲任，血为寒凝，瘀滞冲任，气血运行不畅，经行之际，气血下注冲任，胞脉气血壅滞，"不通则痛"，故痛经发作；寒客冲任，血为寒凝，故经血量少，色暗有块；得热则寒凝暂通，故腹痛减轻；寒伤阳气，阳气不能敷布，故畏寒肢冷，面色青白。舌暗，苔白，脉沉紧，为寒凝血瘀之征。

治法：温经散寒，祛瘀止痛。

主方：温经汤。

处方举例：吴茱萸 6g，当归 12g，芍药 9g，川芎 6g，人参 12g，生姜 9g，麦门冬 9g，半夏 9g，牡丹皮 9g，阿胶 9g（烊化），甘草 9g，桂枝 9g。

加减：若痛经发作者，酌加延胡索、小茴香；小腹冷凉，四肢不温者，酌加熟附子、巴戟天。若经行期间，小腹绵绵而痛，喜暖喜按，月经量少，色淡质稀，畏寒肢冷，腰骶冷痛，面色淡白，舌淡，苔白，脉沉细而迟或细涩，为虚寒所致痛经。治宜温经养血止痛，方用大营煎加小茴香、补骨脂。

（三）湿热瘀阻型

证候：经前或经期小腹灼痛拒按，痛连腰骶，或平时小腹痛，至经前疼痛加剧，经量多或经期长，经色紫红，质稠或有血块，平素带下量多，黄稠臭秽，或伴低热，小便黄赤，舌红，苔黄腻，脉滑数或濡数。

辨证：湿热蕴结冲任，气血运行不畅，经行之际气血下注冲任，胞脉气血壅滞，"不通则痛"，故痛经发作；湿热瘀结胞脉，胞脉系于肾，故腰骶坠痛，或平时小腹痛，至经前疼痛加剧；湿热伤于冲任，迫血妄行，故经量多，或经期长；血为热灼，故经色紫红，质稠或有血块；湿热下注，伤于带脉，带脉失约，故带下量多，黄稠臭秽；湿热熏蒸，故低热，小便黄赤。舌红，苔黄腻，脉滑数或濡数，为湿热蕴结之征。

治法：清热除湿，化瘀止痛。

主方：清热调血汤（《古今医鉴》）加红藤、败酱草、薏苡仁。

处方举例：牡丹皮9g，黄连6g，生地黄9g，当归9g，白芍9g，川芎6g，红花6g，桃仁6g，莪术4g，香附9g，延胡索9g，红藤12g，败酱草12g，薏苡仁12g。

加减：若月经过多或经期延长者，酌加槐花、地榆、马齿苋；带下量多者，酌加黄柏、樗根白皮。

（四）气血虚弱型

证候：经期或经后小腹隐痛喜按，月经量少，色淡质稀，神疲乏力，头晕心悸，失眠多梦，面色苍白，舌淡，苔薄，脉细弱。

辨证：气血本虚，经血外泄，气血更虚，胞宫、胞脉失于濡养，故经期或经后小腹隐痛喜按；气血虚冲任不足，血海满溢不多，故月经量少，色淡质稀；气虚中阳不振，故神疲乏力；血虚不养心神，故心悸，失眠多梦；气血虚不荣头面，故头晕，面色苍白。舌淡，苔薄，脉细弱，也为气血虚弱之征。

治法：补气养血，和中止痛。

主方：黄芪建中汤（《金匮要略》）加当归、党参。

处方举例：黄芪12g，白芍9g，桂枝9g，炙甘草9g，生姜9g，大枣9g，饴糖9g，当归9g，党参12g。

加减：若经量少者，酌加鹿角胶、熟地黄、枸杞子。

（五）肾气亏损型

证候：经期或经后小腹隐隐作痛，喜按，月经量少，色淡质稀，头晕耳鸣，腰酸腿软，小便清长，面色晦暗，舌淡，苔薄，脉沉细。

辨证：肾气本虚，精血不足，经期或经后，精血更虚，胞宫、胞脉失于濡养，故小便隐隐作痛，喜按；肾虚冲任不足，血海满溢不多，故月经量少，色淡质稀；肾精不足，不能上养清窍，故头晕耳鸣；肾亏则腰腿失养，故腰酸腿软；肾气虚膀胱气化失常，故小便清长。面色晦暗，舌淡苔薄，脉沉细，也为肾气亏损之征。

治法：补肾填精，养血止痛。

主方：调肝汤（《傅青主女科》）。

处方举例：当归9g，白芍9g，山茱萸12g，巴戟9g，甘草6g，山药12g，阿胶9g

（烊化）。

加减：腰骶酸痛剧者，酌加桑寄生、杜仲、狗脊。

六、医案举例

（一）案一

虞某，女，26 岁，未婚。2010 年 7 月 5 日初诊。

主诉：经行腹痛 8 年。

病史：18 岁癸水初潮，第二次经转即每行腹痛，甚至昏厥，下瘀后较舒，临前两天腰酸乏力，1975 年右侧卵巢囊肿蒂扭转手术切除，右少腹时感吊痛，又值期（周期 29 天），量少不畅，近日外感寒热急诊后方退，余邪未清，腹部剧痛，又致昏厥，纳呆泛恶，心悸便溏。脉细数，苔薄白质微红。西医诊断为原发性痛经，中医诊断为痛经。证属寒凝瘀滞，法当温通。处方：丹参 9g，淡吴萸 2.4g，延胡索 9g，炮姜 2.4g，炒当归 9g，制香附 9g，小茴香 3g，制没药 4.5g，赤芍 9g，木香 4.5g，五灵脂 9g，3 贴。

二诊（7 月 26 日）：发热渐退，略有低热，经期将届，脉弦，苔薄白，预为温通。处方：炒当归 9g，制香附 9g，红花 4.5g，淡吴萸 9g，川芎 9g，赤芍 9g，延胡索 9g，川牛膝 9g，制没药 4.5g，丹皮 9g，失笑散 12g，6 剂。

三诊（8 月 1 日）：今经行准期，量适中，腹痛较前减轻，略胀，腰酸，脉弦，苔薄，拟理气调经。处方：炒当归 9g，白芍 9g，丹参 9g，川芎 6g，制香附 9g，川楝子 9g，延胡索 9g，川断肉 9g，金毛脊 9g，川牛膝 9g，失笑散 12g，3 贴。

四诊（8 月 23 日）：上次经痛见减，量不多无块，又将届期，大便不畅。脉细，苔薄质红，边有齿印，再为通调。处方：炒当归 9g，川芎 9g，赤芍 9g，丹参 9g，制香附 9g，川牛膝 9g，延胡索 9g，桃红泥 9g，失笑散 15g，5 剂。

五诊（8 月 30 日）：经水将临，略有腰酸，近有胃痛，大便色深，脉细，苔薄白，质红。仍宗前法出入，嘱验大便隐血，如阳性则暂停服。处方：炒当归 9g，川芎 9g，赤芍 9g，川牛膝 9g，制香附 9g，乌药 9g，制没药 3g，丹参 9g，延胡索 9g，川断肉 12g，失笑散 12g，8 剂。

六诊（9 月 24 日）：上月药后翌日经临，量较畅，下块色深且多，腹痛显减，兹感脘疼，通气较舒。脉细，苔薄白，又将临期，再当兼顾。处方：炒当归 9g，川芎 9g，川牛膝 9g，赤芍 9g，制香附 9g，乌药 9g 木香 3g，延胡索 9g，制没药 6g 鸡血藤 12g，失笑散 15g，8 剂。

七诊（9 月 29 日）：调治以来，痛经月见好转，昨又临期，腹痛完全消失，纳食如常，便溏次多，显见轻减，临前腰酸乏力，右腹吊痛均除，上月量畅下块色紫，今犹未下，略感腰酸。脉细弦，苔薄质红，方虽应手，未许根治，再从原论，以冀全效。处方：炒当归 9g，川芎 9g，川牛膝 9g，赤芍 9g，制香附 9g，木香 4.5g 淡吴萸 2.4g，延胡索 9g，川断肉 12g，狗脊 12g，失笑散 12g，2 剂。

另：八珍丸 9g，口服 10 日。

按：患原发性痛经已 8 年，初潮较迟，1975 年 2 月右侧卵巢囊肿蒂扭转手术切除并伴有肠粘连、肠炎、胃窦炎等症。体质虚羸，在所难免，经来瘀滞，排出困难，疼痛剧烈，体力不支，每致昏厥，加以脾阳不振，肠胃失健，平素易泻，经来辄溏，食欲缺乏泛恶，腰酸乏力，中气不足，诸症毕现。经期虽准，通运受阻，体虚证实，两者间杂，鉴于病员每次来诊，均在经期前后，主要矛盾属瘀滞经痛，脾虚有寒，当予温通经脉。初诊因隔宵寒热至38.5℃，急诊后方退，余邪未清，故于去瘀理气温中止痛方中避川芎而用丹参，缘川芎下行血海，当时发热虽退未尽，恐引热入里，药后有所好转。复诊又值发热新退已三天，略有低热，是为体虚不足，营卫不和。经期将届，预为温通，拟四法去地黄，增牛膝、红花下行通经，延胡、没药、失笑散化瘀止痛，香附理气调经，吴萸温中止吐泻，丹皮助赤芍清热行血，因便溏见减，此次未用炮姜，经痛见轻减，量不多无块。四诊又届经前，大便不通，宗前法增桃仁泥，以资通调，并润肠。五诊经尤未至，兼发胃痛，大便色深，恐有胃出血之变，故嘱注意大便，有隐血即暂停上药，诊后第二天即经转量畅，下块色深且多，腹痛显减，当从原法处理。调治后第三次经行，腹痛已完全消失，原每行食欲缺乏泛恶，及临前腰酸乏力，右腹吊痛均除，便溏次多亦显著改善，宗前方另处八珍丸常服以巩固之。8年痛经基本治愈，唯体质尚未恢复，仍当继续调理，以杜反复。

（二）案二

顾某，女，20岁，2011年11月14日初诊。主诉：经行小腹疼痛伴量少5年余。现病史：14岁月经初潮，每值经汛，小腹疼痛，尤以经行第一日为甚，剧痛难忍，服止痛药稍有缓解，但疼痛不能消除。经期延后，量少色暗夹有小血块，且腰酸腿软，四肢不温，舌淡暗苔薄白，脉沉细缓。末次月经2011年10月17日。证属冲任虚寒，血气瘀滞，治宜和养气血，温经散寒，活血止痛。当归、香附、乌药、没药各10g，党参、白芍、生地、玄胡各12g，炮姜、小茴香、甘草各6g，吴茱萸、细辛、肉桂各3g，鹿角霜30g，7剂，水煎服。2011年11月22日诊，药后第五天月经来潮，量中色正，腹不痛。嘱其下次经前一周再服7剂，以资巩固。

按：痛经一病，"不通则痛"是痛经的共性。其原因有寒、热、虚、实之异。但根据妇女月经生理现象，月经来潮时，精血外流，泻而不藏，此时精血不足表现尤为突出。结合这种生理现象，老师认为痛经表现为虚实夹杂证，其机理乃是气血不和，在此精血不足之时，又兼气血郁滞或寒凝血瘀而致不通则痛。因而对痛经的治疗，除遵循"通"的法则外，还应顺其生理之自然，培补耗损之不足，注意补养精血。老师每以四物汤为基本方，再根据寒热虚实，酌情加减。该方中归、芎为血分动药以行血气，地、芍为血分静药以养精血。故四物汤养血和血，补中有行，活中有养，和养气血，通治血证百病。痛经毕竟是气血为病，四物汤治血有余，治气不足，老师每酌加香附、乌药、川楝子等疏理气机，加五灵脂、蒲黄、玄胡、没药化瘀止痛。因寒者，加温阳散寒之品，老师认为，寒邪之所以侵袭而阻痹胞脉，留滞气血，往往是由于内在的阳气先虚，无力御邪之故。鹿角霜、肉桂、细辛、炮姜、艾叶等温经散寒。

第三节 多囊卵巢综合征

多囊卵巢综合征（PCOS）是一种生殖功能障碍与糖代谢异常并存的内分泌紊乱综

合征。1935 年首先由 Stein – Leventhal 提出，故又称为 Stein – Leventhal 综合征。持续性无排卵、雄激素过多和胰岛素抵抗是其重要特征；PCOS 是生育期妇女月经紊乱最常见的原因，其病因至今尚未阐明。国外文献报道的群体中发病率为 5% ~ 10%。

中医并无 PCOS 的相应病名，根据其临床表现，归属中医"闭经""不孕""月经后期"的范畴。

一、病因病机

（一）中医

天癸是产生月经必不可少的物质，而肾气的盛衰主宰着天癸的至与竭，故《傅青主女科》谓"经水出诸肾"。肝藏血，司血海，肝血旺盛，血海充盈，下注胞宫而为月经。脾主运化，为气血生化之源，又主运化水湿。若三脏功能失调，可致闭经、崩漏、不孕等。

1. 肾虚　先天禀赋不足，肾气未充，天癸不至，冲任失养，精血无从而生，血海难以充盈，导致闭经、月经稀少，不孕症。肾阳虚，气化失司，血失温运，气血不和，冲任失养，精血不足，血海不能按时满溢导致月经后期、闭经；或冲任不固，精血失摄，导致崩漏等；或房劳多产、久病热病大耗肾阴，肾阴虚精血不足，冲任血虚，血海不能按时满溢，可致月经后期、月经过少、闭经，若阴虚生内热，热伏冲任，迫血妄行，发为崩漏。

2. 痰湿阻滞　素体肥胖或过食膏粱厚味，或饮食失节，损伤脾胃，运化失职，痰湿内生，冲任气血受阻，血海不得满溢，故月经闭止或失调；痰湿凝聚，脂膜壅塞，日渐体胖多毛、卵巢增大而致病。

3. 肝经湿热　素性抑郁或郁怒伤肝，肝气郁结，疏泄失常，郁久化火，肝郁乘脾，脾虚生湿，湿热蕴结冲任胞脉，冲任失调，气血不和，致月经停闭或失调、不孕等。

4. 气滞血瘀　七情内伤，肝气郁结，气机阻滞，血行不畅，瘀血内阻，稽留胞宫，胞脉阻滞，导致闭经、不孕等。

总之，多囊卵巢综合征的发生为肝、脾、肾三脏功能失调，兼夹痰湿、湿热、瘀血为患，二者互为因果，发为本病，且临床多见虚实夹杂之证。

（二）西医

1. 病因　病因不明，精神、药物以及某些疾病等多种因素的综合影响，使内分泌代谢功能紊乱，出现雄激素及雌酮过多，黄体生成素/促卵泡激素（LH/FSH）比值增大、胰岛素过多的内分泌特征。其可能机制如下。

（1）下丘脑 – 垂体 – 卵巢轴调节功能紊乱：雄激素过多，其中的雄烯二酮在外周脂肪组织转化为雌酮（E_1），加之卵巢内多个小卵泡而无主导卵泡形成，持续分泌较低水平的雌二醇（E_2），因而 $E_1 > E_2$。外周循环这种失调的雌激素水平使下丘脑促性腺激素释放激素（GnRH）脉冲分泌亢进，垂体分泌过量 LH，雌激素对 FSH 的负反馈使 FSH 相对不足，升高的 LH 刺激卵泡膜细胞和间质细胞产生过量的雄激素，进一步升高雄激素水平，形成"恶性循环"。低水平 FSH 持续刺激，使卵泡发育至一定时期即停滞，无优势卵泡形成，导致卵巢多囊样改变。

（2）胰岛素抵抗即高胰岛素血症：胰岛素促进器官、组织和细胞吸收、利用葡萄糖的效能下降时，称为胰岛素抵抗（IR）。约50%患者存在胰岛素抵抗及代偿性高胰岛素血症。过量的胰岛素作用于垂体的胰岛素受体，增强LH释放并促进卵巢及肾上腺分泌雄激素，抑制肝脏性激素结合球蛋白的合成，使游离睾酮增加。

（3）肾上腺功能异常50%患者合并脱氢表雄酮（DHEA）及脱氢表雄酮硫酸盐（DHEA – S）升高，其原因可能与肾上腺皮质网状带P450cl7α酶活性增强以及肾上腺细胞对促肾上腺皮质激素（ATCH）敏感性增加和功能亢进有关。

2. 病理

（1）卵巢变化：双侧卵巢较正常增大2~5倍，呈灰白色，包膜增厚、坚韧。镜下见卵巢白膜均匀性增厚、硬化，较正常厚2~4倍，皮质表层纤维化，细胞少，血管显著存在。白膜下可见大小不等、>12个囊性卵泡，直径多<1cm。无成熟卵泡生成及排卵迹象。

（2）子宫内膜变化：因持续无排卵，子宫内膜长期受雌激素刺激，呈现不同程度增生性改变，如单纯型增生、复杂型增生、不典型增生，甚至有可能导致子宫内膜癌。

二、临床表现

（一）症状

1. 月经失调　常表现为月经稀发或闭经。月经以稀发居多数，闭经次之，偶见无排卵性功能失调性子宫出血。月经稀发是指月经周期超过35天及每年超过3个月不排卵；闭经是指停经时间超过3个既往月经周期或月经周期超过6个月。

2. 不孕　虽然PCOS患者可以妊娠，但多数不易妊娠，无排卵是不孕的主要原因。

（二）体征

1. 多毛、痤疮　是高雄激素血症最常见表现。出现不同程度的多毛，多毛几乎达80%，是逐渐进展的，多发生在上唇和下颌，其次常累及的部位为胸和会阴部。特别是黑粗毛的男性型过度生长。痤疮也是高雄激素的一个敏感的临床表现，早秃的存在也可作为高雄激素血症的一个不太敏感的表现。70%以上的患者有唇上、下颌、乳晕、脐下正中线等部位的多毛，额面部和胸背部多发的痤疮。

2. 黑棘皮症　50%~70%以上的PCOS患者超重或肥胖，并伴有高胰岛素血症在皮肤的表现，如颈部、腋下和腹股沟部位的明显黑棘皮症。

3. 肥胖　1998年WHO肥胖顾问委员会推荐将体重指数（BMI）>25kg/m² 称为超重，>30kg/m² 即属肥胖。2000年WHO、IASO及IOTF共同制定了“亚太地区肥胖及防治的重新定义”，将超重与肥胖的切点分别定义为BMI为23kg/m² 和25kg/m²，PCOS患者肥胖发生率约50%。

（三）常见并发症

1. 冠心病　肥胖和高胰岛素血症容易使PCOS患者发生冠心病。

2. 高血压及高脂血症　PCOS患者的高血压发病率为39%，相同年龄的对照组仅有6%。有研究将年龄调整后发现，高血压发生率在PCOS组和正常月经组之间无差异。PCOS组总胆固醇、低密度脂蛋白、三酰甘油升高，高密度脂蛋白下降。

3. Ⅱ型糖尿病　PCOS 患者与年龄及体重相似的人群相比，其Ⅱ型糖尿病的发病风险增加 5～10 倍，同时糖耐量受损（IGT）的风险也增加。PCOS 妇女 IGT 的患病率为 31%～35%，Ⅱ型糖尿病的患病率为 7.5%～10%。

4. 妊娠并发症　PCOS 患者排卵困难，一旦受孕，流产概率增加，妊娠糖尿病和妊娠高血压发生率均高于正常妊娠组，但与相同体重和年龄组比较无差别。

5. 肿瘤　PCOS 患者肿瘤发生率明显升高，尤其是子宫、乳腺和卵巢癌。去除肥胖因素，PCOS 患者子宫内膜癌发生率是对照组的 2 倍，可能与高水平内源性雌激素有关。实验证明外源性雌激素刺激可引起子宫内膜癌，高胰岛素血症也可以引起子宫内膜癌。乳腺癌和 PCOS 关系报道不一致，有报道不排卵或高雄激素与乳腺癌相关，但有研究不支持乳腺癌与 PCOS 的关系。调整年龄、生育史、口服避孕药和教育水平后，卵巢癌仍然与 PCOS 既往史相关。

三、诊断要点

PCOS 的诊断标准一直备受争议，世界各地的研究中心均有不同的标准。

（一）鹿特丹标准

2003 年在荷兰鹿特丹，由欧洲人类生殖与胚胎学协会（ESHRE）和美国生殖医学协会（ASRM）联合提出了 PCOS 诊断标准，即鹿特丹标准：在排除其他已知疾病（如先天性肾上腺皮质增生、分泌雄激素的肿瘤和 Cushing 综合征等）后，符合以下 3 项中任意 2 项，则可确诊为 PCOS。

（1）稀发排卵和无排卵。

（2）有高雄激素血症的临床表现和实验室检测结果改变。

（3）超声检查发现 PCO（即一侧卵巢体积 >10mL 和直径 2～9mm 的小卵泡数 >12 个）。但该标准一提出就引起人们普遍争议，部分学者这一标准过于宽泛。我国妇产科学分会这一标准并不符合我国实际情况的 PCOS 诊断标准。

（二）2011 年中国 PCOS 诊断和治疗专家共识

2011 年中华医学会妇产科分会内分泌学组修订了多囊卵巢综合征诊断标准，并经中华人民共和国卫生部批准发布。该标准及分型如下。

1. 疑似 PCOS

（1）月经稀发或闭经或不规则子宫出血是诊断必须条件。

（2）符合下列 2 项中的一项，即可诊断为疑似 PCOS：

1）高雄激素的临床表现或高雄激素血症。

2）超声表现为 PCO。

2. 确定诊断

（1）具备上述疑似 PCOS 诊断条件后，必须逐一排除其他可能引起高雄激素的疾病和引起排卵异常的疾病才能确定诊断。

（2）排除疾病

1）甲状腺功能异常：根据甲状腺功能测定和抗甲状腺抗体测定排除。

2）高 PRL 血症：根据血清 PRL 测定升高诊断。垂体 MRI 检查有无占位性病变，同时要排除药物性、甲状腺功能低下等引起的高 PRL 血症。

3）迟发型肾上腺皮质增生，21 - 羟化酶缺乏症：根据血基础 17α - 羟孕酮水平和促肾上腺皮质激素刺激 60 分钟后 17 - 羟孕酮反应鉴别。

4）Cushing 综合征：根据测定血皮质醇浓度的昼夜节律，24 小时尿游离皮质醇，小剂量地塞米松抑制试验确诊。

5）原发性卵巢功能不全或卵巢早衰：根据血 FSH 水平升高，E_2 低下鉴别。

6）卵巢或肾上腺分泌雄激素的肿瘤：根据临床有男性化表现，进展迅速，血 T 水平达 $5.2 \sim 6.9 nmol/L$（$150 \sim 200 ng/dl$）以上，以及影像学检查显示卵巢或肾上腺存在占位病变。

7）功能性下丘脑性闭经：根据血清 FSH、LH 正常或低下，E_2 相当于或低于早卵泡期水平，无高雄激素血症进行诊断。

8）其他：药物性高雄激素血症须有服药历史，特发性多毛有阳性家族史，血 T 浓度及卵巢超声检查皆正常。

3. PCOS 分型

（1）有无肥胖及中心型肥胖。

（2）有无糖耐量受损、糖尿病、代谢综合征（MS）。

（3）PCOS 可分为经典的 PCOS 患者（月经异常和高雄激素血症，有或无 PCO）和无高雄激素血症 PCOS（只有月经异常和 PCO）。经典 PCOS 患者代谢障碍表现较重，无高雄激素血症的 PCOS 患者代谢障碍则较轻。

四、鉴别诊断

（一）Cushing 综合征

肾上腺皮质功能亢进导致的皮质醇及其中间产物雄激素的过量分泌。典型表现有满月脸、水牛背、向心性肥胖。其血浆皮质醇正常的昼夜节律消失，尿游离皮质醇增高，过夜小剂量地塞米松抑制试验是筛选本病的简单方法。试验前 1 周内禁用促皮质素（ACTH）及其他肾上腺皮质激素类药物和避孕药、女性激素、中枢兴奋药、中枢抑制药和抗癫痫药等，给药当日晨采血测基础皮质醇水平，晚 0 时服地塞米松 1mg，翌晨 8 时复查皮质醇。如用药后皮质醇下降 >50%（<195nmol/L），可排除库欣综合征，如皮质醇≥390nmol/L，又无引起假阳性的因素存在，则可能是库欣综合征。

（二）先天性肾上腺皮质增生

为常染色体隐性遗传病，多见为先天性 21 - 羟化酶及 14β - 羟化酶缺乏症。其肾上腺不能合成糖皮质激素，ACTH 失去抑制而刺激肾上腺皮质增生，造成酶前代谢产物 17α - 羟孕酮、17α - 羟孕烯醇酮及其代谢产物孕三醇堆积，雄激素分泌增多。其染色体 46XX，性腺为卵巢，内生殖器正常，但在过多雄激素的作用下外生殖器和第二性征有不同程度的男性化表现，因胎儿期已受过多雄激素影响，故出生时已出现外生殖器发育异常。少数为迟发性肾上腺皮质增生，临床表现多延迟到青春期后出现，缓慢性进行性多毛、月经稀发、无明显生殖器畸形。其血清 T 和水平升高，血清皮质醇水平多正常，17α - 羟孕酮升高（>9. lnmol/L），迟发性患者 17α - 羟孕酮的基础水平可在正常范围内，但 ACTH 兴奋试验异常。方法是在卵泡期静脉注射 0.25mgACTH，于注射前及注射后 30 及 60 分钟分别采血测 17α – 羟孕酮，如兴奋后 17α – 羟孕酮显著高于正常人（>318nmol/L），提示为迟发性肾上腺皮质增生症。

（三）卵泡膜细胞增生症

本症系一种男性化综合征。卵巢间质中，于远离卵泡处见弥漫散在黄素化的增生的卵泡膜或间质细胞群，而与 PCOS 的区别在于 PCOS 的黄素化泡膜细胞一般皆局限于卵泡周围。两者之间的临床和卵巢组织学上有许多相仿之处，泡膜细胞增生症者比 PCOS 更肥胖、更男性化，睾酮水平高于 PCOS 患者，DHEA – S 则正常。卵巢的变化可能继发于增多的 LH，有人可能是同一病理生理过程中的不同程度。

（四）卵巢雄激素肿瘤

男性细胞瘤、门细胞瘤、肾上腺残迹瘤或癌都会产生大量雄激素，男性化征象较明显，也可能是进行性的，一般是单侧性的，可用 B 超、CT、MRI、^{131} I、甲基正胆固醇加以定位。只有血睾酮达男性水平时才可见阴蒂增大、肌肉发达和音调低沉等男性化征象。

（五）高催乳素血症

高催乳素血症常伴有高雄激素，临床出现类 PCOS 征象。鉴别：除较高水平的 PRL 外，DHEA 水平高，促性腺素正常或偏低，雌激素水平也偏低；另一特点为虽雄激素升高，但很少出现多毛和痤疮，可能与 DHEA 活性降低，PRL 使 5α 还原酶活性下降，DHT 不高有关。少数患者伴有垂体腺瘤。PCOS 患者中约有 1/3 伴有高催乳素血症，可能是由于高 E_1 水平或其他外来因素所引起的。若用溴隐亭治疗可使 DHEA 水平下降，单用外源性促性腺素治疗一般无效。

（六）甲状腺功能亢进或低落

甲状腺素的过多或减少能引起性激素结合球蛋白（SHBG）和性类固醇代谢、分泌明显异常。可导致部分患者不排卵，形成类似 PCOS 的征象。甲亢使 SHBG 水平上升，雄激素和雌激素的清除率降低，血雄激素和雌激素水平上升，使外周转化率上升，导致 E_1 水平的增高。甲状腺功能低落使 SHBG 水平下降，睾酮的清除率增高而雄烯二酮正常，导致向睾酮转化，趋向于 E_3 水平的增高，E_1 和 E_3 的功效都比 E_2 差，造成对促性腺的反馈作用失常，引起类似 PCOS 的恶性循环。

（七）多卵泡卵巢

主要特征为卵泡增多，而卵巢内间质无增生。患者体重偏轻，用 GnRH 脉冲治疗或增加体重可诱发排卵，卵巢恢复正常。多属下丘脑功能不足型闭经。

（八）药物因素

雄激素、糖皮质激素或孕激素的长期或大量应用，可出现多毛。表现为女性出现胡须、体毛增多等男性化表现。非激素类药物如苯妥英钠、合成甾体类、达那唑等也可诱发，停药后症状逐渐消失。

（九）中枢神经性因素

某些脑炎、颅外伤、多发性脑脊髓硬化症或松果体肿瘤等疾病，可促使雄激素分泌增多，而出现多毛，通常无其他男性化表现。应激因素应激时，下丘脑的促肾上腺皮质激素释放激素（cRH）增加，使垂体分泌促肾上腺皮质激素（ACTH）增加，对肾上腺皮质产生过度刺激，可出现雄激素增加。

（十）异位促肾上腺皮质激素（ACTH）肿瘤

由于肾上腺以外的癌瘤产生有生物活性的 ACTH，刺激肾上腺皮质增生。最常见的是肺燕麦细胞癌（约占50%），其次为胸腺瘤和胰腺瘤（各约占10%），其他还有起源于神经嵴组织的瘤、甲状腺髓样癌等。

五、辨证论治

多囊卵巢综合征临床表现多样，对于肥胖型患者，西医通过控制饮食和增加运动降低体重和腰围，增加胰岛素的敏感性，降低胰岛素、睾酮水平，从而恢复排卵及生育功能。中医在整体观理论的指导下辨证论治，突出疾病个体化诊治的优势和特色。补肾化痰法，可通过提高 PCOS 患者血 FSH 水平，使 LH/FSH 比值下降，提高血 E_2 水平，而使 T/E_2 比值下降，卵泡发育而排卵；清肝补肾法，不仅能提高 PCOS 患者血 FSH 水平，同时亦使血 PRL 水平降为正常，有利于卵泡发育及血 E_2 水平的提高；益肾化瘀祛痰法，可通过降低血雄激素水平，使胰岛素分泌减少，并使人高神经肽及高阿黑皮质素（POMC）水平下降，一方面产生饱食感减少进食而减少脂肪积累和血瘦素水平；另一方面去除对 GnRH 分泌的抑制，使血 FSH、LH 达正常水平，卵巢颗粒细胞增生，血 E_2 水平提高，卵泡发育，从而达到促排卵和减肥的效果。

（一）肾阴虚

证候特点：月经初潮迟至、后期、量少、色淡、质稀，渐至停闭，或月经周期紊乱，量多淋漓不净；婚后日久不孕，形体瘦小，面颊痤疮，唇周细须显现，头晕耳鸣，腰膝酸软，手足心热，便秘溲黄；舌红，少苔或无苔，脉细数。

治法：滋阴补肾。

推荐方剂：左归丸（《景岳全书》）。

基本处方：熟地黄12g，山药12g，山茱萸12g，枸杞子12g，菟丝子12g，鹿角胶10g（烊服），龟甲胶10g（烊服）。每日1剂，水煎服。

加减法：泌乳者，加生麦芽15g回乳；多毛加玉竹10g、黄精10g润燥化痰。

（二）肾阳虚

证候特点：月经初潮迟至，后期、量少、色淡、质稀，渐至停闭，或月经周期紊乱，经量多或淋漓不净；婚后日久不孕，形体较胖，腰痛时作，头晕耳鸣，面颊痤疮，性毛较浓，小便清长，大便时溏；舌淡，苔白，脉沉弱。

治法：温肾助阳。

推荐方剂：右归丸（《景岳全书》）。

基本处方：熟地黄12g，山药12g，山茱萸12g，枸杞子12g，菟丝子12g，鹿角胶

10g（烊服），当归 10g，杜仲 12g，肉桂 3g（焗服），熟附子 10g（先煎）。每日 1 剂，水煎服。

加减法：若月经量多者去附子、肉桂、当归，加党参 15g、黄芪 15g、炮姜炭 5g、艾叶 10g 以益气止血。

（三）痰湿阻滞

证候特点：月经后期、量少，甚则停闭；带下量多，婚久不孕，形体肥胖，面颊痤疮，四肢多毛，头晕胸闷，疲乏无力；舌体胖大，色淡，苔厚腻，脉沉滑。

治法：化痰除湿，通络调经。

推荐方剂：苍附导痰丸（《叶天士女科诊治秘方》）。

基本处方：苍术 12g，香附 9g，胆南星 12g，枳壳 9g，半夏 6g，陈皮 6g，茯苓 12g，甘草 6g，生姜 3 片。每日 1 剂，水煎服。

加减法：若痰多湿盛，形体肥胖，多毛明显者，酌加山慈菇 10g、穿山甲 10g、皂角刺 10g、石菖蒲 10g 以化痰通络，卵巢增大明显者，加昆布 10g、海藻 10g、夏枯草 10g 软坚散结。

（四）气滞血瘀

证候特点：月经后期、量少，经行有块，甚则经闭不孕；精神抑郁，情怀不畅，烦躁易怒，面颊痤疮，性毛较浓，甚时见颈背部、腋下、乳房下和腹股沟等皮肤皱褶部位出现灰褐色色素沉着，胁肋胀满，或胸胁胀满，乳房胀痛，乳晕周围毛较长；舌体暗红，有瘀点或瘀斑，脉沉弦涩。

治法：行气活血，祛瘀通经。

推荐方剂：膈下逐瘀汤。

基本处方：五灵脂 12g（包煎），当归 9g，川芎 9g，桃仁 9g，牡丹皮 9g，赤芍 12g，乌药 9g，延胡索 9g，甘草 6g，香附 9g，红花 6g，枳壳 9g。水煎服，每日 1 剂。

加减法：心烦易怒明显者，酌加青皮 10g、木香 10g、柴胡 10g 疏肝解郁。

（五）肝经湿热

证候特点：月经稀发、量少，甚则经闭不行，或月经紊乱，淋漓不断；带下量多色黄，外阴瘙痒；面部痤疮，毛发浓密，胸胁乳房胀痛，便秘溲黄；舌红，苔黄腻，脉弦或弦数。

治法：清热利湿，疏肝调经。

推荐方剂：龙胆泻肝汤（《医宗金鉴》）。

基本处方：龙胆草 8g，黄芩 12g，栀子 8g，泽泻 10g，木通 8g，车前子 15g，当归 10g，柴胡 8g，甘草 5g，生地黄 15g。水煎服，每日 1 剂。

加减法：木通可用通草代。夹瘀者，加鸡血藤 10g、丹参 10g；阴伤者加麦冬 10g、玄参 10g。

六、医案举例

（一）案一、肾虚痰湿证

王某，女，28 岁，2007 年 10 月 15 日初诊。

主诉：结婚两年，未采取避孕措施而一直未孕。患者 14 岁月经初潮，开始尚规则，近 4 年月经稀发，甚至停闭（最长时间 8 个月），用黄体酮等治疗则月经来。末次月经 2007 年 4 月 13 日，量少，色暗红，夹有少量血块，伴腹痛，喜暖喜按。白带量多，质稀如水。并诉近来体重明显增加，面部痤疮明显，伴有腰部酸痛，纳眠尚可，大便干，小便正常，舌质淡红、舌体胖大、苔白腻，脉滑。查 B 超提示：双侧卵巢可见 20 个以上大小不等的卵泡，最大直径 0.6cm。经外院诊断为多囊卵巢综合征，经治疗 1 年余效果欠佳，前来本院就诊。

辨证：肾虚痰湿。

治法：化痰除湿祛瘀，佐以补肾。

方药：苍术 10g，白术 10g，陈皮 15g，（姜）半夏 10g，天竺黄 12g，丹参 30g，香附 15g，茯苓 15g，冬瓜皮 60g，紫石英 30g，淫羊藿 15g，肉苁蓉 30g，炙甘草 5g。20 剂，每日 1 剂。嘱经来复诊。

二诊：2007 年 11 月 9 口，月经于 2007 年 11 月 8 日来潮，量少，色黯，伴小腹隐痛，喜暖，舌脉同前。治以活血化瘀，温经散寒。方药：当归 15g，川芎 10g，赤芍 15g，桃仁 6g，红花 15g，丹参 30g，泽兰 15g，乌药 12g，肉桂 6g（焗服），香附 15g，川牛膝 15g。5 剂，每日 1 剂。经周期用药 3 个月后，患者月经基本规律，且体重减轻 10kg，于 2008 年 1 月 25 日复查 B 超提示：可见一发育优势卵泡（15mm×11mm），遂嘱患者排卵期同房。于 2008 年 2 月 27 日复诊，末次月经为 2008 年 1 月 14 日，查 B 超提示宫内早孕，嘱其注意休息，定期检查，不适随诊。后随访已足月顺产一健康男婴。

（二）案二、肝肾亏虚、脾失健运夹瘀证

王某，女，30 岁，2012 年 8 月 31 日初诊。

患者月经 12 岁初潮后，月经 1~5 个月一潮，经期 7 天，自 2002 年开始闭经。在外院检查女性激素和 B 超后诊为多囊卵巢综合征，行结合雌激素加甲羟孕酮人工周期治疗 3 个月，治疗期间月经正常来潮，停药后又出现闭经。已婚未孕，夫妻性生活正常。症见：月经 9 个月未行，腰部酸楚，腿软乏力，心烦易怒，食欲缺乏，脘腹胀满，夜眠易醒，大便溏薄，舌体胖大、舌质暗、苔薄白略腻，脉沉细弦尺弱。妇科检查：外阴、阴道正常，宫颈轻度糜烂，子宫中后位，质软，瘦长型，活动可，双侧附件未扪及异常。双侧卵巢均见大于 10 个直径约 0.5cm 圆形无回声，提示：①子宫体小；②多囊卵巢。

辨证：肝肾亏虚，脾失健运夹瘀。

治法：补肾健脾，活血调肝。

方药：熟地黄、女贞子、菟丝子、淫羊藿各 30g，柴胡、当归、龙胆草各 10g，炒白术、益母草各 18g，茯苓、泽兰、枳壳各 12g，白芍 15g，砂仁 8g（后下）。

按语：患者自初潮起月经后期而行，后闭经 10 年，妇科检查子宫瘦长型，B 超示子宫体小，此乃先天肾精亏虚、冲任不足之象。腰为肾之府，肾精虚衰，故见腰酸腿软；"水不涵木"，木郁不疏，郁而化火，上扰心神，故见心烦易怒、夜眠易醒。肝郁乘脾，脾失健运，故见食欲缺乏、脘腹胀满、大便溏薄；舌乃脾虚、湿瘀互结之象，脉

乃肾虚肝郁之象，故辨证为肝肾亏虚、脾失健运夹瘀。治以补肾健脾，活血调肝。方中熟地黄、女贞子、当归、白芍滋肾阴、养肝血，淫羊藿温肾壮阳，菟丝子补肾益精、阴阳双补，龙胆草清肝热，炒白术、茯苓健脾祛湿，益母草、泽兰活血化瘀，柴胡疏肝解郁，枳壳、砂仁理气消胀。服上方 2 个月后，经水来潮，量少色暗，2 天干净。继以上方加减，调治 1 年余，患者月经期、量、色、质均正常，基础体温双相。2014 年 10 月复诊时发现已怀孕。2015 年 12 月随访，述已顺产一女婴，已 6 月余，母女均健，产后月经已复潮（未哺乳），经行正常。

第四节 功能失调性子宫出血

功能失调性子宫出血（简称功血），是指由于神经内分泌机制失常引起的异常子宫出血，需排除全身及内外生殖器官器质性病变存在，或指下丘脑－垂体－卵巢轴调节功能失常导致异常子宫出血，而非直接由全身及内外生殖器器质性病变引起的异常子宫出血。功血是妇科常见病，可发生于月经初潮至绝经间的任何年龄。临床主要表现为月经周期、经期、经量的异常，如月经周期长短不一、经期延长、经量过多或不规则阴道流血。临床分为无排卵性功血和排卵性功血两类，无排卵性功血约占80%，其中90%见于青春期和绝经前期，即生殖功能开始发育和衰退过程中生殖内分泌功能波动大的两个阶段，少数发生于生育期，如流产后、产后需要重新恢复排卵功能的阶段。无排卵性功血的特点为月经周期和月经量的异常，表现为月经周期紊乱、经期延长、经量多或淋漓不净。排卵性功血多见于育龄期妇女，常需与器质性病变相鉴别。其月经周期相对有规律，主要表现为月经周期缩短、经量异常增多、经期延长、经间期出血等。

功血属中医"崩漏""月经先期""月经过多""经期延长""经间期出血"范畴，排卵性功血和无排卵性功血均可伴见"不孕"。

一、病因病机

（一）中医

该病病因较为复杂，但可概括为虚、热、瘀三个方面；其主要发病机制是劳伤血气，脏腑损伤，血海蓄溢失常，冲任二脉不能约制经血，以致经血非时而下。常见有血热、肾虚、脾虚、血瘀等。

1. 血热 包括阴虚血热、阳盛实热、肝经郁热、湿热等。素体阴虚，或久病失血伤阴，阴虚内热，虚火内炽，扰动血海，加之阴虚失守，冲任失约，故经血非时妄行；失血则阴愈亏，冲任更伤，以致病情反复难愈。素体阳盛，感受热邪，或过服辛温香燥助阳之品，或素性抑郁，肝气郁久化火，或热伏冲任，扰动血海，迫血妄行。久居湿地、素体阳热，湿而化热，或过食湿热之品，湿热阻滞冲任，扰动血海而无以制约经血。

2. 肾虚 包括肾气虚、肾阴虚、肾阳虚等。少女禀赋不足，天癸初至，肾气稚弱，冲任未盛；育龄期因房劳多产伤肾，损伤冲任胞脉；绝经期天癸渐竭，肾气渐虚，封藏失司，冲任不固，不能调摄和约制经血。若房劳多产，经、乳数脱于血，肾阴亏损，则阴虚失守，虚火内生，扰动冲脉血海，迫血妄行。若体质虚寒，久病不愈，或过食寒凉耗阳之品，或房劳多产，伤及肾阳，阳虚火衰，胞宫失煦，不能制约经血。

3. 脾虚　素体禀赋弱，忧思过度，或饮食劳倦损伤脾气，脾气亏虚，统摄无权，冲任失固，不能约制经血而成崩漏。如《妇科玉尺·崩漏》云："思虑伤脾，不能摄血，致令妄行"。

4. 血瘀　情志所伤，肝气郁结，气滞血瘀；或经期、产后余血未尽又感受寒、热邪气，寒凝热灼而致血瘀，瘀阻冲任，旧血不去，新血难安。也有因元气虚弱，无力行血，血运迟缓，因虚而瘀或久漏成瘀者。

该病病因可概括为：热、虚、瘀，三者或单独成因，或复合成因，或互为因果，最终导致冲任损伤，不能制约经血。

（二）西医

正常月经周期的建立，有赖于下丘脑－垂体－卵巢－子宫之间的功能协调。正常月经的发生是基于排卵后黄体生命结束，雌激素和孕激素撤退，使子宫内膜功能层皱缩坏死而脱落出血。正常月经的周期、持续时间和血量，表现为明显的规律性和自限性。功血的发生是由于体内外多种因素如过度紧张、恐惧、忧伤、环境和气候骤变以及全身性疾病、营养不良、贫血及代谢紊乱等影响了下丘脑－垂体－卵巢轴的功能，而致异常子宫出血，分为无排卵性功血和有排卵性功血。

1. 无排卵性功血　无排卵性功血主要发生于青春期和绝经过渡期，两者发病机制不完全相同。青春期功血患者，下丘脑－垂体－卵巢轴的调节功能尚未成熟，大脑中枢对雌激素的正反馈作用存在缺陷，此时垂体分泌促卵泡激素（FSH）呈持续低水平，促黄体素（LH）无高峰形成，导致卵巢不能排卵。绝经过渡期患者，由于卵巢功能衰退，对促性腺激素的反应下降，致使卵泡在发育过程中退化，因而不能发生排卵。各种原因引起的无排卵均可导致子宫内膜受单一雌激素刺激且无孕激素对抗而发生雌激素突破性出血或雌激素撤退性出血。雌激素突破出血有两种类型，低水平雌激素维持在阈值水平，可发生间断少量出血，内膜修复慢使出血时间延长；高水平雌激素且持续维持在有效浓度，则引起长时间闭经，因无孕激素参与，内膜无限制地增厚，却无致密坚固的间质支持，致使突破性出血，出血量多。雌激素撤退性出血表现在子宫内膜受雌激素作用持续增生，当雌激素短期内大幅度下降，子宫内膜缺少足量的雌激素作用，出现脱落、出血。

此外无排卵功血的出血还与子宫内膜剥脱出血的自限性机制缺陷有关，包括：

（1）子宫内膜组织脆性增加。

（2）子宫内膜剥脱不完整。

（3）内膜血管结构与功能异常，小动脉螺旋化缺乏。

（4）纤溶亢进和凝血功能异常。

（5）子宫肌层合成前列环素增多，使血管扩张和抑制血小板凝集。

2. 排卵性功血　排卵性功血多发生在育龄期，主要由于卵泡发育不良或下丘脑垂体功能不足，引起排卵后黄体功能不足，或黄体期缩短，或黄体萎缩不全，导致子宫内膜备不规则出血。

目前黄体功能不足的原因有：

（1）卵泡期 FSH 缺乏，卵泡发育缓慢，雌激素分泌减少。

（2）LH 不足，排卵后黄体发育不全，孕激素分泌减少。

（3）LH/FSH 比率临异常，使卵泡发育不良，排卵后黄体发育不全。

（4）部分患者同时有血催乳素（PRU 水平升高）。

（5）生理因素如初潮、分娩及绝经前，性腺轴功能紊乱。

（6）下丘脑 - 垂体 - 卵巢功能失调，或溶黄体机制失常，引起黄体萎缩不全。

二、临床表现

（一）症状

无排卵性功血最常见的症状是子宫不规则出血，其特点是月经周期紊乱，经期长短不一，经量时多时少，甚至大量出血。有时停经数周或数月后阴道流血，往往出血较多；有时开始即阴道不规则流血，量少淋漓不净。出血量多或时间长者可继发贫血，短期大量出血可导致休克。

排卵性功血月经症状：

（1）黄体功能不足主要表现为月经周期明显缩短，月经频发。有的月经周期虽然在正常范围内，但卵泡期延长、黄体期缩短，可导致患者不易受孕或孕早期流产。或由于黄体过早衰退，不能支持子宫内膜，或子宫内膜反应不良，以至于经前数日即有少量出血，然后才有正常的月经来潮。

（2）子宫内膜不规则脱落多见于育龄期妇女，表现为月经周期正常，但经期延长，可长达 9~10 天，且出血量多。症状以经期延长为主，可伴出血量多。

以上两种功血，若病程日久，或出血量多时可出现头晕、乏力、易倦、心悸、气短、浮肿、食欲下降、失眠等虚弱症状。

（二）体征

妇科检查：子宫大小多属正常。

（三）常见并发症

1. 贫血　病程久、出血量多时出现贫血，表现为头晕、乏力、易倦、心悸、气短、水肿、食欲下降、失眠等。

2. 失血性休克　失血性休克可见于大出血的无排卵性功血患者，表现为意识障碍、面色苍白、四肢冷、皮肤湿冷、口唇青紫、脉搏细数、血压低。

3. 不孕　无排卵性功血患者小卵泡发育，但无卵泡成熟及排卵；排卵性功血患者黄体期孕激素分泌不足或黄体过早衰退，以致患者不易受孕。

4. 盆腔炎　功血患者出血时间过长，容易并发盆腔感染，而致盆腔炎。

三、诊断要点

功血的诊断应采用排除法。主要依据病史、体格检查及辅助检查做出诊断。

（一）**病史**

详细询问患者的年龄、月经史、婚育史、避孕措施、激素类药物使用史，是否受环境和气候变化、精神紧张、劳累过度等因素的影响，或存在营养不良、代谢紊乱等因素。了解子宫出血的经过，如发病的时间，目前出血情况，出血前有无停经史及以往治疗经过（尤应注意以往内分泌治疗的情况），特别注意过去有无月经过多、月经频发、子宫不规则出血等病史。

（二）**症状**

1. 无排卵性功血月经表现

（1）月经过多：周期规则，但经量过多（＞80mL）或经期延长（＞7 天）。

（2）月经过频：周期规则，但短于 21 天。

（3）子宫不规则过多出血：周期不规则，经期延长，经量过多。

（4）子宫不规则出血：周期不规则，经期延长而经量正常。

2. 排卵性功血的月经异常表现　主要为月经周期缩短，有时月经周期虽在正常范围内，但卵泡期延长，黄体期缩短，以致患者不易受孕或在孕早期流产。或表现为月经周期正常，但经期延长，长达 9 ~ 10 天，且出血量多。

（三）**体格检查**

1. 一般情况　应注意患者的精神、营养、发育状况，有无贫血及其程度，第二性征、乳房的发育及毛发分布，有无泌乳等。

2. 妇科检查　子宫大小多属正常。

（四）**辅助检查**

1. 诊断性刮宫　结果显示分泌反应至少落后 2 天者，提示有黄体功能不足可能；在月经周期的第 5 ~ 第 6 天诊断性刮宫，显示子宫内膜仍呈分泌期反应，且与出血期及增生期内膜并存，提示有子宫内膜不规则脱落可能。

2. B 超　了解子宫大小、形状、子宫内膜厚度，宫腔内有无赘生物及血块等，有助于排除其他疾病，动态观察卵泡发育、优势卵泡大小及排卵情况。

3. 宫腔镜检查　可在宫腔镜直视下选择病变区进行活检，有助于诊断子宫内膜息肉、子宫黏膜下肌瘤及子宫内膜癌等宫腔内病变。

4. 凝血功能测定　通过血小板计数，出、凝血时间，凝血酶原时间等了解凝血功能。

5. 血红细胞计数及血红蛋白　了解贫血情况。

6. BBT 测定　无排卵性功能失调性子宫出血 BBT 呈单相型，黄体功能不足者 BBT 呈双相型，但黄体期不足 11 天；子宫内膜不规则脱落者 BBT 呈双相改变，但下降缓慢。

7. 宫颈黏液检查　经前宫颈黏液见羊齿植物状结晶，提示有雌激素作用但无排卵，见成排出现的椭圆体，提示有排卵。

8. 阴道脱落细胞涂片检查　一般表现为中、高度雌激素影响。

9. 女性生殖内分泌激素测定　血清黄体酮为卵泡期低水平则提示无排卵，雌二醇可反映体内雌激素水平；催乳素及甲状腺激素有助排除其他内分泌疾病，高雄激素应考虑多囊卵巢综合征。

四、辨证论治

功血的治疗应根据出血的缓急之势、出血时间的久暂、患者的年龄及体质情况等决定治疗方案。功血的一线治疗是药物治疗。出血期首先是止血，出血时间长者注意预防感染。根据青春期、育龄期、绝经期等不同阶段的特点，治疗目之差异，进行个体化治疗。青春期及生育年龄无排卵性功血以止血、调整周期、促排卵为主；绝经过渡期功血以止血、调整周期、减少经量，防止子宫内膜病变为治疗原则。

出血期的治疗原则是急则治其标，缓则治其本，急缓指出血之势而言，对于异常出血，首当止血；非出血期的治疗，或调整月经周期至正常，或止血固冲。应结合病史，根据阴道出血期、量、色、质的变化及其全身证候辨明寒、热、虚、实；同时结合兼证及体质状况、舌脉特点，辨其病在何经何脏，或在气在血；患者的不同年龄阶段亦是功血辨证施治时的重要参考。血止后固本善后，即恢复正常的月经周期是治疗的关键，月经的调节是肾气－天癸－冲任－胞宫协调作用的结果。根据中医的基本理论辨证调经，采用中医药周期疗法，以恢复正常的月经周期。

（一）治崩三法

根据病情三法可单独使用，也可相兼使用。

1. 塞流　即是止血。暴崩之际，急当止血防脱，首选补气摄血法，或大补元气，摄血固脱，或回阳救逆，固脱止血。血势不减者，宜输血救急。血势渐缓应按不同证型塞流与澄源齐头并进，采用健脾益气止血，或养阴清热止血，或养血化瘀止血治法。出血暂停或已止，则谨守病机，行澄源结合复旧之法。

2. 澄源　即正本清源，根据不同证型辨证论治。切忌不问缘由，概投寒凉或温补之剂，专事止涩，致犯"虚虚实实"之戒。

3. 复旧　即固本善后，调理恢复。但复旧并非全在补血，而应及时地调补肝肾、补益心脾以资血之源，安血之室，调经固本。视其病势，于善后方中寓治本之法。调经治本，其本在肾，故总宜填补肾精，补益肾气，固冲调经，使本固血充，则周期可望恢复正常。

（二）分型论治

1. 无排卵性功血

（1）肾阳虚

证候特点：经血非时而下，淋漓不断，色淡质稀；面色晦暗，腰膝无力，畏寒肢冷，小便清长，浮肿，眼眶暗，五更泄泻，精神萎靡，性欲减退；舌淡暗，苔白滑，脉沉迟无力或弱。

治法：温肾固冲，止血调经。

推荐方剂：右归丸（《景岳全书》），止血加赤石脂，补骨脂，炮姜，艾叶。

基本处方：鹿角胶15g（烊化），熟制附子9g，肉桂6g（冲服），杜仲15g，枸杞子

71

10g，菟丝子 15g，熟地黄 15g，山茱萸 12g，山药 10g，当归 10g，赤石脂 10g，补骨脂 10g，炮姜 9g，艾叶 10g。水煎服，每日 1 剂。

加减法：出血量多、色淡、无块者，加党参 20g、黄芪 20g、菟丝子 15g 以温肾止血。

（2）肾阴虚

证候特点：经血非时而下，量少淋漓或量多，色鲜红，质稍稠；头晕耳鸣，腰膝酸软，口干舌燥，尿黄便干，五心烦热，失眠健忘；舌质红，少苔，脉细数。

治法：滋肾益阴，固冲止血。

推荐方剂：左归丸（《景岳全书》）合二至丸（《医方集解》）。

基本处方：熟地黄 15g，鹿角胶 10g（烊化），龟甲胶 10g（烊化），枸杞子 10g，山茱萸 10g，菟丝子 12g，怀山药 10g，牛膝 10g，女贞子 10g，墨旱莲 10g。水煎服，每日 1 剂。

加减法：出血量多加仙鹤草 15g、乌贼骨 15g 以固涩止血；出血淋漓不断加生蒲黄 15g（包煎）、生三七粉 3g（冲服）以化瘀止血。

（3）脾虚

证候特点：经血非时而下，量多，色淡，质清稀，暴崩之后，经血淋漓；面色苍白，精神萎靡，气短乏力，语音低微，小腹空坠，食欲缺乏；面浮肢肿，手足不温，便溏；舌淡体胖，边有齿痕，苔薄白，脉缓弱。

治法：补气健脾，摄血固冲。

推荐方剂：固本止崩汤（《傅青主女科》）去当归，加五倍子，海螵蛸，锻龙骨，煅牡蛎。

基本处方：党参 15g，白术 15g，黄芪 15g，熟地黄 10g，炮姜 6g，五倍子 10g，海螵蛸 10g，锻龙骨 15g（先煎），锻牡蛎 15g（先煎）。水煎服，每日 1 剂。

加减法：兼血虚者，加制首乌 20g、白芍 15g 以养血止血；心悸失眠，加酸枣仁 15g、五味子 10g 以宁心安神。

（4）虚热

证候特点：经血非时而下，量少淋漓，或量多势急，色鲜红而质稠；伴见心烦失眠，面颊潮红，咽干口燥，潮热汗出，小便黄少，大便燥结；舌红，少苔，脉细数。

治法：养阴清热，固冲止血。

推荐方剂：保阴煎（《景岳全书》）加阿胶，海螵蛸，仙鹤草，藕节。

基本处方：生地黄 12g，熟地黄 12g，白芍 10g，山药 10g，续断 10g，黄柏 9g，黄芩 9g，甘草 5g，阿胶 10g（烊化），海螵蛸 10g，仙鹤草 15g，藕节 10g。水煎服，每日 1 剂。

加减法：心烦、失眠少寐，加柏子仁 15g、酸枣仁 15g、夜交藤 20g 以养心安神，或加龟甲 20g（先煎）、生牡蛎 20g（先煎）、生龙骨 20g（先煎）以重镇安神。

（5）实热

证候特点：经血非时而下，量多如崩，或淋漓不断，色深红，质稠，有血块；口渴烦热，小腹或少腹疼痛，腹部拒按，面红目赤，渴喜冷饮，口苦咽干，小便黄或大便干结；舌红，苔黄，脉滑数。

治法：清热凉血，固冲止血。

推荐方剂：清热固经汤（《简明中医妇科学》）。

基本处方：黄芩10g，栀子10g，生地黄15g，地骨皮12g，地榆10g，藕节10g，阿胶10g（烊化），龟甲15g（先煎），生牡蛎15g（先煎），棕榈炭10g。水煎服，每日1剂。

加减法：热瘀互结，见腹痛有块，去棕炭、牡蛎，加益母草20g、枳壳10g、生三七粉3g（冲服）以加强活血化瘀，加夏枯草10g以清热。

（6）血瘀

证候特点：经乱无期，量时多时少，时出时止，经行不畅，色紫暗有块，质稠，小腹疼痛拒按，或痛经；舌质紫暗，有瘀点瘀斑，苔薄白，脉涩。

治法：活血化瘀，固冲止血。

推荐方剂：逐瘀止血汤（《傅青主女科》）。

基本处方：大黄10g，生地黄10g，当归10g，赤芍15g，牡丹皮12g，枳壳12g，龟甲15g（先煎），桃仁12g。水煎服，每日1剂。

2. 排卵性功血

（1）肾气虚

证候特点：月经先期，经期延长，量少，色淡暗，质稀；伴面色晦暗，腰膝酸软，性欲减退，夜尿频数；舌淡暗，苔薄白，脉沉细无力。

治法：补肾益气，固冲止血。

推荐方剂：归肾丸（《景岳全书》）。

基本处方：熟地黄15g，山药12g，山茱萸12g，枸杞子12g，当归10g，茯苓10g，菟丝子15g，杜仲15g。水煎服，每日1剂。

加减法：出血量多加党参20g、北芪20g、白术15g以补后天以益先天，补益肾气。

（2）脾虚

证候特点：月经先期，经期延长，淋漓不断，量多，色淡，质稀；面色苍白，精神萎靡，神疲肢倦，气短懒言，小腹空坠，食少纳呆，便溏；舌淡胖，边有齿痕，苔薄白，脉细弱或缓弱。

治法：补气健脾，摄血固冲。

推荐方剂：固本止崩汤（《傅青主女科》）去当归，加五倍子，海螵蛸，龙骨，牡蛎。

基本处方：党参15g，白术15g，黄芪15g，熟地黄10g，炮姜6g，五倍子10g，海螵蛸10g，锻龙骨15g（先煎），煅牡蛎15g（先煎）。水煎服，每日1剂。

加减法：出血量多、色淡、无块，加补骨脂15g、赤石脂15g、仙鹤草15g以固涩止血。

（3）阴虚血热

证候特点：月经先期，经期延长，量少，色鲜红，质稠；面颊潮红，五心烦热，潮热盗汗，心烦失眠，咽干口燥，小便黄少，大便燥结；舌红有裂纹，少苔，脉细数。

治法：养阴清热，固冲止血。

推荐方剂：两地汤（《傅青主女科》）合二至丸（《医方集解》）。

基本处方：生地黄 15g，地骨皮 12g，玄参 12g，麦冬 10g，阿胶 10g（烊化），白芍 10g，女贞子 10g，墨旱莲 10g。水煎服，每日 1 剂。

加减法：兼有瘀血，症见小腹疼痛，经行不畅，色暗有块等，加炒蒲黄 15g（包煎）、炒灵脂 10g、丹参 10g、赤芍 10g 以活血化瘀止血。

（4）阳盛血热

证候特点：月经先期，经期延长，量多，色深红，质黏稠；面红颧赤，口渴欲饮，小便短赤，大便干结；舌红，苔黄，脉滑数。

治法：清热凉血，固冲止血。

推荐方剂：清热固经汤（《简明中医妇科学》）。

基本处方：黄芩 10g，栀子 10g，生地黄 15g，地骨皮 12g，地榆 10g，藕节 10g，阿胶 10g（烊化），龟甲 15g（先煎），生牡蛎 15g（先煎），棕榈炭 10g。水煎服，每日 1 剂。

加减法：血热伤阴者加旱莲草 15g、玄参 10g 以清热养阴；郁热互结加牡丹皮 15g、赤芍 15g 以凉血化瘀。

（5）肝郁血热

证候特点：月经先期，经期延长，量或多或少，经行不畅，经色深红，质稠有块；烦躁易怒，小腹胀痛，口苦咽干，胁肋胀痛，小便黄，大便干结；舌红，苔薄黄，脉弦数。

治法：疏肝清热，凉血固冲。

推荐方剂：丹栀逍遥散（《女科撮要》）。

基本处方：当归 10g，白芍 10g，柴胡 10g，薄荷 6g，白术 10g，茯苓 15g，炮姜 6g，炙甘草 5g，牡丹皮 15g，焦栀子 10g。水煎服，每日 1 剂。

加减法：出血量多者，加地榆 15g、贯众 15g 以清热凉血止血。

（6）血瘀

证候特点：经血非时而下，量或多或少，时下时止，或淋漓不净，血色紫暗有块；质稠，小腹疼痛拒按，或痛经；舌质紫暗，舌有瘀点瘀斑，苔薄白，脉涩。

治法：活血化瘀，固冲止血。

推荐方剂：逐瘀止血汤（《傅青主女科》）。

基本处方：大黄 10g，生地黄 10g，当归 10g，赤芍 15g，牡丹皮 12g，枳壳 12g，龟甲 15g（先煎），桃仁 12g。水煎服，每日 1 剂。

加减法：瘀久化热，口干苦，血色红，量多，加黄芩 10g、地榆 15g、夏枯草 10g 以清热凉血止血。

（7）湿热

证候特点：经期延长或淋漓不断，或经间期出血，质黏稠；小腹疼痛，胸脘满闷，白带色黄秽臭，质黏稠；舌红，苔黄腻，脉滑。

治法：清热利湿，凉血止血。

推荐方剂：清肝止淋汤（《傅青主女科》）加减。

基本处方：牡丹皮12g，黄柏10g，当归10g，白芍10g，地黄10g，黑豆10g，香附9g，牛膝12g，阿胶10g（烊化），大枣6g。水煎服，每日1剂。

加减法：湿重，加薏苡仁20g、泽泻10g以利湿化浊；热重，加黄芩10g、大小蓟各15g、椿根皮10g清湿热、凉血止血。

五、医案举例

（一）案一、育龄期经期延长血热夹瘀证

李某，女，31岁，已婚。

初诊：2009年8月13日。患者于15岁月经初潮，每25天左右行经一次，经量特多，经期约14天左右，前7天量多，后7天经色淡红如水，每于经前7天开始小腹痛。本次月经8月11日，提前1周来潮，现经量较多，伴腰腹胀痛，脉沉弦（74次/分），舌质红，舌苔灰黄。

辨证：血热夹瘀。

治法：活血化瘀，清热止血。

方药：蒲黄9g，当归9g，甘草3g，炮姜6g，五灵脂9g，续断9g，川芎9g，桃仁9g，炒栀子9g，丹皮9g，益母草12g。共2剂，水煎服，日1剂。

二诊　2009年8月15日。患者服上方后，经量明显减少，小腹疼痛减轻。脉沉弦（74次/分），舌质红，舌苔黄。方药：守上方2剂。

三诊：2009年9月10日。患者服上方后，腹痛渐止，经行7天即干净。本次月经9月8日，仅提前3天来潮。现腰痛，小腹痛，经量一般，二便尚可。脉弦软（74次/分），舌质红，舌苔薄。上方已收显效，继以活血化瘀为治。生化汤加减：酒当归24g，甘草3g，川芎9g，贯众炭30g，益母草15g，丹皮9g，丹参18g，蒲黄炭9g，炒白芍18g，桃仁9g，续断12g，炒栀子9g。共4剂，水煎服，日1剂。

半年后访问，患者述经以上治疗后，月经不再先期而潮，经量正常，经前腰腹亦不痛。

按语：妇女经期、产后，血室开放，邪气易乘机侵入，与离经之血互结胞中而成瘀，故经期产后瘀血证极多。生化汤乃明末清初妇科大师傅青主治疗产后病的主方。杨老取生化汤祛瘀生新之性治疗崩漏，可起到药物清宫之作用，并提出：经期宜用生化汤。这是对生化汤应用的发展。生化汤又是防治崩漏之首选方剂。此患者月经先期而潮，经行半月方止，证见经来量多，小腹疼痛，口干喜冷饮，烦躁易怒，为血热夹瘀，应防治经乱之甚，用益母生化汤加清热药治之，瘀祛热除，崩漏自止。

（二）案二、青春期崩漏脾虚肝郁证

藏某，女，20岁。

主诉：阴道下血淋漓不净两个月。16岁初潮，经期尚准，半年以来经行虽按期，但时间逐渐延长。每来一周多始完，最近两个月竟淋漓不止，头晕目眩，心悸气短，胸闷胀，食不香，腰酸神瘀，二便、睡眠正常。舌苔薄白，脉象沉细有力。

辨证：脾虚肝郁。

治法：益气摄血，扶脾建中，疏肝解郁。

方药：黑升麻3g、生牡蛎10g、生龙齿10g（同打同布包），五倍子3g、五味子3g、砂仁3g（同捣），黑芥穗6g，白蒺藜10g，沙蒺藜10g，生熟地各6g，杭白芍10g（柴胡5g同炒），鹿角胶6g（另溶兑服），阿胶珠10g（兑服），山萸炭15g，茅根炭15g，党参6g，厚朴花6g，玫瑰花6g，柏叶炭10g，莲房炭10g，炒建曲10g。2剂。

二诊：阴道出血显著减少，但仍未断，心跳气短，头晕依旧，食不香，胸胀闷，脉象如前。仍按上方加减。处方：黑升麻3g，川杜仲10g，黑芥穗6g，川续断10g，生牡蛎10g、生龙齿10g（同打同布包），阿胶珠10g，生熟地6g（砂仁5g同炒），杭白芍10g（醋柴胡5g同炒），山萸炭15g，厚朴花6g，莱菔子6g，仙鹤草12g（炒），玫瑰花6g（炒），莱菔英6g，茅根炭15g，谷、麦芽各10g，酒黄连3g，沙蒺藜10g，炒远志6g，酒黄芩6g，白蒺藜10g。3剂。

三诊：服药后月经已止，食欲转佳，胸腹闷胀已愈，仍头晕目眩，心悸气短，下午感觉烦热，脉象不似从前之沉细。气血已亏，来复需时，改服丸剂以善后。每日早午各服人参归脾丸1丸，夜晚服玉液金丹1丸。共服30日。

按语：经期延长，淋漓不断属虚者，多以补气健脾、益肾调固冲任为法。本案除益气健脾固冲任外，因有脉沉细有力、头晕目眩、胸闷胀等症，知其因肝血不足，引起肝气郁结，故用柴胡、厚朴花、玫瑰花、莱菔子、莱菔英等药，舒理郁结之气，使整个方剂，固中有散，静中有动，补而不滞。二诊方中加用黄芩、黄连，防其肝郁化火，转为肝热月经不调，芩连用酒炒，以减苦寒之性过亢。用柴胡者，既可疏肝，又有升举之功，下者上升之，升麻、芥穗炒黑，更增止血之效。

（三）案三 – 崩漏

朱某，女，23岁，学生。2012年8月22日初诊。主诉：经来淋漓不净半月余。现病史：近半年来，月经不规则，无明显周期，每次经来持续十余天不净，量或多或少，色淡红。曾服宫血宁、断血流等药方能干净。但本次月经来潮，服宫血宁、断血流无明显效果，仍淋漓不净。患者平素少气懒言，全身乏力，腰酸腿软。脉细无力，舌质淡红。给予安冲汤加味，黄芪、乌贼骨、龙骨、牡蛎、仙鹤草各30g，生地、炒白术、炒白芍、续断、茜草各12g，贯众炭10g，三七粉6g（冲服），水煎服。5剂，出血停止。继以归脾汤调经善后。

按：朱丹溪曰："崩下由脏腑伤损，冲任二脉血气具虚也"。崩漏的形成虽责之于脏腑功能的失调，但其根本原因则是肾气虚亏，脾失统摄，导致冲任二脉虚损，不能约束经血，使之忘行无度。叶天士说："夫奇经，肝肾主司为多，而冲任隶属于阳明，阳明久虚月经不固摄，有开无阖矣。"但有出血就有瘀血，所谓久漏必虚必瘀。故老师认为，本病根源在于肝、脾、肾的亏虚和冲任的失调。治应和养肝、脾、肾、冲任即滋肾、养肝、补脾、固冲，以治其本之。祛瘀止血以治其标。老师擅用张锡纯的安冲汤，以黄芪、白术益气补脾固摄，生地、白芍续断和养肝肾，海螵蛸、茜草化瘀止血固涩下焦，尤其海螵蛸能补益肾经而助其闭藏之功，龙骨、牡蛎有重镇肝肾，固摄奇经之功。诸药配合，和养疏化，标本同治。老师治疗本病，又特别强调辨证的确切及治法的变通，因病致虚，当先去其病；因虚致病，当补其虚。暴崩之际，独参、参附急救回阳，力挽欲竭之阴。祛瘀之品当中病即止，孟浪逐瘀必耗气伤阴。

第五节 异位妊娠

正常妊娠时，受精卵着床于子宫体腔内。当受精卵于子宫体腔以外着床，称异位妊娠，习称宫外孕。异位妊娠与宫外孕的含义稍有差别。异位妊娠根据受精卵在子宫体腔外种植部位而分为：输卵管妊娠、卵巢妊娠、腹腔妊娠、阔韧带妊娠、子宫残角妊娠、宫颈妊娠及子宫瘢痕妊娠等；宫外孕则仅指子宫以外的妊娠，不包括宫颈妊娠和子宫残角妊娠。因此异位妊娠的范围更广。

异位妊娠是妇产科常见的急腹症之一，发病率约1%，若不及时诊断和积极抢救，可危及生命。随着性传播疾病、盆腔手术、妇科显微手术的增多及超促排卵技术的应用，异位妊娠发病率明显升高。过去20年，在美国增加了6倍，英国增加了4倍。输卵管妊娠最常见，占异位妊娠的95%左右，其中壶腹部妊娠最多见，约占78%，其次为峡部、伞部，间质部妊娠较少见，输卵管妊娠破裂多发生于峡部，输卵管妊娠流产多发生于壶腹部。偶尔有流产或破裂后的胚胎存活，继续在腹腔内生长发育，成为继发性腹腔妊娠。若输卵管妊娠病程较长，胚胎死亡，血块机化与周围组织粘连包裹，可形成陈旧性异位妊娠。

中医学古籍文献中无此病名，按其临床表现，在"妊娠腹痛""少腹瘀血""癥瘕"等病证中有类似症状的描述。

一、病因病机

（一）中医

异位妊娠的病机与少腹宿有瘀滞，冲任不畅，孕卵未能移行子宫；或先天肾气不足或气虚运送无力，孕卵不能及时运达子宫等因素有关。在输卵管妊娠未破损期，病机以胎元阻滞胞宫两歧之脉络为主。当病情进展，瘀滞之脉络破损时，则阴血内溢于少腹，此为已破损期，可导致少腹血瘀、气血两亏、甚则亡血厥脱。若瘀阻少腹日久，亦可结而成癥。总之，少腹血瘀是本病发生的最基本的病机；而胎瘀阻滞、气血亏脱、气虚血瘀和瘀结成癥是本病不同发展阶段的病理机转。

1. 胎元阻络 素性抑郁，或愤怒过度，气滞而致血瘀，或经期产后，余血未尽，不节房事，或感染邪毒，以致邪与血象搏结，瘀血阻滞冲任，两歧脉络不畅；或先天肾气不足或气虚运送无力，使孕后胎元停于脉络，不能运达子宫，而成为输卵管妊娠未破损期的早期。

2. 胎瘀阻滞 胎元停于脉络，不能运达子宫，继而胎元自殒，胎元与余血互结成瘀，滞于脉络，但脉络未破损，而成为输卵管妊娠未破损期的晚期。

3. 气血亏脱 胎元停于脉络，胎元渐长，以致损破脉络，阴血内溢于少腹，气血暴脱。

4. 气虚血瘀 胎元在脉络中自殒，并溢出少腹，脉络损破，阴血内溢但量较少，气随血泄，离经之血积聚少腹，以致气虚血瘀。

5. 瘀结成癥 胎元停于脉络，自殒日久，占据脉络而成癥；或脉络破损，胎元已殒，离经之血与胎物互结成瘀，久积少腹而成癥。

（二）西医

1. 输卵管炎症 是异位妊娠的主要病因。可分为输卵管黏膜炎和输卵管周围炎。输卵管黏膜炎严重者可引起管腔完全堵塞而致不孕，轻者尽管管腔未完全堵塞，但黏膜皱褶发生粘连使管腔变窄，或纤毛缺损影响受精卵在输卵管内正常运行，中途受阻而在该处着床。输卵管周围炎病变主要在输卵管的浆膜层或浆肌层，常造成输卵管周围粘连、输卵管扭曲、僵直、伞端闭锁，导致管腔狭窄，管壁肌蠕动减弱，影响受精卵的运行。淋菌及沙眼衣原体所致的输卵管炎常累及黏膜，而流产或分娩后感染往往引起输卵管周围炎。阑尾炎、盆腔炎、腹膜炎、子宫内膜异位症可引起输卵管周围炎。结核性输卵管炎病变重，治愈后多造成不孕，偶尔妊娠，约 1/3 为输卵管妊娠。结节性输卵管峡部炎是一种特殊类型的输卵管炎，该病变是由于输卵管黏膜上皮呈憩室样向峡部肌壁内伸展，肌壁发生结节性增生，使输卵管近端肌层肥厚，影响其蠕动功能，导致受精卵运行受阻，发生输卵管妊娠。

2. 输卵管手术史 曾患过输卵管妊娠的妇女，再次发生输卵管妊娠的可能性较大。由于原有的输卵管病变或手术部位瘢痕形成，再次输卵管妊娠的发生率为 10% ~ 20%。输卵管绝育术后若形成输卵管瘘管或再通，均有导致输卵管妊娠的可能，尤其是腹腔镜下电凝输卵管绝育及硅胶环套术。因不孕经接受过输卵管分离粘连术、输卵管成形术（如输卵管吻合术、输卵管开口术等）等使不孕患者有机会获得妊娠，同时也有发生输卵管妊娠的可能。

3. 避孕失败 放置宫内节育器（IUD）与异位妊娠发生的关系，已引起国内外重视。最近国内对 20000 名使用 IUD 妇女进行流行病学调查研究，表明 IUD 本身并不增加异位妊娠的发生率，但若 IUD 避孕失败而受孕时，则发生异位妊娠的机会较大。使用低剂量纯孕激素避孕药时，可使输卵管蠕动异常，若排卵未被抑制，可发生输卵管妊娠；使用含有大剂量雌激素的避孕药避孕失败而受孕者，约 10% 为输卵管妊娠。

4. 输卵管发育不良或功能异常 输卵管发育不良常表现为输卵管细长且屈曲、肌层发育差、黏膜纤毛缺乏。其他还有双输卵管、憩室或有副伞等先天畸形，均可成为输卵管妊娠的原因。输卵管功能（包括蠕动、纤毛活动以及上皮细胞的分泌）受雌、孕激素的调节。若调节失败，影响受精卵的正常运行。此外，精神因素可引起输卵管痉挛和蠕动异常，干扰受精卵的运送。

5. 受精卵游走 卵子在一侧输卵管受精，受精卵经宫腔或腹腔进入对侧输卵管称受精卵游走。移行时间过长，即可在对侧输卵管内着床形成输卵管妊娠。

6. 输卵管周围病变 如子宫肌瘤或卵巢肿瘤的压迫，有时影响输卵管管腔通畅，使受精卵运行受阻。子宫内膜异位症可增加受精卵着床于输卵管的可能性。

7. 辅助生育技术 施行辅助生殖技术后输卵管妊娠的发生率约为 5%，原因可能有：宫腔内置管位置不当，可将胚胎直接置入输卵管腔内；受术者头低位亦因重力作用使胚胎移入输卵管；用于胚胎移植的黏稠介质入血清含量过高，有助于胚胎移入输卵管；冷藏胚胎亦易在输卵管中种植。

二、临床表现

（一）症状

异位妊娠的临床表现，与受精卵着床部位、有无流产或破裂、出血量多少与久暂等有关。

1. 停经　除输卵管间质部妊娠停经时间较长，输卵管壶腹部和峡部妊娠一般停经6~8周。20%~30%患者无明显停经史。

2. 腹痛　腹痛是输卵管妊娠患者的主要症状。输卵管妊娠发生流产或破裂前，由于胚胎在输卵管内逐渐增大，输卵管膨胀而常表现为一侧下腹部隐痛或酸胀感。当发生输卵管妊娠流产或破裂时，患者突感一侧下腹部撕裂样疼痛，常伴有恶心、呕吐。若血液局限于病变区，主要表现为下腹部疼痛，当血液积聚于直肠子宫陷凹处时，出现肛门坠胀感。随着血液由下腹部流向全腹，疼痛可由下腹部向全腹部扩散，血液刺激膈肌时，可引起肩胛部放射性疼痛。

3. 阴道流血　胚胎受损或死亡后，HCG下降，卵巢黄体分泌的激素下降，蜕膜发生剥脱而见不规则阴道流血，色深褐，量少，一般不超过月经量，少数患者阴道流血量较多，类似月经。流血可伴有蜕膜管型或蜕膜碎片排出。阴道流血系子宫蜕膜剥离所致，阴道流血一般常在病灶去除后方能停止。

4. 昏厥与休克　部分患者由于腹腔内急性出血及剧烈腹痛，轻者出现昏厥，严重者出现失血性休克。出血越多越快，症状出现也越迅速越严重，但与阴道流血量不成比例。

5. 腹部包块　当输卵管妊娠流产或破裂所形成的血肿时间较久者，因血液凝固与周围组织或器官（如子宫、输卵管、卵巢、肠管或大网膜等）发生粘连形成包块。

（二）体征

1. 一般情况　腹腔内出血较多时，呈贫血貌。可出现面色苍白、脉数而细弱，血压下降等休克表现。体温一般正常，休克时体温略低，腹腔内血液吸收时体温略升高，但不超过38℃。

2. 腹部检查　腹肌轻度紧张，下腹有明显压痛及反跳痛，尤以患侧为甚，出血较多时，叩诊有移动性浊音。有些患者下腹部可触及包块，若反复出血并积聚，包块可不断增大变硬。

3. 盆腔检查　阴道内常有少量血液，来自宫腔。输卵管妊娠未发生流产或破裂者，除子宫略大较软外，仔细检查可能触及胀大的输卵管及轻度压痛。输卵管妊娠流产或破裂者，阴道后穹窿饱满，有触痛。宫颈举痛或摇摆痛明显，是输卵管妊娠的主要特征之一，是因加重对腹膜刺激所致。内出血多时，检查子宫有漂浮感。子宫一侧或其后方可触及肿块，其大小、形状、质地常有变化，边界多不清楚，触痛明显。病变持续较久时，包块机化变硬，边界亦渐清楚。输卵管间质部妊娠时，子宫大小与停经月份基本符合，但子宫不对称。一侧角部突出，破裂所致的征象与子宫破裂相似。

（三）常见并发症

1. 贫血　输卵管妊娠流产或破裂出血量多，可引起继发性贫血，表现为头晕，乏力，面色苍白，唇甲淡白，90g/L < HGB < 120g/L 为轻度贫血，60g/L < HGB < 90g/L 为中度贫血，HGB < 60g/L 为重度贫血，必要时考虑输血治疗。

2. 失血性休克　重度失血性休克可表现为意识障碍，面色苍白，四肢冷，皮肤湿冷，口唇青紫，脉搏细数，血压低或测不到，需行抢救处理。

三、诊断要点

（一）病史

多有停经史，少数无明显停经史。可有盆腔炎、不孕症等既往史，或异位妊娠史、盆腔手术或宫内节育器放置、辅助生殖技术、输卵管发育不良、流产史等。

（二）临床表现

典型症状为停经后腹痛和阴道流血。异位妊娠未破损时，除早孕反应外可无明显症状，或偶有轻微下腹隐痛。若发生破裂或输卵管流产，则可出现一系列症状。

1. 腹痛　当发生输卵管妊娠流产或破裂时，患者会突感一侧下腹部撕裂样或刀割样疼痛；当内出血积聚于子宫直肠陷凹处时，可出现肛门坠胀感；随着出血增多由下腹部流向全腹时，可全腹疼痛；血液刺激膈肌时，可引起肩胛区放射性疼痛。

2. 阴道流血　若发生流产或破裂输卵管妊娠时，阴道可有不规则流血，色深褐，淋漓不净，可伴有子宫内膜管型或内膜碎片排出。

3. 昏厥与休克　患者由于急性大量腹腔内出血及剧烈腹痛，而出现昏厥和休克。昏厥和休克程度与腹腔内出血量及出血速度有关，而与阴道流血量不成正比。

（三）体格检查

1. 一般情况　输卵管妊娠破裂、腹腔内出血较多时，呈贫血貌，出现面色苍白，脉数而细弱，血压下降等。

2. 腹部检查　下腹部有明显压痛及反跳痛，尤以患侧为甚，但腹肌紧张较轻。出血较多时，叩诊有移动性浊音。

3. 妇科检查　未破损期除子宫略大稍软外，仔细检查或可能触及胀大的输卵管及轻度压痛。若输卵管妊娠破损时，阴道内常有少量来自宫腔的血液，后穹窿可饱满，有触痛。宫颈抬举痛和摇摆痛明显。子宫稍大偏软。内出血多时，检查子宫有漂浮感。子宫一侧或其后方可触及肿块，其大小、形状、质地常有变化，触痛明显。

（四）实验室检查及其他辅助检查

（1）血 HCG 水平较正常妊娠低、倍增时间延长。孕 8 周时血黄体酮 < 45nmol/L（15ng/mL）提示异位妊娠可能性大。

（2）B 超声像：宫腔内空虚，宫旁出现低回声区，其内探及胚芽及胎心搏动，可确诊异位妊娠。若 HCG > 18000U/L，阴道 B 超未见宫内妊娠囊，则应高度怀疑异位妊娠。

（3）腹腔或阴道后穹窿穿刺抽出不凝血。

（4）子宫内膜病理检查，刮出物未见绒毛，术后血 HCG 无下降或升高。

（5）腹腔镜检查，术中见患侧输卵管肿胀，表面紫蓝色。

四、鉴别诊断

（一）流产

流产也可见停经后阴道流血伴腹痛，但流产是下腹中央阵发性坠痛，阴道出血量由少增多，鲜红色，排出组织物可见到绒毛，妇科检查可见子宫增大变软，宫口稍开，后穹窿穿刺常为阴性。HCG 阳性，B 型超声检查宫内可见妊娠囊。

（二）急性盆腔炎

患者常有不洁性生活史，表现为发热，下腹持续性疼痛，分泌物增多或脓样，体温升高，妇科检查阴道有灼热感，举宫颈时两侧下腹疼痛，附件增厚或有包块，压痛明显。白细胞计数明显增高。后穹窿穿刺可抽出脓液或渗出液。常无停经史及阴道流血，HCG 阴性。

（三）急性阑尾炎

典型症状为转移性右下腹痛，伴发热、恶心呕吐，腹部检查麦氏点压痛及反跳痛明显，而妇科检查盆腔无压痛，白细胞计数明显增高。无停经史及阴道流血，HCG 阴性。

（四）黄体破裂

见于在黄体期突发一侧下腹剧痛，可伴有肛门坠胀，常发生于性生活后。下腹压痛及反跳痛明显，妇科检查子宫大小正常，质地中等，患侧附件压痛，后穹窿穿刺可抽出不凝血。无停经史及阴道流血，HCG 阴性。

（五）卵巢囊肿蒂扭转

常有卵巢囊肿病史，患者突发一侧下腹剧痛，可有恶心呕吐，一侧下腹有固定压痛点，多无反跳痛，妇科检查见子宫大小正常，患侧附件扪及触痛明显、张力较大的包块。B 超检查可见患侧附件肿块。无停经史及阴道流血，HCG 阴性，后穹窿穿刺阴性。

五、辨证论治

（一）未破损期

指输卵管妊娠尚未破损者。

证候：停经后可有早孕反应，或下腹一侧有隐痛，双合诊可触及一侧附件软性包块，有压痛，尿妊娠试验为阳性，脉弦滑。

辨证：停经妊娠，故可有早孕反应；孕卵于输卵管内种植发育，气机阻滞，故患侧有包块、压痛，及下腹患侧隐痛。脉弦滑为瘀阻之征。

治法：活血化瘀，消癥杀胚。

主方：宫外孕 Ⅱ 号方。

处方举例：丹参 15g，赤芍 15g，桃仁 9g，三棱 5g，莪术 5g。

加减：输卵管妊娠尚未破损，胚胎存活，因此，确切地杀死胚胎是非手术治疗成功的关键。有学者在中药中加用蜈蚣、全蝎有杀胚作用，尚须进一步观察证实。天花粉蛋白注射液杀胚,一般5~7天可收到效果,但必须严格使用程序,防止过敏反应。目前有人观察用息隐(米非司酮)杀胚,也有用MTX、5-FU进行杀胚(要严格掌握剂量)。由于B超扫描、β-HCG测定和腹腔镜的应用,已使宫外孕早期诊断、治疗监测及非手术治疗成功率提高到一个新的水平。

(二)已破损期

指输卵管妊娠流产或破裂者。临床有休克型、不稳定型及包块型。

1. **休克型** 输卵管妊娠破损后引起急性大量出血。临床有休克征象者。

证候:突发下腹剧痛,面色苍白,四肢厥逆,或冷汗淋漓,恶心呕吐,血压下降或不稳定,有时烦躁不安,脉微欲绝或细数无力,并有腹部及妇科检查的体征。

辨证:孕卵停滞于胞宫之外,胀破脉络,故突发下腹剧痛;络伤内崩,阴血暴亡,气随血脱,则面色苍白,四肢厥逆,冷汗淋漓;亡血心神失养,故烦躁不安;脉微欲绝或细数无力,为阴血暴亡,阳气暴脱之征。

治法:益气固脱,活血祛瘀。

主方:生脉散(《内外伤辨惑论》)合宫外孕Ⅰ号方(山西医学院附属第一医院方)。

处方举例:人参15g,麦冬8g,五味子6g,丹参12g,赤芍9g,桃仁5g。

加减:对于休克型患者,应立即吸氧、输液,必要时输血,配合中药生脉散积极抢救,补足血容量,纠正休克后即加服宫外孕Ⅰ号方活血化瘀,并及早防治兼证。若四肢厥逆者,酌加附子回阳救逆;大汗淋漓不止者,酌加山萸肉敛汗精气;内出血未止者,酌加三七化瘀止血。不必加减。

2. **不稳定型** 输卵管妊娠破损后时间不长,病情不够稳定,有再次发生内出血可能者。

证候:腹痛拒按,腹部有压痛及反跳痛,但逐渐减轻,可触及界限不清的包块,兼有少量阴道流血,血压平稳,脉细缓。

辨证:脉络破损,伤络而血溢,血不循经成瘀,瘀血阻滞不通,则腹痛拒按;瘀血内阻,新血不得归经,故有阴道流血;气血骤虚,脉道不充,故脉细缓。

治法:活血祛瘀为主。

主方:宫外孕Ⅰ号方。

处方举例:丹参12g,赤芍9g,桃仁5g。

加减:若兼气血两虚,心悸气短者,酌加党参、黄芪、当归以益气养血,则气旺而血易行,以助消瘀之功。后期有血块形成者,可加三棱、莪术消癥瘕积聚,但用量由少到多,逐渐增加。此期仍应严密观察病情变化,注意再次内出血的可能,做好抢救休克的准备。

3. **包块型** 指输卵管妊娠破损时间较长,腹腔内血液已形成血肿包块者。

证候:腹腔血肿包块形成,腹痛逐渐减轻,可有下腹坠胀或便意感,阴道出血逐渐停止,脉细涩。

辨证:络伤血溢于少腹成瘀,瘀积成癥,故腹腔血肿包块形成;癥块阻碍气机,则下腹胀痛或坠胀。脉细涩为瘀血内阻之征。

治法：破瘀消癥。

主方：宫外孕Ⅱ号方。

处方举例：丹参15g，赤芍15g，桃仁9g，三棱5g，莪术5g。

加减：为加快包块吸收，可辅以消癥散（经验方）。千年健60g，川断120g，追地风、花椒各60g，五加皮、白芷、桑寄生各120g，艾叶500g，透骨草250g，羌活、独活各60g，赤芍、归尾各120g，血竭、乳香、没药各60g。上药共为末，每250g为一份，纱布包，蒸15分钟，趁热外敷，每日1~2次，10天为一疗程。

兼证的处理：最多见及最重要的兼证是腑实证，表现为腹胀便秘，胃脘不适，腹痛拒按，肠鸣音减弱或消失。属热实者，于主方中加大黄、芒硝清热泻下。属寒实者，用九痛丸（《金匮要略》）。寒热夹杂者，可用大黄、芒硝，佐以适量肉桂。在疏通胃肠的同时加枳实、厚朴各3~9g，以治疗或预防胃脘部胀痛。

六、医案举例

（一）案一

程某，女，26岁，已婚。就诊日期：2007年11月4日。

主诉：停经56天，腹痛、不规则阴道出血13天。

现病史：患者婚后生育1女，现已7岁，月经4~5/30~35，经量正常，无痛经，末次月经2007年9月9日。2007年10月22日，患者突然左下腹绞痛难忍，阴道少量出血，遂至某医院就诊，查血β-HCG：900mIU/mL，B超提示：子宫左附件区可见42mm×39mm×22mm混合性包块，边界不规则；子宫直肠窝积液。诊断为异位妊娠，住院观察3天后自动出院。今日晨起阴道少量出血，腹痛加剧，遂至本院妇科门诊。刻诊：阴道少量流血，左下腹疼痛拒按，面色苍白，身体瘦倦。

查体：舌淡红苔薄白、边有瘀点，脉弦涩。妇科检查：宫颈光滑，宫体有压痛，左侧附件可触及4cm×3cm×3cm大小包块，与周围组织粘连，活动性差，压痛明显。血β-HCG：70mIU/mL。B超示：子宫左侧可探及37mm×28mm×26mm混合性包块，盆腔积液。

诊断：异位妊娠。

辨证：血瘀少腹。

治法：活血化瘀，消癥散结。

方药：丹参15g，赤芍10g，红藤30g，败酱草15g，夏枯草15g，蜈蚣3条，全蝎10g，茯苓10g，桂枝10g，三棱10g，莪术10g。予7剂，水煎服150mL，每日1剂。并嘱监测血β-HCG值，如有腹痛加剧等症状随时就诊。

二诊（11月12日）服药后，腹痛较前减轻，阴道仍有少量出血，色暗红，余症同前。查血β-HCG：5.87mIU/mL。B超示：左附件囊性包块12mm×8mm×6mm大小，盆腔少量积液。包块缩小，成效显著。仍守前法，加大活血散结力度，使癥块消而经络通，瘀血除而出血止。

方药：丹参15g，赤芍10g，桂枝10g，茯苓12g，三棱10g，莪术10g，山慈姑10g，夏枯草15g，延胡索12g，红藤30g，败酱草15g，三七粉3g（冲服）。予10剂。

三诊（11月22日）：腹痛消失，阴道未再出血。11月20日查血β–HCG：OU/L。B超：子宫附件未见异常。今日月经来潮，血量不多，色淡红，乳房微胀，小腹坠痛，腰酸乏力。舌红、边尖有刺，舌苔薄白，脉弦滑。包块已无，经汛来潮，当以行气活血调经之法治之以善其后。

方药：当归10g，白芍10g，熟地黄15g，香附10g，柴胡10g，桂枝10g，茯苓12g，牡丹皮10g，乌药10g，木香6g，延胡索10g，益母草12g。予7剂。

11月30日患者特意来告，服药后经来顺畅，量色如常，腹痛消失，5日后经净。现无不适。

按语：陈旧性宫外孕系输卵管妊娠流产或破裂时间较久，腹腔内血液已形成血肿包块，而病情相对稳定者。中医无"陈旧性宫外孕"病名，多将其归入"妊娠腹痛"、"癥瘕"等病范畴，其病机属血瘀少腹。《景岳全书·妇人规》："瘀血留滞作癥，唯妇人有之，其证或由经期，或由产后……总由血动之时，余血未净，而一有所逆，则留滞日积，而渐以成癥矣。"这与陈旧性宫外孕包块的形成有相似之处。血瘀少腹，脉络损伤，络伤血溢，血不循经则成瘀，瘀血阻滞，气血运行不畅则腹痛拒按。血不归经则阴道反复流血，血溢于小腹，积聚成块，逐日增大而成癥瘕。故活血化瘀、消癥散结为治疗关键。丹参、赤芍、三七粉可活血通络，化瘀止痛，其中三七粉不仅活血化瘀，还有止血之功，有"止血而不留瘀，化瘀而不伤正"之效。血瘀少腹，积聚已成，红藤、败酱草、夏枯草、桂枝、茯苓、三棱、莪术诸味药不仅可以消癥散结，祛瘀止痛，有消除粘连，减少渗出，促进包块消散吸收的功效，红藤、败酱草、夏枯草还可以清热解毒，消痈排脓，防止瘀阻化热，形成局部炎症。初诊时，血β–HCG值较高，故在活血化瘀基础上加用蜈蚣、全蝎等辛温走窜的动物药，不仅加强了通络散结止痛的功效，还有杀灭胚胎的作用。

二诊时，血β–HCG值已明显下降，故去杀胚之品，加入延胡索、山慈菇等行气散结药物，促进包块吸收，减少局部炎症。三诊时，包块已消，经汛来潮，只需行气活血、调经止痛则可。观此病案诊治过程，中药之功不仅在于它安全、方法简单，而且可以加快血肿包块吸收，消除炎症，防止局部病灶机化、粘连，保持输卵管的通畅和完整性，为无子女的患者再次妊娠提供了更多的机会。

（二）案二

吴某，女，28岁，已婚。

就诊日期：2013年3月6日

主诉：停经90余天，间断腹痛伴阴道出血50余天。

现病史：患者停经40余天，于1月14日服破血药剂，即腹痛、阴道时有少量出血，1月29日突然腹痛加剧，下腹坠胀，阴道出血少，注射黄体酮未效。2月19日住院治疗，妇科检查阴道有少量棕色分泌物，宫颈微着色，光滑，质较硬，宫体稍大，后位，活动好，压痛（＋），附件右侧可触到7cm×6cm大小囊性包块，压痛明显，后穹窿穿刺抽出约2.5mL暗红色不凝固血液，诊为陈旧性宫外孕。因患者惧怕手术，请中医诊治。现右侧少腹挛急而痛，触及鸡蛋大小的包块，压痛明显，阴道少量出血，色暗红，伴手足不温，面色萎黄，唇甲色淡，瘀惫乏力。

（1）查体：脉沉迟涩弱。

（2）诊断：异位妊娠。

（3）辨证：血瘀气滞，少腹积聚。

（4）治法：温经祛瘀，消散积聚。

（5）方药：桂枝 9g，茯苓 15g，桃仁 18g，牡丹皮 9g，炒白芍 12g，益母草 30g，丹参 30g，香附 9g，荔枝核 9g。5 剂，水煎空腹服。

二诊（3月13日）：右少腹包块缩小，挛痛减轻，唯有阴道小量出血，舌脉同前。仍宗上法，改用少腹逐瘀汤加味：炒小茴香 4.5g，炮姜 4.6g，元胡 9g，炒五灵脂 9g，制没药 9g，川芎 9g，当归 30g，炒蒲黄 9g，官桂 4.5g，赤芍 9g，香附 9g，荔枝核 9g。15 剂，水煎空腹服。

四诊（4月21日）：精神转佳，食欲增加，停药 3 天后曾 2 次少量出血。近感口舌干燥，为上方药性偏温燥，更方如下：丹参 30g，益母草 15g，当归 15g，川楝子 9g，赤芍 9g，元胡 9g，香附 9g，荔枝核 12g，炒五灵脂 12g，桃仁 9g，制乳香、没药各 9g，炙草 6g。5 剂，水煎服。服药后妇科检查右侧附件包块消失。仍用上方改为丸剂，以善其后。

按语：陈旧性宫外孕，为输卵管妊娠流产或破裂时间较久，腹腔内血液形成血肿包块，而病情相对稳定者。柴师根据本病少腹有包块、压痛或拒按，下腹坠胀不适，阴道少量出血，或夹杂黑色血块等临床特征，主张从"积聚"论治。一般来说，陈旧性宫外孕，病程较长，气血俱虚，正气未复，虽见有形之"积聚"，但因瘀血结聚不甚，未至坚硬之程度，故与积聚日久，质地坚硬者的破血逐瘀之治法有所不同。柴师，本病瘀血积聚不甚，且腹腔多为不凝固血液，尚有温化消散的治疗条件，故法宗《内经》"温则消而去之"的理血方法，在遣方用药时，突出温经祛瘀，准散积聚的特点。对于少腹包块较小且软，腹痛不堪，阴道出血较少者，常用《金匮要略》桂枝茯苓丸合《傅青主女科》生化汤加味化裁，以活血化瘀，缓消癥积对于包块较大，腹痛拒按，坠胀不适，阴道出血紫黑且夹有血块，舌有瘀斑、瘀点，脉沉涩者，多用《医林改错》少腹逐瘀汤，或膈下逐瘀汤加味化裁，以活血祛瘀、消癥散积。由于本病瘀血积聚较久，最易阻滞气机，加之理气药能促进血行，消散积聚，故使用以上诸方，除膈下逐瘀汤需配伍理气药外，余者均可酌加香附、青皮、荔枝核、炒枳实等行气散结之品，以提高疗效。

（三）案三

范某，女，32 岁，已婚。

就诊日期：2012 年 4 月 16 日

主诉：停经 50 余天，腹痛 1 天，昏厥 2 次。

现病史：患者停经 50 余天，于当日上午突发右侧少腹剧烈疼痛，渐扩散至全腹疼痛，冷汗淋漓，昏厥 2 次，以妇科急诊住院。入院后疼痛稍有缓解，妇科检查宫颈呈紫蓝色，有摇举痛，后穹窿饱满，穿刺抽出不凝固暗红色血液，右腹部压痛明显，叩诊有移动性浊音，诊为子宫外孕，建议立刻手术。因患者拒绝手术，现自诉全腹疼痛，右下腹为甚，但较发病时缓和，冷汗时出，阴道少量出血。

查体：望诊见面色苍白，口唇、眼睑无血色，腹诊见腹肌紧张，疼痛拒按，右少腹痛甚，舌质淡白，苔白润，脉沉涩略数，重按微细弱。血压 10.7/8kPa。

诊断：异位妊娠。

辨证：气血暴脱、血蓄少腹。

治法：温经止血、养血祛瘀。

方药：当归 30g，炒白芍 9g，桂枝 9g，吴茱萸 6g，川芎 6g，半夏 9g，麦冬 12g，阿胶（烊化）9g，党参 15g，益母草 15g，鲜生姜 6g，炙草 6g，红糖 60g。2 剂，水煎空腹服。

二诊（4 月 21 日）：腹痛减轻，右腹有 20mm×20mm 大小囊性包块，按之痛增，稍有胀感阴道仍有少量出血，色暗夹有血块，舌脉同前。仍用上方加牡丹皮 6g，元胡 6g，6 剂，水煎空腹服。

三诊（4 月 28 日）：腹部微痛，包块触摸不清，阴道出血增多，色暗，夹有血块。今晨下床活动，突然昏厥，约 10 分钟后清醒，面色苍白，四肢逆冷，时冷汗出，脉沉弱而涩。此为妊娠终止，子宫蜕膜剥脱而阴道大量出血，属"外崩致脱"，急当益气固脱、回阳救逆，方用参附汤合当归补血汤加减：生黄芪 30g，当归 15g，党参 15g，熟附子 9g，炒枣仁 15g，炙甘草 6g。1 剂，开水煎后，分两次急服。药后四肢渐温，冷汗甚微，腹痛绵绵，后投益气补血、甘缓止痛之黄芪建中汤、温经汤、当归补血汤等调治 10 余日，痊愈出院。

按语：宫外孕破裂，是输卵管妊娠破裂或流产，发生腹腔内急性大量出血、剧烈疼痛的妇产科急腹症。本病大量血液流入腹腔，突发性剧烈腹痛，面色苍白，四肢厥逆，冷汗淋漓，甚或昏厥，脉微欲绝等症状，属于中医"内崩"，或"内崩致脱"范畴。由于内崩之后，既有阴血暴脱、阳气衰微之虚，又有少腹瘀血、经脉阻滞之实，故当标本同治、虚实兼顾，总以益气固脱、温经止血、养血祛瘀为治疗原则。临证时则可权衡标本缓急的轻重不同而治疗有所侧重，若因内崩致脱，病情危笃，阳气衰微，宜益气固脱、回阳救逆以治其标，方用《正体类要》参附汤合《内外伤辨惑论》当归补血汤加味化裁。若内崩而脱证较轻，或脱证既经急救，气充阳回，脱证渐复者，则宜温经止血、养血祛瘀以标本同治，方用《金匮要略》温经汤为主，或用黄芪建中汤合胶艾汤加味化裁。在治疗用药方面切忌孟浪攻逐，宜慎用三棱、莪术、水蛭、蛇虫等破血逐瘀之品，做到祛瘀而不伤正，止血又不留瘀。对此，提出温经止血、养血祛瘀之法，一则温通血脉，促进腹腔内出血的吸收；二则祛瘀止血，制止出血并能消散腹腔血肿包块；三则补气养血，治疗气血暴虚之不足。三者相合，标本同治，虚实兼顾，是较为安全稳妥的治疗方法。所以选用温经汤为主，或黄芪建中汤合胶艾汤，即是针对本病的用药特点而定。

此外，本病出现的脱证除内崩所致外，当腹腔内出血已止，血肿包块渐消，病情较为稳定之时，由于气血暴虚难以速复，复因终止妊娠后，子宫蜕膜剥脱，阴道出血较多，亦极易形成脱证，与前者相对而言，属于"外崩致脱"。外崩致脱可以预见和及早预防，其治法与内崩致脱基本相同，临床根据病程及出血等症，应及早判断并给予治疗，以防患于未然。

第六节　盆腔炎性疾病

盆腔炎性疾病是女性常见病，指女性上生殖道及其周围结缔组织的炎症，多发生于产后、流产后和妇科手术后。炎症可局限于一个部位，也可同时累及几个部位。按感染部位可分为子宫内膜炎、子宫肌炎、输卵管炎、输卵管卵巢脓肿、盆腔结缔组织炎、盆腔腹膜炎以及盆腔脓肿等。按临床发病过程分为盆腔炎性疾病和盆腔炎性疾病后遗症，相当于既往的急性盆腔炎和慢性盆腔炎。

盆腔炎是一种常见的妇科疾病，多见于育龄期妇女。在一些性生活紊乱、性病泛滥的国家中，此病尤为常见。国外有人对 8450 例 15 ~ 44 岁的女性进行了分析，结果显示，15 ~ 19 岁者盆腔炎发病率为 3%，30 ~ 34 岁者发病率为 14%；结婚时间长久者发病率为 19%，新近结婚者发病率为 12%，而未婚者发病率为 6%；第一次性交年龄在 15 岁以下者其发病率较第一次性交大于 19 岁者高 3 倍，越年轻开始性生活其发病率越高；发病率与性伴侣的多少也有关，仅有一个性伴侣者发病率为 7%，有多个性伴侣者发病率则为 10% ~ 22%，性伴侣多于 10 个者其发病率较仅有一个性伴侣者高 3 倍。在我国，由于个人卫生及医疗条件的限制，或对妇科小手术的无菌操作重视不足，以及宫内节育器的广泛应用等原因，盆腔炎也较常见。

盆腔炎属于中医学的"带下病""妇人腹痛""热入血室""产后发热""癥瘕"等范畴。

一、病因病机

（一）中医

中医学盆腔炎性疾病的发生一般都有明显的诱发因素，如分娩、流产、宫腔手术操作、经行房事等，此时妇人胞宫、胞脉空虚，血室正开，气血耗伤而余血未尽，若调摄失当，或手术消毒不严，湿、热、毒邪乘虚而入，与气血相搏结，蕴积胞宫、胞脉、胞络，冲任损伤，正邪交争而成。

至于盆腔炎性疾病后遗症，中医学与以下因素有关。

1. 湿热瘀结　宿有湿热内蕴，流注下焦，阻滞气血，瘀积冲任；或经期产后，余血未尽，感受湿热之邪，湿热与血象搏结，瘀阻冲任，胞脉血行不畅而发病。

2. 气滞血瘀　素性抑郁，或愤怒过度，肝失条达，气机不利，气滞而血瘀，冲任阻滞，胞脉血行不畅而发病。

3. 寒湿凝滞　经行产后，余血未尽，冒雨涉水，感寒饮冷；或久居寒湿之地，寒湿伤及胞脉，血为寒湿所凝，冲任阻滞，血行不畅而发病。

4. 脾虚湿瘀互结　素体脾虚，或饮食、劳倦、思虑伤脾，脾虚运化失司，湿浊内生，注于下焦，与瘀血相搏结，湿瘀互结，冲任损伤而发病。

5. 肾阳虚　素秉肾气不足，或房事过度，命门火衰；或经期摄生不慎，感受风寒，寒邪入里，损伤肾阳，冲任失于温煦，胞脉虚寒而发病。

盆腔炎性疾病急性期以实证为主，盆腔炎性疾病后遗症则以虚实夹杂居多。

（二）西医

西医盆腔炎性疾病是由于产褥期、流产后，或宫腔、盆腔手术，或经期不注意卫生等原因，机体的自然防御功能受到破坏，病原体沿生殖道黏膜上行蔓延，或经淋巴系统蔓延，或经血循环传播，或经腹腔其他脏器感染后，直接蔓延侵入内生殖器官及其周围结缔组织、盆腔而致病。引起盆腔炎的病原体有两个来源，来自原寄居于阴道内的菌群和来自外界的病原体。病原体可以仅为需氧菌或仅为厌氧菌，但以需氧菌及厌氧菌混合感染为多见，可伴有或不伴有性传播疾病的病原体，性传播疾病的病原体主要为淋病奈氏菌和沙眼衣原体。据报道在西方国家性传播疾病的病原体是引起盆腔炎的主要病原体，在美国，40%～50%盆腔炎是由淋病奈氏菌引起，10%～40%盆腔炎可分离出沙眼衣原体。在我国，淋病奈氏菌、沙眼衣原体引起的盆腔炎也在增加，已引起人们的重视。

盆腔炎性疾病的病理改变主要表现为急性子宫内膜炎、子宫肌炎、急性输卵管炎、输卵管积脓、输卵管卵巢脓肿、急性盆腔腹膜炎、急性盆腔结缔组织炎，甚至并发肝周围炎及脓毒血症。若盆腔炎性疾病未能及时正确治疗，则可形成盆腔炎性疾病后遗症，主要表现为输卵管阻塞不孕、异位妊娠、慢性盆腔痛以及盆腔炎性疾病的反复发作。

二、临床表现

（一）症状

盆腔炎性疾病症状：常见症状为下腹痛、发热、阴道分泌物增多，若病情严重可有寒战、高热、头痛、食欲缺乏。若有腹膜炎，则出现消化系统症状如恶心、呕吐、腹胀、腹泻等。若有脓肿形成，可有下腹包块及局部压迫刺激症状：排尿困难、尿频、尿痛或腹泻、里急后重感和排便困难。若有输卵管炎的症状和体征并同时有右上腹疼痛者，应怀疑有肝周围炎。月经期发病可出现经量增多、经期延长。

盆腔炎性疾病后遗症的症状有：全身症状不典型，有时可有低热、乏力；病程较长时可有神经衰弱症状；抵抗力下降时可有急性及亚急性发作；腹部症状：下腹部坠胀、疼痛以及腰骶部酸痛，常在性交后、经期前后以及劳累后发作；月经失调、不孕等。

（二）体征

盆腔炎性疾病：体温升高，心率加快，腹胀，下腹部有压痛、反跳痛及肌紧张，肠鸣音减弱或消失，严重病例呈急性病容。盆腔检查：阴道可见脓性分泌物，穹窿有明显触痛；宫颈充血、水肿，可见脓性分泌物从宫颈口外流，举痛明显；宫体稍大，有压痛，活动受限；子宫两侧压痛明显，若为单纯输卵管炎，可触及增粗的输卵管，有明显压痛；若为输卵管积脓或输卵管卵巢脓肿，则可触及包块且压痛明显；宫旁结缔组织炎时，可扪到宫旁一侧或两侧有片状增厚，或两侧宫骶韧带增粗，压痛明显；若有脓肿形成且位置较低时，可扪及后穹窿或侧穹窿有肿块且有波动感，三合诊常能协助进一步了解盆腔情况。

盆腔炎性疾病后遗症：常有子宫呈后位，活动受限或粘连固定；若有输卵管炎，可扪及一侧或两侧增粗的输卵管，成条索状，并有轻度压痛；若有输卵管积水或囊肿，在附件区有片状增厚或扪及边界不清的包块，可有压痛。

（三）常见并发症

盆腔炎性疾病的常见并发症主要有败血症、脓毒血症、肠梗阻、月经不调、不孕症、异位妊娠等。

1. 败血症、脓毒血症　当病原体毒性强，数量多，患者抵抗力降低时，常发生败血症，甚至脓毒血症。多见于严重的产褥感染、感染流产。

2. 肠梗阻　当盆腔内器官发生严重感染，引起弥散性腹膜炎时，可引起麻痹性肠梗阻。

3. 月经不调　子宫内膜炎或输卵管卵巢炎可引起月经不调，表现为月经过多或经期延长或不规则阴道出血。

4. 不孕症、异位妊娠　输卵管炎性阻塞和盆腔粘连，可引起不孕症和异位妊娠。

三、诊断

（一）盆腔炎性疾病诊断要点

有相关的急性感染病史、盆腔炎性疾病的典型症状；妇科检查见阴道充血、水肿、大量分泌物，宫体压痛、活动受限，双侧附件有压痛、可触及肿块或增厚；辅助检查证实有感染，阴道或宫颈分泌物培养发现病原体，疑盆腔脓肿者可做后穹窿穿刺见到脓液可确诊；子宫内膜活检可证实子宫内膜炎；腹腔镜检查可发现输卵管充血、水肿和盆腔脓性分泌物，可确诊盆腔炎性疾病。

（二）盆腔炎性疾病后遗症诊断要点

有盆腔炎性疾病发作史和盆腔炎性疾病后遗症的症状和体征；妇科检查常有子宫呈后位，活动受限或粘连固定；若有输卵管炎时可在宫旁触及增粗的输卵管，成条索状，有压痛；若有输卵管积水或囊肿，可扪及囊性肿物，欠活动，压痛。B超发现双附件增宽、增厚或有炎性包块或有盆腔积液；腹腔镜检查可直接观察盆腔炎症改变、可做活检，做出诊断的同时进行治疗。

四、鉴别诊断

（一）盆腔炎性疾病的鉴别诊断

盆腔炎性疾病应与急性阑尾炎、卵巢囊肿蒂扭转、异位妊娠等相鉴别。

1. 急性阑尾炎　均可有发热、腹痛、血白细胞升高。但急性阑尾炎一般有转移性右下腹痛。检查见麦氏点压痛、反跳痛明显，腰大肌征、闭孔肌征可阳性，直肠指检前壁右侧有压痛，而妇科检查可无阳性征。

2. 异位妊娠　均可有腹痛、阴道出血。但异位妊娠一般有不规则阴道流血或停经史，突发下腹部剧痛，可有昏厥，一般无发热，检查有腹腔内出血及贫血征，甚至有休克征，尿妊娠试验阳性，后穹窿穿刺可抽出不凝血。

3. 卵巢囊肿蒂扭转　均可有腹痛。但卵巢囊肿蒂扭转有卵巢囊肿病史，因体位改变而突发一侧下腹剧痛，常伴恶心、呕吐，妇科检查可扪及张力较大的肿块，有压痛，早期可无发热、血白细胞升高等感染征。

（二）盆腔炎性疾病后遗症的鉴别诊断

盆腔炎性疾病后遗症应与子宫内膜异位症、盆腔瘀血综合征、卵巢囊肿、卵巢癌等相鉴别。

1. 子宫内膜异位症　以痛经、月经不调、不孕为主要症状，痛经呈进行性加剧，妇科检查在子宫直肠陷凹或宫骶韧带或子宫后壁下段等部位可扪及触痛性结节，若伴有卵巢子宫内膜异位囊肿，则可在一侧或双侧附件区扪到与子宫相连的不活动的囊性肿块，有轻压痛，B超或腹腔镜检查可以鉴别。

2. 盆腔瘀血综合征　症状与慢性盆腔炎相类似，长期下腹疼痛、腰骶痛，但妇科检查可无异常体征，可通过盆腔静脉造影术、腹腔镜检查以鉴别。

3. 卵巢囊肿　输卵管积水或输卵管卵巢囊肿除有盆腔炎病史外，肿块呈腊肠形，囊壁较薄，周围有粘连；而卵巢囊肿一般以圆形或椭圆形较多，周围无粘连，活动自如。

4. 卵巢癌　附件炎性包块与周围粘连，不活动，多为囊性；而卵巢癌为实性，多较大，伴或不伴腹腔积液。

五、辨证论治

（一）湿热蕴结证

证候：少腹隐痛，或疼痛拒按，痛连腰骶，低热起伏，经行或劳累时加重，带下量多，色黄，质黏稠，胸闷纳呆、口干不欲饮，大便溏或秘结，小便短赤。舌边红，苔黄腻，脉弦数或滑数。

辨证：湿热之余邪与气血搏结于冲任胞宫，则少腹部疼痛；邪正交争，病势进退，则低热起伏；经行、劳累耗伤气血，正气虚衰，则病势加重；湿热下注则带下量多色黄；湿热瘀结内伤，则胸闷纳呆、口干便溏或秘结，小便黄赤；舌脉所见亦为湿热瘀结之象。

治法：清热利湿，化瘀止痛。

主方：银甲丸（《王渭川妇科经验选》）加丹参、毛冬青、忍冬藤、三七片。

处方举例：金银花 12g，连翘 12g，升麻 6g，红藤 12g，蒲公英 12g，生鳖甲 10g，紫花地丁 9g，蒲黄 6g，椿根皮 9g，大青叶 9g，茵陈 12g，琥珀末 3g，桔梗 8g，丹参 9g，毛冬青 10g，忍冬藤 9g，三七片 5g。

加减：湿邪甚，腹胀痛者，加茯苓、厚朴、大腹皮以行气祛湿；便溏者加白术、藿香以健脾燥湿。

（二）气滞血瘀证

证候：少腹部胀痛或刺痛，经行腰腹疼痛加重，经血量多有块，瘀块排出则痛减，带下量多，婚久不孕；经前情志抑郁，乳房胀痛，舌紫暗或有瘀点，脉弦涩。

辨证：肝失条达，气滞血瘀，血行不畅，冲任阻滞，不通则痛，故小腹或少腹胀痛，拒按；肝脉不舒，气机不利，则见胸胁、乳房胀痛；气血瘀结，带脉失约则带下量多；胞脉闭阻则婚久不孕。舌紫暗或有瘀点，脉弦涩，为气滞血瘀之征。

治法：活血化瘀，理气止痛。

主方：膈下逐瘀汤。

处方举例：五灵脂6g，当归9g，川芎6g，桃仁9g，牡丹皮6g，赤芍6g，乌药6g，延胡索6g，甘草9g，香附5g，红花8g，枳壳9g。

加减：因湿热滞留，冲任胞宫气机失畅而起，症见低热起伏，加败酱草、蒲公英、黄柏、土茯苓、柴胡清热祛湿；瘀乏无力食少，加入参、白术、焦山楂、鸡内金以益气消导；有炎症结块者，加皂角刺、三棱、莪术活血消癥。

（三）寒湿凝滞证

证候：小腹冷痛或坠胀，经行腹痛加重，喜热恶寒，得热痛缓，经行错后，经量少，色暗，带下淋漓，神疲乏力，腰骶冷痛，小便频数，婚久不孕。舌暗红，苔白腻，脉沉迟。

辨证：寒湿留滞冲任、胞宫，凝涩血脉，血行不畅，则小腹冷痛，经行加重；寒性凝滞故经行错后量少；寒伤阳气，阳气不振，则神疲乏力，腰骶冷痛，宫寒不孕；湿邪下注则带下淋漓，小便频数；舌脉所见为寒湿凝滞之象。

治法：祛寒除湿，活血化瘀。

主方：少腹逐瘀汤。

处方举例：小茴香5g，干姜（炒）3g，延胡索9g，没药（研）6g，当归9g，川芎6g，官桂3g，赤芍6g，蒲黄9g，五灵脂（炒）6g。

加减：若胸胁胀痛加郁金、川楝子行气止痛；带下量多加薏苡仁、白芷祛湿止带。

（四）气虚血瘀证

证候：下腹疼痛，痛连腰骶，经行加重，或胞中结块，神疲乏力，食少纳呆，经量多，色淡暗有块，带下量多。舌暗，或有瘀点瘀斑，苔白，脉细弦。

辨证：瘀血留著于冲任胞宫，则下腹部疼痛结块，痛连腰骶；经期血室正开，瘀随血下，则疼痛加重；久病气虚失摄，故经量多，中气不足则神疲乏力，食少纳呆；气虚津液不化，水湿下注，则带下量多；舌脉所见为气虚血瘀之象。

治法：益气健脾，化瘀散结。

主方：理冲汤（《医学衷中参西录》）。

处方举例：生黄芪12g，党参12g，白术9g，山药9g，天花粉12g，知母6g，三棱5g，莪术5g，生鸡内金6g。

加减：若腹痛不减加延胡索、蜈蚣活血止痛；腹泻去知母，重用白术健脾燥湿；虚热未清加生地黄、天门冬清热凉血；无结块者，去三棱、莪术。若病久及肾，少腹疼痛，绵绵不休，腰脊酸痛，膝软乏力，带下量多，质稀；神疲，头晕目眩，性欲冷淡；舌暗苔白，脉细弱。宜补肾活血，壮腰宽带，方选宽带汤（《傅青主女科》）。

六、医案举例

（一）案一

闵某某，女，46 岁，已婚。就诊日期：2002 年 4 月 23 日。

主诉：下腹疼痛反复发作 2 年，加重 1 周。

现病史：患者 2 年来下腹疼痛反复发作，伴白带增多，腰酸乏力，曾在某医院查血 CA－125：128U/mL，明显增高，诊断为慢性盆腔炎，予抗生素治疗无效。就诊时下腹疼痛发作 1 周，隐痛为主，拒按，带下绵绵，色黄腥臭，腰酸如折，神疲乏力，食欲缺乏。

查体：舌红、苔黄腻，脉细。妇检：子宫后位正常大小，压痛±，双侧附件均增厚，压痛。B 超提示：子宫直肠窝积液。

诊断：慢性盆腔炎。

辨证：正气已虚，湿热瘀结。

治法：益气利湿，解毒化瘀。

方药：生黄芪 20g，制苍术、制大黄、牡丹皮、丹参、蚤休、赤芍、炒川楝子各 10g，红藤、败酱草各 30g，黄柏 6g，甘草 5g。10 剂。配合中药自制制剂妇外 4 号每日保留灌肠（经期暂停）。

二诊：腰酸腹痛明显减轻，带下减少色转白，再拟前方加减，仍配合保留灌肠法调理 3 月，B 超复查：子宫、附件无异常，后穹窿积液已除。妇检：子宫及双侧附件无压痛。随访半年盆腔炎未发作。

按语：盆腔炎散见于"带下病""少腹痛""热入血室"等论述中。本例患者病程日久，病势缠绵，正气已衰，湿热之邪留滞，故下腹疼痛反复发作，伴带下量多、色黄腥秽，治疗当标本兼顾，扶正祛邪。药用生黄芪扶助人体正气，逐邪外出；红藤、败酱草、蚤休、黄柏、大黄等清热解毒；丹参、赤芍、牡丹皮等活血化瘀；苍术燥湿健脾；川楝子疏肝理气；甘草调和诸药。配合外治法保留灌肠使清热解毒之药液通过直肠静脉丛直接吸收入盆腔，综合治疗慢性盆腔炎，获得了良好的疗效。

（二）案二

张某某，31 岁，已婚，职员。初诊日期：1981 年 12 月 24 日。

主诉：下腹痛间作 9 月。

现病史：月经 14 岁初潮 5/28 天，量中有痛经史。1981 年 3 月 25 日人流术后，经转腹痛增剧，经后则腰痛头晕，妇检右侧附件增厚压痛，诊断为附件炎。末次月经 12 月 2 日，适值月中，小腹隐痛，口唇干裂，大便秘结。

查体：舌边尖红，苔薄腻，脉沉细弦。

诊断：盆腔炎。

辨证：冲任受伤，热瘀交阻。

治则：清经益肾。

方药：生地黄 12g，丹参 12g，牡丹皮 9g，红藤 15g，川楝 9g，延胡索 6g，蒲公英 15g，续断 12g，泽泻 12g，桑寄生 12g，桑葚子 12g。7 帖。

二诊（1月7日）：月经周期已近，腹痛带下渐增，腰痛便结。舌红，苔薄腻，脉弦细带数。证属湿热蕴阻，肝肾阴虚，宜清热利湿，益肾调经。

生地黄12g，牡丹皮9g，赤芍9g，红藤15g，蒲公英15g，败酱草15g，生薏苡仁12g，带皮茯苓12g，制香附12g，女贞子12g，刘寄奴12g。7帖。

三诊（3月4日）：2月16日经转，腹痛明显减轻，5天净。经后腰痛乏力，口干尿频。舌红，苔薄黄腻，脉沉细经。证属冲任有热，肝肾阴虚，治宜清热养阴。

生地黄12g，青蒿9g，蒲公英12g，红藤12g，银花12g，生甘草4.5g，知母、黄柏（各）9g，续断12g，桑寄生12g。7帖。

按上法共调治十诊。

十一诊（8月25日）：调治后痛经已愈八九，湿热亦减，唯阴血耗损颇甚，末次月经8月6日，经后头晕乏力，腰酸。舌偏红，苔薄腻有齿印，脉沉细弦。治宜清养肝肾。

生地黄、熟地黄（各）12g，女贞子12g，桑葚子12g，牡丹皮9g，赤芍、白芍（各）9g，制黄精12g，肉苁蓉12g，瓜蒌仁9g，柏子仁12g，续断12g，狗脊12g。7帖。

随访至9月份已受孕。

按：本例人流后血室正开，胞宫空虚之时，湿热之邪内侵，以致气血运行受阻，气滞血瘀，不通则痛。病机以湿热瘀阻为主，故立清热化瘀利湿为法。方中红藤、蒲公英、败酱草清热解毒。薏苡仁、带皮茯苓利湿，牡丹皮、丹参、生地黄活血凉血，川楝子、延胡索、刘寄奴理气化瘀，疏络止痛，重则加青蒿、知母、黄柏、银花、生甘草，佐以续断、桑寄生等益肾调经。经上法调治十诊，痛经基本治愈，此类患者一般病程较长，邪热虽去，正气亦伤，阴血耗损较甚，故十诊经后予清养肝肾之品，略加理气活血之帖，标本兼顾，痛经愈而旋即受孕。

第七节　闭　经

闭经分原发性闭经和继发性闭经。原发性闭经为女性年龄超过14岁，第二性征未发育；或者年龄超过16岁，第二性征已发育，月经还未来潮。继发性闭经为女性正常月经周期建立后，月经停止6个月以上；或按自身原有月经周期停止3个周期以上。按生殖轴病变和功能失调的部位分为下丘脑性闭经、垂体性闭经、卵巢性闭经、子宫性闭经以及下生殖道发育异常性闭经。按照发病原因，闭经又可分为生理性与病理性，生理性闭经有青春期前、妊娠期、哺乳期与绝经后。病理性闭经中，原发性闭经约占5%，以先天性疾病多见，如各种性发育异常等；继发性闭经多考虑后天发生的疾病。

本节讨论之闭经主要包括中枢神经、下丘脑、垂体、卵巢、子宫、子宫内膜或甲状腺等功能性病变引起的闭经；肿瘤等器质性病变所致闭经、生殖器官先天发育异常或后天损伤所致闭经不属本节重点讨论范围。

中医妇科与西医妇科的闭经概念基本相同，只是继发性闭经的诊断时间中医妇科既往以停经3个月为诊断依据，目的主要为早期诊断和治疗，满足患者需求。

一、病因病机

（一）中医

中医学闭经的病因有虚实之分，虚者主要是经血匮乏致胞宫胞脉空虚，无血可下；实者多为胞宫胞脉壅塞致经血的运行受阻，或经隧不通，或气血郁滞。虚实可单独为病，也可相兼为病。

1. 精血不足，血海空虚

（1）肾气亏虚：禀赋不足、肾气未盛、精气未充，或多产、堕胎、房劳伤肾，或久病及肾，肾气亏虚，生精乏源，以致精血匮乏，冲任空虚。

（2）肝肾阴虚：若素体肝肾阴虚，阴血不足，冲任血少，或多产房劳，肾精暗耗，肾阴虚损，肾水不足，肝木失养，肝肾阴虚，冲任血少，胞脉空虚。

（3）气血虚弱：脾胃素弱，或饮食劳倦，或忧思过度，或谷食不足，或节食减重，以致气血化源不足；或吐血、下血、堕胎、小产失血，或哺乳过长过久，或患虫疾耗血，以致失血伤血而不足。

（4）阴虚血燥：素体阴虚，或失血伤阴，或久病耗血伤阴，或过食辛燥伤阴，阴虚不足，虚热又生，热邪复伤阴，从而加重阴伤，营阴不足，阴血亏虚。

2. 冲任瘀阻，经血不泻

（1）气滞血瘀：素性郁闷，或精神紧张，或七情内郁，或病久抑郁，肝郁不舒，气机郁滞，冲任气血瘀阻。

（2）痰湿阻滞：素多痰湿，或嗜食肥甘厚味，酿生痰湿，或肥胖之人，多痰多湿，或脾虚失运，痰湿内生，下注冲任，冲任壅塞，气血运行受阻。

（3）寒凝血瘀：素体阳虚，或过食生冷，或经产之时，血室正开，或冒雨涉水，寒邪外袭，或过用寒凉之品，或久病伤阳，寒从内生，血为寒凝，瘀滞冲任。

3. 虚实夹杂，脏虚血瘀　肾精匮乏，精不化血，血少气虚，血运不畅，冲任瘀滞；或肾阴虚亏，阴血不足，冲任涩滞；或肾阳素虚，寒从内生，虚寒滞血，冲任不畅；或肾气不足，行血无力，冲任瘀滞；或手术伤损冲任，不能传送脏腑化生气血，离经之血瘀滞冲任。冲任既虚且瘀，故经血不得泻。

从上可见，闭经的病因病机虚者多责之肾、肝、脾之虚损，精、气、血之不足，血海空虚，经血无源以泄；实者多责之气血、寒、痰之瘀滞，胞脉不通，经血无路可行；尚有虚实相兼为病的。本病虚多实少，虚实可并见或转换。

（二）西医

病理性闭经的病因十分广泛，按照生殖轴病变和功能失调的部位归纳原因如下：

1. 下丘脑性闭经

（1）功能性的闭经：如应激性、运动性和神经性厌食所致的闭经。

（2）基因缺陷或器质性闭经：前者如 Kallmann 综合征，后者包括下丘脑肿瘤及炎症、化疗等原因。

（3）药物性闭经：长期使用抑制中枢或下丘脑的药物等引起。

2. 垂体性闭经　垂体肿瘤、空蝶鞍综合征、先天性垂体病变、Sheehan 综合征均可引起。

3. 卵巢性闭经 先天性性腺发育不全、卵巢抵抗综合征、卵巢早衰等可引起。

4. 子宫及下生殖道发育异常性闭经

（1）先天性子宫性闭经的病因包括苗勒管发育异常和雄激素不敏感综合征。

（2）获得性子宫性闭经的病因包括感染、创伤导致宫腔粘连引起的闭经。

（3）下生殖道发育异常性闭经包括宫颈闭锁、阴道横膈、阴道闭锁及处女膜闭锁等。

5. 其他

包括雄激素水平升高的疾病及甲状腺疾病等。

二、临床表现

（一）症状

1. 主要症状 无月经或月经停闭。表现为女性年龄超过 14 岁，第二性征未发育；或者年龄超过 16 岁，第二性征已发育，月经还未来潮；女性正常月经周期建立后，月经停止 6 个月以上；或按自身原有月经周期停止 3 个周期以上。

2. 伴随症状 常可见阴道干涩，带下量少，或有腰酸腿软，头晕耳鸣，畏寒肢冷，神疲乏力，汗多，睡眠差，心烦易怒，食欲缺乏，厌食，小腹胀痛或冷痛，大便溏薄或干结，小便黄或清长等全身症状。

3. 与病因有关的症状

（1）宫颈宫腔粘连综合征闭经可见周期性下腹疼痛。

（2）垂体肿瘤闭经可见溢乳，头痛。

（3）空泡蝶鞍综合征闭经可见头痛。

（4）席汉综合征闭经可见无力、嗜睡、脱发、黏液水肿、怕冷。

（5）丘脑及中枢神经系统病变所致闭经可见嗅觉丧失、体重下降。

（6）多囊卵巢综合征闭经可见痤疮、多毛。

（7）卵巢早衰闭经可见绝经综合征的症状。

（二）体征

体质瘦弱或肥胖，第二性征发育不良，可有多毛、胡须、溢乳、皮肤干燥、毛发脱落、面目肢体水肿等。

（三）常见并发症

（1）宫颈粘连或宫腔不完全粘连可见宫腔积血，若合并感染可见宫腔积脓。

（2）卵巢早衰闭经可见性欲低下、不孕、绝经综合征、骨质疏松症、骨折、心血管疾病。

（3）多囊卵巢综合征闭经可见肥胖症。

三、诊断要点

闭经是一种症状，其诊断需要结合病史，症状，辅助检查，寻找闭经原因，确定病变部位，再明确具体疾病所在。

（一）病史

根据原发性闭经和继发性闭经的不同了解相关情况。对于原发性闭经，应询问幼年时健康情况，是否曾患过某些严重急、慢性疾病（如结核），第二性征发育情况，家族情况等。对于继发性闭经，应询问既往月经情况（初潮年龄、月经周期、经期、经量、闭经期限及伴随症状等）、有无诱因（如精神因素、环境改变、体重增减、饮食习惯、运动、各种疾病及用药情况、手术史、职业等）、避孕药服用情况。已婚妇女询问生育史及产后并发症史等。

（二）症状

详见临床表现。

（三）辅助检查

1. 体格检查　检查全身发育情况，尤其是第二性征发育状况以及内、外生殖器官有无畸形、缺陷等。

2. 其他根据病因的检查　诊断性刮宫、子宫输卵管造影等用于了解子宫及子宫内膜状态与功能的检查；基础体温测定、阴道脱落细胞检查、宫颈黏液结晶检查、留体激素测定、卵巢兴奋试验、B 型超声监测等了解卵巢功能检查；垂体兴奋试验、催乳素及垂体促性腺激素测定、CT 及 MR 等了解垂体功能检查；染色体，血 T_3、T_4、TSH 检查等其他检查。

四、鉴别诊断

闭经的鉴别诊断主要与生理性的闭经相鉴别。

（一）青春期停经

少女月经初潮后，可有一段时间月经停闭，此属正常现象。

（二）妊娠期停经

已婚妇女或已有性生活史妇女原本月经正常，突然停经，或伴晨吐、择食等早孕反应，妊娠试验阳性，B 超检查可见孕囊或胎心搏动，脉多滑数。

（三）哺乳期停经

产后正值哺乳期，或哺乳日久，月经来潮，妊娠试验阴性，妇科检查子宫正常大小。

（四）自然绝经

已近更年期，原本月经正常或先有月经紊乱，继而月经停闭，伴有更年期综合征表现，妇科检查子宫正常大小或稍小，妊娠试验阴性。

五、辨证论治

（一）肝肾不足证

证候：年逾 16 周岁尚未行经，或由月经后期、量少逐渐至经闭；素体虚弱，腰酸腿软，头晕耳鸣。舌淡红，苔少，脉沉弱或细涩。

辨证：禀赋素弱，肾气不足，天癸未至，冲任未通，故月经迟迟不潮；或天癸虽至，但冲任不充，精血不足，故月经逐渐延后量少而至停闭；腰酸头晕耳鸣，舌淡红苔少，脉沉弱涩，均为肝肾不足之征。

治法：补肾养肝调经。

主方：归肾丸加鸡血藤、首乌。

处方举例：熟地黄12g，山药12g，山茱萸12g，茯苓9g，当归9g，枸杞子12g，杜仲12g，菟丝子12g，鸡血藤15g，首乌9g。

加减：若潮热、五心烦热，甚至盗汗、骨蒸劳热，为肝肾阴虚生热所致。可参照阴虚血燥经闭处理。

（二）气血虚弱证

证候：月经逐渐后延，量少，经色淡而质薄，继而停闭不行；或头晕眼花，或心悸气短，神瘘肢倦，或食欲缺乏，毛发不泽或易脱落，身体羸瘦，面色萎黄。舌淡，苔少或薄白，脉沉缓或虚数。

辨证：屡伤于血，或心脾受损，化源不足，血虚气弱，冲任失养，血海空虚，以致月经停闭。余证均为血虚不荣，气虚不布所致。

治法：补气养血调经。

主方：人参养荣汤（《和剂局方》）。

处方举例：人参12g，黄芪12g，白术9g，茯苓9g，远志6g，陈皮6g，五味子6g，当归9g，白芍9g，熟地黄12g，桂心6g，炙甘草9g。

加减：若因产后大出血所致的闭经，兼见毛发脱落，神情淡漠，阴道干涩，性欲减退，生殖脏器萎缩等，此乃精血亏败，肾气虚惫，冲任虚衰之证，可于上方加鹿茸、鹿角霜、紫河车等血肉有情之品，或制成药丸，缓以图之。若因虫积而致血虚闭经，当先治虫积，继以扶脾胃，补气血而治经闭。

（三）阴虚血燥证

证候：月经量少而渐至停闭；五心烦热，两颧潮红，交睫汗出，或骨蒸劳热，或咳嗽咯血。舌红苔少，脉细数。

辨证：阴虚内热，热燥血亏，血海渐涸，故月经由少以致停闭；并五心烦热，盗汗颧红等虚热证象。阴虚日久，精血亏损，虚火内炽，则骨蒸潮热，或咳嗽咯血等症。舌红苔少，脉细数为阴虚之候。

治法：养阴清热调经。

主方：加减一阴煎加黄精、丹参、枳壳。

处方举例：生地黄12g，熟地黄12g，麦冬9g，白芍9g，知母9g，地骨皮9g，甘草9g，黄精12g，丹参12g，枳壳9g。

加减：若虚烦潮热甚者，加青蒿、鳖甲以清虚热；兼咳嗽，咯血者，酌加五味子、百合、川贝、阿胶以养阴润肺；虚烦少寐，心悸者，加柏子仁、夜交藤以宁心安神；若因实火灼阴，而致血燥闭经者，宜于方中加玄参、黄柏以清热泻火；如有结核病，同时应给以抗结核治疗。

（四）气滞血瘀证

证候：月经数月不行；精神抑郁，烦躁易怒，胸胁胀满，少腹胀痛或拒按。舌边紫暗，或有瘀点，脉沉弦或沉涩。

辨证：气以宣通为顺，气机抑郁，不能行血，冲任不通，则经闭不行；气滞不宣，则精神郁闷，烦躁易怒，胸胁胀满；瘀血内停，积于血海，冲任受阻，则少腹胀痛拒按；舌紫暗，有瘀点，脉沉弦或沉涩，为瘀滞之象。

治法：理气活血，祛瘀通经。

主方：血府逐瘀汤（《医林改错》）。

处方举例：桃仁 8g，红花 8g，当归 9g，生地黄 9g，川芎 6g，赤芍 9g，牛膝 9g，桔梗 9g，柴胡 9g，枳壳 9g，甘草 6g。

加减：若偏于气滞，证见胸胁及少腹胀甚者，加莪术、青皮、木香以行气止痛；偏于血瘀，证见少腹疼痛拒按者，加姜黄、三棱以活血通经；若因实热滞涩而瘀者，证见小腹疼痛灼热、带下色黄、脉数、苔黄，加黄柏、败酱草、牡丹皮以清热化瘀；因实热伤阴而闭经者，参照阴虚血燥闭经处理；若寒凝血瘀，证见四肢不温，小腹冷痛，苔白，脉沉紧者，治宜温经散寒，活血通经，可用温经汤。

（五）痰湿阻滞证

证候：月经停闭；形体肥胖，胸胁满闷，呕恶痰多，神疲倦怠，或面浮足肿，或带下量多色白。苔腻，脉滑。

辨证：素体肥胖，多痰多湿，痰湿阻滞，气血不畅，冲任壅塞，故月经停闭；痰湿困脾，故胸闷呕恶、神疲倦怠；湿浊下注，则带下量多色白；脾湿不运，痰湿内阻，故面浮足肿，苔白腻，脉滑。

治法：豁痰除湿，调气活血通经。

主方：苍附导痰丸（《叶天士女科诊治秘方》）合佛手散（《普济本事方》）。

处方举例：茯苓 12g，法半夏 9g，陈皮 8g，甘草 8g，苍术 9g，香附 9g，胆南星 5g，枳壳 9g，生姜 9g，神曲 9g，当归 9g，川芎 6g。

六、医案举例

（一）案一

殷某某，40 岁，已婚。

初诊日期：2012 年 3 月 17 日。

主诉　闭经 10 月。

现病史：28 岁结婚后顺产一胎，产后用避孕针及口服避孕药，以致月经量渐减，甚至闭经，已有 5 年，每需用黄体酮方转。现已闭经 10 月，乳房小腹作胀，腰疼肢软，神疲乏力。

查体：舌质暗，苔薄腻，脉细。

诊断：闭经。

辨证：肝肾不足。

治则：清养肝肾。

方药：生地黄 12g，白术、白芍（各）9g，益母草 6g，淮山药 12g，菟丝子 12g，枸杞子 12g，桑寄生 12g，续断 12g，狗脊 12g，四制香附丸（包）12g。7 帖。

二诊（6 月 27 日）：上药服用 1 月于 4 月 27 日经转 1 次，现又 2 月未转，无不适。舌质红，苔薄，脉细弦。仍属肝肾阴虚，治清热养阴，活血调经。

当归 12g，赤芍 12g，川芎 9g，生地黄、熟地黄（各）9g，续断 12g，川牛膝 12g，泽兰叶 9g，益母草 15g，马鞭草 15g，鸡血藤 15g。5 帖。

三诊（7 月 18 日）：上药服后 7 月 9 日行经，量中 3 天净。经后头不晕神瘁，胃纳欠佳。脉虚细，舌暗，苔腻少津。证属气阴两虚，治宜益气养阴。

太子参 12g，赤白芍（各）9g，生地黄、熟地黄（各）9g，当归 12g，丹参 12g，云茯苓 9g，炙甘草 4.5g，续断 12g，桑寄生 12g，鸡血藤 15g。7 帖。

按：本例是用避孕药所引起的经少乃至经闭，初诊时已闭经 10 月。曾用活血之剂未效。据临证探讨，西医避孕药是影响了下丘脑－垂体－卵巢轴的功能，抑制卵泡成熟导致闭经。中医脏腑学说有"肾"主生殖及肾上通于脑、下连冲任而系胞宫的论述，肾的阴阳失调则影响脑－肾－冲任－胞宫轴的生理功能而闭经，所以单用活血化瘀通滞之品攻逐无效，急予图功或能一行，但血海涸。临证用大生地、白芍、当归养血；白术、云茯苓、炙甘草、淮山药健脾益气；菟丝子、枸杞子滋肾阴；桑寄生、续断、狗脊益肾调冲；四制香附丸则理气调经。香附一味李时珍称之为"气病之总司，妇科之主帅"，临证常在虚性闭经中与补养药同用，以调气行滞，候血海稍充后使血液流通。经 1 月调治经转，二诊周期又近，予前法中加入活血化瘀之品，寓通于补，使经知转。三诊正值经后，再调补肝肾，益气养血，经水自行。

（二）案二

王某，女，21 岁，2012 年 9 月 24 日初诊，主诉：停经一年余。病史：16 岁月经初潮，平素月经推后常 3 ~ 4 月一至，量少，色淡黯，伴腰酸，乏力，时有头晕，面色萎黄，眠差，舌质淡，苔薄白，脉沉细，子宫附件彩超：子宫体积偏小 33mm × 25mm × 37mm，左卵巢 25mm × 13mm × 15mm，右卵巢 24mm × 11mm × 13mm，内膜 2mm。证属肝肾亏损，心脾血虚，治宜补益肝肾，和养心脾，活血通络。处方，归脾汤合归肾汤化裁：黄芪、党参、熟地各 15g，白术、茯苓、山药、山芋肉、枸杞子、淫羊藿各 12g，当归、香附、陈皮各 10g，远志、桃仁、红花、川芎各 8g，菟丝子、鸡血藤各 20g、甘草 6g。服药 14 剂，月经来潮，量中偏少，时有头晕乏力、腰酸。继以上方出入，连服 40 剂（每月 20 剂），患者面色红晕，月经按时来潮，色量正常。

按：祖国医学对闭经原因的认识，不外虚实痰瘀，虚者不外气血虚，肝肾不足，精血两亏，其多责于心脾，肝肾诸脏。《素问·阴阳别论》："二阳之病发于心脾，有不得隐曲，女子不月。"王冰注释："二阳，谓阳明大肠及胃之脉也；隐曲，隐藏委曲之事也。夫肠胃发病，心脾受之，心受之则血不流，脾受之则味不化，血不流，故女子不月。"《素问·评热病论》："月事不来者，胞脉闭也。胞脉者属心而络于胞中，今气上迫肺，心气不得下通，故月事不来也。"《女科经论》："病发心脾则精气不充，盖精血一物也。上于心而生于脾。"据此，可以知道，闭经与心脾有着密切的关系。吾师临证非常重视心脾二脏对闭经的影响，主张调经当先和养心脾，用四物养心之阴血，四君健脾益气以生血，合淫羊藿、巴戟天、菟丝子、枸杞子以滋养肾精，是可谓"欲其不枯，无如养荣；欲以通之，无如充之。"用香附、丹参、红花疏化气血使之畅通，则经自通。对实证气滞血瘀痰湿内阻，胞宫受寒所致，审证求因分别治之。

（乔　红）

第五章　内科常见病症诊疗经验

第一节　肝硬化

肝硬化是由不同病因引起的慢性进行性、弥散性肝脏严重损害的疾病。肝硬化包括慢性病毒性肝炎、化学性肝损伤（酒精性、药物性及其他化学毒性所致）、自身免疫性、胆汁淤积性、遗传代谢性等。我国以病毒性肝炎所致的肝硬化最常见，其中主要是乙型肝炎。临床上早期由于肝脏功能代偿较强，可无明显症状，后期则有多系统受累，以肝功能损害和门脉高压为主要表现，并常出现消化道出血、肝性脑病、继发感染、癌变等严重并发症。

肝硬化早期属中医的"积聚"范畴，晚期属"鼓胀"范畴。

一、病因病机

（一）中医病因病机

中医学文献虽无肝硬化病名，但根据其临床表现的不同，属于不同范围。临床表现以肝脾大为主者，属中医"积聚"范围，如见腹腔积液则为"鼓胀"，若兼见皮肤面目发黄，又从"黄疸"门中辨治，而这几个主症，均可在本病的先后不同阶段中演变发展，错杂互见，故前人有"黄疸积聚，中满胀病之根"的说法。

本病大多继发于黄疸、蛊毒、疟疾或久泻、久痢之后，并与长期嗜酒，饮食不节，劳欲过度和情志抑郁等因素有关。其病机责之于肝脾受损，气滞血瘀，阻塞脉络，日久结为积聚，进而由脾及肾，肾阳虚衰，气化不利，或阳损及阴，水津失布，则气滞、血瘀、水聚三者错综为患，成为鼓胀。其病因病机分述于下。

1. 湿热邪毒，留着不除　外感湿热邪毒（病毒性肝炎）或在血吸虫疫区遭受感染，未能及时治疗，水毒蕴结，留着不除，导致肝脾气血凝滞，脉络痹阻，日久瘀积而成积聚，进而肝脾日受戕伤，中气亏耗，水湿停聚，则成鼓胀。

2. 情志不畅，气失条达　情志抑郁，肝气不疏，脏腑失和，气机阻滞，脉络受阻，气滞血瘀，日积月累而成积聚。同时，肝失疏泄，则横逆侮脾，脾土受克，运化失职，水湿因而停聚，进而壅塞气机，水湿气血停瘀蕴结，日久不化，逐渐及肾，开阖不利，三脏俱病，而成鼓胀。

3. 酒食不节，湿浊内生　酒食不节，饥饱失宜，或嗜食肥甘厚味，损伤脾胃，脾虚则运化失职，以致清浊混淆，壅塞中焦，脾土壅滞则肝失条达，气血郁滞则瘀凝积聚。脾虚愈甚，进而波及于肾，开阖不利，水浊渐积渐多，终至水不得泄。

4. 劳欲过度，正虚邪恋　肾为先天之本，脾为后天之本，劳欲过度，伤及脾肾，涸受邪毒，正虚邪恋，积聚乃成。若失治误治，或病势自行发展，脾气愈虚，肾不化气，则湿聚水生，气血凝滞而成鼓胀。

综上可知，邪毒感染，情志所伤，酒食不节及劳欲过度等导致气血凝滞，脉络瘀阻是肝硬化的主要原因，正气亏虚，脾肾受伤是肝硬化发生的内在基础。肝硬化的形成与肝、脾、肾三脏关系密切，其主要病变，初期是气滞血瘀，水湿停聚；晚期可使肾阴肾阳亏损，脏腑衰竭致使病情日趋恶化。

（二）西医病因病机

肝硬化在我国以病毒性肝炎所致为主，国外以乙醇中毒引起者多见。

病毒性肝炎（主要为乙型、丙型或乙型加丁型重叠感染）、乙醇中毒、血吸虫病、胆汁淤积、循环障碍、工业毒物或药物、代谢障碍、营养障碍等引起肝脏慢性炎症，最终导致：

（1）广泛肝细胞变性坏死、肝小叶纤维支架遭受破坏。

（2）残存再生肝细胞不沿原支架排列再生，形成不规则结节状肝细胞团（再生结节）。

（3）自汇管区和肝包膜有大量纤维结缔组织增生，形成许多纤维束，自汇管区至正管区或自汇管区向肝小叶中央静脉延伸扩展，即所谓纤维间隔，包绕再生结节，将残留肝小叶重新分隔，形成假小叶，这就是肝硬化形成的典型形态改变，上述病理变化可引起肝内血循环障碍。

由于纤维组织的收缩、压迫，以及再生结节挤压肝内血管床缩小，门静脉小支受压或扭曲，而逐渐闭塞；肝内门静脉、肝静脉和肝动脉小支三者之间失去正常关系，并相互出现交通吻合支等。这些严重的肝脏血循环障碍，导致门静脉高压，同时加重肝细胞的营养障碍，促进肝硬化病变的进一步发展。门静脉压力增高至一定程度，即可形成门体侧支循环开放，以食管、胃底静脉曲张和腹壁静脉曲张最为重要；脾因长期慢性充血而肿大，胃黏膜瘀血、水肿、糜烂，即所谓门脉高压性胃黏膜病变。睾丸或卵巢、甲状腺、肾上腺皮质等常有萎缩和退行性变。

此外，少数病例发病原因一时难以肯定，为隐匿性肝硬化。

二、辨病

（一）临床表现

1. 代偿期肝硬化　无明显的临床症状，部分患者可出现低热、乏力、恶心、体重减轻等非特异性表现。

2. 失代偿期肝硬化　除上述一般症状外，可见腹腔积液、黄疸、发热（常为38～38.5℃持续发热）、贫血、出血倾向、男性女性化（乳房发育、蜘蛛痣、肝掌和体毛分布改变）、性功能减退。腹部检查可见到腹壁静脉与胸壁静脉曲张、脾大及肝脏早期肿大、晚期缩小变硬、表面呈结节状。在晚期会出现各种并发症，其中以各种血症如鼻衄、齿衄、吐血、便血等最为常见，同时可见顽固性腹腔积液、自发性腹膜炎、肝肾衰竭、肝性脑病等危症。

（二）理化检查

1. 血常规　肝功能代偿期血常规多正常，失代偿期可出现贫血，脾功能亢进导致血小板及白细胞减少。

2. 尿常规 失代偿期可出现蛋白质管型，尿胆原增加；黄疸患者尿胆红素阳性。尿中 17 - 酮类固醇和 17 - 羟类固醇减少，雌激素排出量高出正常，尿钠排出降低。

3. 肝功能 初期肝功能检查无特殊改变或仅有慢性肝炎的表现，如转氨酶升高等。随肝硬化发展，肝功能储备减少，则可有肝硬化相关的变化，如白、球蛋白比例倒置、白蛋白降低、胆碱酯酶活性降低、胆红素升高。

4. 影像学检查 B 超见肝脏缩小，肝表面明显凹凸不平，肝边缘变钝，肝实质回声不均、增强，肝表面呈结节状。门静脉和脾门静脉内径增宽，肝静脉变细、扭曲、粗细不均，腹腔内可见液性暗区。MRI 对肝硬化合并囊肿、血管瘤或肝细胞癌时具有较大鉴别诊断价值。

5. 上消化道造影或上消化道内镜检查 可发现食管胃底静脉曲张的有无及严重程度。

6. 病理学检查 肝穿病理组织学检查为诊断肝硬化的"金标准"，有明显凝血机制障碍及腹腔积液者应慎用。

7. 肝纤维化的检测 检测肝纤维化的最佳指标为血清 1E 型前胶原，其次为单胺氧化酶，脯氨酰羟化酶等。

8. 定量肝功能试验

（1）吲哚氰绿（ICG）试验：此试验是临床初筛选肝病患者最有价值和最为实用的试验；剂量为 0.5mg/kg，15 分钟后测定其潴留率，正常值为 1.86±4.34%，肝硬化尤其是失代偿期的患者，潴留率明显增高。

（2）利多卡因代谢物生成试验（MEGX）：测定 MEGX 浓度可准确反映肝细胞的储备功能，与肝硬化的预后有良好相关性。剂量 1mg/kg，人注射利多卡因后 30 分钟 MEGX 的血浓度减去注射前的血浓度为 90pg/mL 以上，肝硬化患者明显降低，失代偿者大多在 30~40pg/mL。

（三）分类诊断

（1）临床上常分为代偿期肝硬化和失代偿期肝硬化

1）代偿期肝硬化：指早期肝硬化，一般属于 Child - PughA 级。

2）失代偿期肝硬化：指中晚期肝硬化，一般属于 Child - PughB、C 级。

（2）根据肝脏炎症活动情况可分为活动性肝硬化和静止性肝硬化

1）活动性肝硬化：慢性肝炎的临床表现仍然存在，特别是谷丙转氨酶升高、黄疸、白蛋白水平下降、肝质地变硬、脾进行性增大，并伴门脉高压症。

2）静止性肝硬化：谷丙转氨酶正常，无明显黄疸，肝质地变硬，脾大，并伴有门脉高压症，人血白蛋白水平低。

三、鉴别诊断

（一）与慢性肝炎相鉴别

肝边缘往往较钝，表面尚平滑，可伴轻度压痛；发展为肝硬化时，肝边缘较锐利，表面呈结节状，一般不伴有压痛。

（二）与原发性肝癌相鉴别

呈进行性肝大，质地较硬，表面凹凸不平，有大小不等结节或巨块，边缘钝而不整齐，常有不同程度的压痛，颇难与肝硬化相鉴别，反复检查 AFP 能做出正确诊断。

（三）与引起腹腔积液疾病相鉴别

主要应与结核性腹膜炎与缩窄性心包炎相鉴别。缩窄性心包炎常引起腹腔积液，并无静脉压升高与奇脉。结核性腹膜炎腹腔积液多呈渗出性，而肝硬化腹腔积液为漏出性，腹腔积液涂片、培养找出结核杆菌则可明确区分。

四、方证论治

本病的病机由于本虚（肝虚、脾虚、肾虚）标实（气滞、血瘀、水停），虚实交错，故治疗需注意攻补兼施，补虚不碍实，攻实不忘虚。根据临床实际情况，分为五大方证论治。

（一）疏肝消胀汤证

主症：腹大胀满，胀而不坚；苔白腻，脉弦；不思饮食，食后胀甚。

兼症：大便不畅，矢气夹杂。本证多见于肝硬化代偿期。

病机：肝郁气滞，脾虚湿阻。

治法：疏肝理气，除湿消满。

方药：疏肝消胀汤。柴胡 15g，白芍 12g，枳壳 15g，香附 10g，陈皮 12g，半夏 15g，茯苓 15g，炙甘草 6g，苍术 12g，白术 30g，猪苓 15g，桂枝 10g。每日 1 剂，水煎服。

加减：尿少者加车前子；泛吐清水者加半夏、干姜；腹胀甚者加木香、槟榔。若单腹胀大，面色晦滞，运黄而少，此气滞夹热，宜用王肯堂的排气汤加白茅根、车前草之类。舌苔腻微黄，口干而苦，脉弦数，属气郁化热，加丹皮，栀子；胁下刺痛不移，面青舌紫，脉弦涩，属气滞血瘀，加延胡索，莪术，丹参；舌苔黄腻，口苦口干，属湿阻化热，加栀子，茵陈；精神困倦，大便溏薄，舌苔白腻，舌质淡体胖，脉缓，属寒湿偏重，加干姜，砂仁。

（二）温脾消鼓汤证

主症：腹腔积液，腹大胀满，按之如囊裹水，乏力气短，畏寒肢冷，舌苔白腻，脉缓。

兼症：下肢浮肿，食少便溏，少尿。

病机：寒湿困脾，气滞水停。

治法：温中散寒，行气利水。

方药：温脾消鼓汤加减。黄芪 90g，当归 10g，白术 50g，鹿角胶 10g，紫河车 15g，龟板 12g，鸡内金 12g，干姜 10g，木瓜 10g，香附 12g，茯苓 15g，炒薏苡仁 15g，厚朴 10g，木香 10g，大枣 15g，生姜 10g，甘草 6g。每日 1 剂，水煎服。

加减：水湿过甚者，加桂枝、猪苓、泽泻；气虚息短，加黄芪、红参；胁腹痛胀，加郁金、砂仁；面色灰暗，畏寒怕冷，神疲倦怠，脉细无力，加葫芦巴、巴戟天、淫羊藿。四肢面目俱肿，水邪泛滥者，可与导水丸同用。腹壁青筋显露，加赤芍、桃仁、莪术。

（三）清热消鼓汤证

主症：腹腔积液，腹大，脘腹绷急，烦热口苦，吐血衄血，小便赤涩，大便秘结，舌边尖红，苔黄腻，脉弦数。

兼症：面目金黄，口苦口干，烦躁失眠。

病机：湿热蕴结，水泛为患。

治法：清热利湿，攻下逐水。

方药：清热消膨汤加减。黄芩10g，黄连6g，厚朴10g，枳实10g，陈皮10g，茯苓12g，猪苓15g，蒲公英15g，紫花地丁15g，泽泻15g，白术15g，栀子12g，大黄（后下）10g，牵牛子（研末冲）3g，甘草6g。每日1剂，水煎服。

加减：热毒炽盛，黄疸鲜明，加龙胆草，茵陈蒿，半边莲；腹部胀甚，大便秘结，加商陆；小便赤涩不利，加陈葫芦、玉米须；热迫血溢，吐血、便血，去厚朴，加水牛角，生地，丹皮，生地榆。烦躁失眠，狂叫不安，逐渐转入昏迷，为热入心包，可配服或鼻饲安宫牛黄丸，以清热凉营开窍，每次0.5～1丸，每日1～2次；静卧嗜睡，语无伦次，转入昏迷者，可配服或鼻饲苏合香丸，每次1丸，每日2次。

（四）化瘀消鼓汤证

主症：腹大坚满，按之不陷而硬，青筋怒张，胁痛剧烈，舌紫暗有瘀斑，脉细涩。

兼症：面色黑，头颈胸部红点赤缕，唇色紫褐，大便色黑。

病机：气滞水停，肝脾血瘀。

治法：活血化瘀，行气利水。

方药：化瘀消鼓汤加减。当归10g，川芎10g，赤芍10g，莪术10g，延胡15g，大黄（后下）10g，二丑10g，槟榔15g，大腹皮15g，陈皮10g，肉桂5g，甘草6g。每日1剂，水煎服。

加减：腹腔积液胀满过甚，脉弦数有力，体质尚好，标急者，可暂用导水丸，或十枣汤以攻逐水气；瘀结明显，加炮山甲、水蛭；有出血倾向者，破瘀之药要慎用。若舌苔浊腻，痰瘀互结，加郁金、白芥子、法半夏，若肿块明显者，可加服鳖甲煎丸或大黄䗪虫丸。

（五）养阴消鼓汤证

主症：面色黑，唇紫口燥，五心烦热，齿鼻时有衄血，小便短赤，舌质红绛少津，脉弦细数。兼症腹大坚满，甚则青筋暴露，形体消瘦。

治法：滋养肝肾，凉血化瘀。

方药：养阴消鼓汤加减。生首乌15g，生地黄12g，牡丹皮12g，当归10g，白芍12g，枸杞子2g，女贞子20g，旱莲草30g，赤芍12g，延胡索12g，香附12g，枳壳10g，知母12g。每日1剂，水煎服。

加减：腹胀甚，加莱菔子、大腹皮；潮热，烦躁，失眠，加银柴胡、枣仁、远志；小便少，加猪苓、玉米须；齿鼻衄血，加仙鹤草、茜草、白茅根；阴亏阳亢，耳鸣颧红，加龟板、紫河车、鳖甲、牡蛎；小便短赤涩少，湿热留恋不清者，加黄柏、金钱草、茵陈蒿。

五、医案举例

（一）案一

李某，男，59岁，2014年3月1日初诊。患者两年前无明显诱因出现呕血，于哈尔滨某医院就诊，诊断为酒精性肝硬化失代偿期。行脾切除术。两年间患者多次呕血。来杨老门诊时患者面色黧黑（++），形体消瘦，神疲乏力，右胁胀痛，食欲欠佳，二便尚可，舌质暗红（++），舌体略胖，少许白腻苔，脉沉。腹部彩超：门脉内径1.4cm，脾切除术后，肝脏弥散性改变，结节性肝硬化；肝功能：AST141.00U/L↑，GGT751.00U/L↑，CHE3555.00U/L↓，TBIL40.70μmol/L↑，日 BIL70.70μmol/L↑；血常规：RBC3.19×10^{12}/L↓，HGB111.00×10^9/L↓，PLT67.00×10^9/L↓；凝血常规：PT15.5sec↑，FIB1.74g/L↓。根据患者临床表现、面色、形体、舌脉，结合辅助检查，西医诊断为酒精性肝硬化失代偿期。中医诊断为胁痛，辨为肝郁脾虚兼血瘀证，治以疏肝健脾、软坚散结、清热解毒。处方：柴胡15g，黄芪30g，太子参15g，焦术15g，佛手15g，砂仁15g，鳖甲15g，丹参10g，三七10g，神曲15g，鸡内金15g，莱菔子15g，枳壳15g，半枝莲15g，白花蛇舌草15g，延胡索20g。10剂。嘱患者戒酒，勿暴饮暴食，保持大便通畅，注意休息，调畅情志，勿过劳。二诊：患者述食欲改善，乏力减轻，右胁胀痛稍减轻，续予上方20剂。三诊：面色黧黑（+），舌质暗红（+），少津，患者述口干，上方加石斛20g，麦冬15g。15剂。后继续治疗2个月余，患者病情稳定。随诊至今未加重。

按：肝主疏泄，肝郁则疏泄功能异常，气血不能正常运行，日久形成血瘀，面色黧黑，肝内结节；脾虚气血生化乏源，故神疲乏力；脾虚血失统摄，故多次呕血。舌质暗红，舌体略胖，少许白腻苔，脉沉为肝郁脾虚兼血瘀之征。方中黄芪、太子参、焦术疏肝健脾治其本；鳖甲、丹参软坚化瘀；神曲、鸡内金、莱菔子、枳壳、佛手、砂仁消食行气导滞；半枝莲、白花蛇舌草清热解毒；此四法为杨老治疗肝硬化患者的共性治法。而该患者血瘀症状明显，故加入活血止痛的延胡索；有过出血史故加入止血的三七；三诊患者津液亏虚，故加入养阴的石斛、麦冬。此均为杨老个体化治法的体现。杨老临床治疗疾病重视肝脾相互滋生的生理关系。"木能疏土而脾滞以行，土得木而达"，肝主疏泄，分泌胆汁，脾得肝之疏泄，则升降协调，运化功能健旺。"木赖土以培之"，脾为气血生化之源，主运化，脾气健运，水谷精微才能不断上滋于肝，肝才能得以发挥其正常的功能。杨老言临床上单纯肝郁、脾虚的患者已少见，往往肝脾同病。杨老强调饮食、情志、生活起居在患者的疾病发生发展过程中不容忽视。正如《灵枢·百病始生》载"卒然多食饮，则脉满，起居不节，用力过度，则络脉伤……肠胃之络伤，则血溢于肠外，肠外有寒，汁沫与血象抟，则并合凝聚不得散，而积成矣。"《黄帝内经》指出："凡欲诊病，必问饮食居处。"要求"治病必求其本""药以祛之，食以随之"。故在临床上，杨老不论所看患者是第一个还是最后一个都会细心耐心地叮嘱患者生活宜忌。

（二）**案二**

高某，女，31 岁，2007 年 4 月 5 日初诊。

双目及皮肤黄染，伴腹胀大、下肢浮肿 3 个月。该患者于年初曾因巩膜及皮肤黄染、腹胀、下肢浮肿就诊于某市级医院，诊断为肝硬化失代偿期。治疗 2 个月无效，腹腔积液明显增加，黄疸日渐加重，病势恶化，乃转上级医院。经会诊，确诊为继发性胆汁性肝硬化，告之预后不良。因治疗无效，除静脉滴注葡萄糖及维生素 C 外，停用一切药物，出院回家调养，抱一线希望邀请杨老诊治。

杨老诊之，患者身体虚弱，卧榻不起，语声低微，但神志清晰。全身暗黄如烟熏，腹部胀大如蛙腹，足跗浮肿按之没指，虽口干渴欲饮，但漱水而不欲咽，尿量甚少，色黄而浊，大便已 7~8 日未行。两胁疼痛，心悸气短，头晕呕恶，不欲饮食，昼夜不能入睡；舌质紫，苔白厚腻、中心罩黄，脉弦滑而细。腹部冲击触诊，脾在肋下 10cm，肝于肋下 5cm，质硬，肝脾区均有触痛。实验室检查：血胆红素 8mg/dl（136.8μmol/L），麝香草酚浊度 12U/L（正常 0~6U/L），硫酸锌浊度 20U/L（正常 2~12U/L），谷氨酸氨基转移酶 300U/L，总蛋白 40g/L，白蛋白 15g/L，球蛋白 25g/L，尿素氮 28.6mmol/L。

杨老综合脉症，诊为阴黄、鼓胀。此因脾肾阳虚，寒湿阻遏，瘀结水停，毒热内蕴所致。治宜温肾健脾，行气利湿，软坚化瘀，清热解毒。处方：茵陈 30g，附子 15g，干姜 15g，白术 15g，茯苓 15g，䗪虫 10g，鳖甲 35g，清半夏 15g，泽泻 20g，桂枝 15g，红参 15g，生姜 15g。2 剂。每日 1 剂，加水煎至 400mL，早晚分服。

二诊（4 月 7 日）药后诸症无明显改善。因呕逆药液难以下咽，故前方改清半夏为生半夏 30g，生姜加至 25g。2 剂。

三诊（4 月 9 日）：呕逆稍缓，药液已能下咽，但诸症仍无明显改善。杨老，寒湿久遏，瘀血久积，可蕴积热毒，故寒热并投，攻补兼施。处方：黄芪 20g，太子参 20g，白术 20g，败酱草 30g，茵陈 30g，黄柏 15g，郁金 30g，泽泻 20g，鳖甲 50g，木香 15g，茯苓 25g，车前子（包煎）25g，大枣 7 枚，生姜 20g，白芍药 40g，延胡索 20g，生半夏 40g，用大腹皮 100g 煎汤代水煎诸药。1 剂 2 煎，共煎 400mL，于 1 日内分多次温服。

四诊（4 月 11 日）前方 2 剂后大便通下，尿量增多，腹胀胁痛减轻，口干已能饮水，饮后呕逆不甚，下肢浮肿如故，舌苔稍化，脉象同前。继服原方 3 剂，用法同前。

五诊（4 月 14 日）：继服上方 3 剂后诸症明显好转，尿量 24 小时可达 2000mL，全身皮肤由暗褐色转为淡黄而明亮，此乃阴黄转为阳黄之势。但大便溏，1 日 2~3 次，量不多，此乃寒凉伤脾之故。于前方中加附子 20g，山药 40g，仍用大腹皮 100g 煎汤代水，共煎药汁 500mL，少量频服，每日 1 剂。

六诊（4 月 20 日）：5 剂后腹泻止，腹腔积液明显消退，下肢肿消，黄疸已退大半，食量增加，已能坐起。效不更方，原方再服 5 剂。

七诊（4 月 26 日）：黄疸尽消，巩膜已无黄染。腹部松软，鼓胀已除。触诊：肝在肋下 1.5cm，脾在肋下 3.5cm，触压痛消失，胁痛缓解，舌质已由紫转红，苔尚未退尽。再服原方 7 剂。

八诊（5 月 5 日）：患者精神转佳，已能下床行走，头晕明显减轻，夜已能寐，但胃纳仍差。邪已衰其大半，当以扶正为主，兼祛余邪。处方：黄芪 35g，太子参 20g，白术 20g，山药 20g，附子 15g，败酱草 30g，茵陈 20g，板蓝根 20g，郁金 20g，鳖甲 30g，白蔻仁 25g，薏苡仁 30g，莱菔子 15g，白芍药 35g，延胡索 15g，生半夏 20g，茯苓 20g。

九诊（5 月 20 日）：上方连服 14 剂，复诊除肝脾肿大未继续缩小外，余症皆无，肝功能、肾功能检查各项指标也恢复正常。前方生半夏改为清半夏，制成丸剂，连服 2 个月以巩固疗效。

该患者服丸剂后，疗效巩固，月经亦在闭经半年之后复潮，身体状态转佳。

按语：本案是西医已明确诊断为胆汁性肝硬化失代偿期的阴黄、鼓胀病例。在当时，西医该患者已无治疗价值，预后绝对不良，故而放弃治疗，让其出院回家休养，实际上是让其"坐以待毙"。杨老接诊后虽这也是一难治危重病例，但彰"医乃仁术"之旨，并未放弃挽救患者生命。本案为正虚邪盛，患者正气衰竭，实邪内结，标本转化，寒热相掩，故给辨证论治带来一定困难。杨老初诊时用茵陈术附汤合附子理中汤加减，以健脾温肾、散寒化湿，兼以活血化瘀，但历二诊而效不显。杨老重新细审此证，详察病机，寒湿阻遏，瘀血内积，日久多有化热趋势，临床虽无明显热象，但结合实验室检查等辨病可知，内已热毒蕴结。热毒不解，气机不转，则诸邪难除，故杨老三诊后寒热并投，攻补兼施。杨老，扶正可提高机体的免疫功能，清解热毒、软坚化瘀、温阳利水并重以顿挫病势，服药 4 剂即出现明显转机，大便通，小便利，黄疸由阴转阳。此后遵此法随症加减，依标本缓急、邪正虚实之变化，扶正祛邪时有侧重，终于转危疾而起沉疴。

该患者初诊时，因体内浊气不降，胃气上逆，而有头晕呕逆之症，尤其药液不能下咽，给进一步治疗带来困难。杨老重用生半夏达 30～40g 来替代清半夏，终于使胃气得降，呕逆症减而药液得以下咽。古今文献皆载生半夏有毒，故临床用之多是经炮制后的清半夏或姜半夏。临床半夏生用者少，其用量如此之大者更为鲜见。杨老在临床中善于应用生半夏燥湿化痰、和胃降逆，积数十年之经验，其效果要比制半夏好得多，只要辨证准确，用之得法，尚未见发生中毒者，此即《内经》所言"有故无殒，亦无殒也"。

第二节　病毒性肝炎

病毒性肝炎是由多种肝炎病毒引起的，以肝脏炎症和坏死病变为主的一组传染病，一般以肝区疼痛、食欲减退、恶心、肝大、肝功能异常为主要临床表现，部分病例可出现发热、黄疸。根据病原学诊断，目前确定的病原体有 6 种，分别为甲（A）、乙（B）、丙（C）、丁（D）、戊（E）、庚（G）型肝炎病毒，各自引起相应的肝炎，各型间无交叉免疫。我国是 HBV 感染的高发地区，其感染率长年居高不下，成人 HBV 感染率为 24.4%～80.8%，HBsAg 携带率为 10.1%。本病传染性强，传播途径复杂，甲型肝炎为粪口传播；乙型肝炎通过输血、日常密切接触及母婴间传播；丙型肝炎通过输血、静脉吸毒传播；戊型肝炎则通过饮用水传播，且有明显的季节性，多侵犯成人，男性多于女性。

病毒性肝炎属中医学"黄疸""胁痛""疫毒""鼓胀""积聚"等范畴。

一、病因病机

（一）中医病因病机

甲型肝炎多为湿热内蕴，乙型肝炎则为邪毒内伏，二者均可隐而不发或发而无黄，或发黄，以阳黄居多，少数为阴黄。其病机主要为外感时邪（湿热）疫毒，侵犯脾胃，郁蒸肝胆所致。肝失疏泄，气滞血瘀则为胁痛，胆汁郁阻而逆行血分，外溢目窍、外渗肌肤发为黄疸。分型而论，急性黄疸型肝炎之始因主要是湿热夹毒侵袭，痰湿中阻。因疫毒外袭损伤脾胃，湿热内生，久蕴成痰，痰热互结，熏蒸肝胆，使肝失疏泄，胆汁内瘀，旁流入血，外溃肌肤而成黄疸。急性无黄疸型肝炎，初期病在肝脾，其病机是木郁土壅或土壅木郁。慢性病毒性肝炎病机特点为湿热久留、肝胆之气不舒，脾胃受损。若湿热熏蒸肝胆，胆汁不循常道，浸润肌肤而发为黄疸；若肝气郁阻，气血搏结，或气滞，或血瘀，发为胁痛，久则成为积聚；若脾胃受损，波及于肾，内湿愈增，脾肾两亏，久则开合不利，水气渐积，病情加重必成鼓胀；若湿伤阳气，热伤阴血，久病就会形成气血阴阳具虚之候。

（二）西医病因病理

病毒性肝炎主要由 HAV、HBV、HCV、HDV 和 HGV 感染引起，在我国以 HBV 和 HCV 感染引起者最为常见。

1. 甲型肝炎　发病机制尚未完全阐明，病毒侵入消化道黏膜后，可能有一个"肠相"阶段，在肠道繁殖。在发病前有短暂的病毒血症，排毒高峰出现在潜伏期末和刚出现症状时。体液免疫反应包括早期的 IgM 抗体和恢复期的 IgG 抗体，后者为主要的中和抗体。在恢复期可出现病毒特异的细胞免疫反应。肝脏的损害可能通过免疫反应，特别是细胞毒性 T 细胞对感染病毒肝细胞的攻击可能起着主要的作用。

2. 乙型肝炎　HBV 持续存在是本型肝炎发生的必要条件。HBV 持续感染往往起自新生儿或围生期。母体 HBeAg 通过胎盘进入胎儿，由于新生儿免疫系统不健全，循环性 HBeAg 诱导免疫耐受，而减低 T 细胞对感染肝细胞的反应，因此肝细胞损伤轻微或缺乏，病毒得以持续存在；同时，母体的抗－HBcAg 经胎盘进入胎儿体内，可遮蔽细胞表面表达的 HBcAg，阻拦 T 细胞的攻击杀伤作用。在 HBV 感染持续存在下，病毒抗原（主要是核壳蛋白抗原）在肝细胞内降解为含抗原决定簇的短线肽，表达于细胞膜，再与细胞膜 MHC－Ⅰ类糖蛋白抗原结合成复合体，进而被细胞毒性 T 细胞识别，引发细胞毒反应，造成肝细胞点状或碎屑样坏死，病毒同时被清除。单核巨细胞释放白细胞介素和肿瘤坏死因子，诱导内皮细胞、肝细胞和淋巴细胞表达黏附分子和受体，对上述免疫反应起重要调节作用。慢性乙型肝炎患者免疫功能常不健全，以致虽然不断地产生免疫反应，但这种反应不能完全清除病毒，而持续存在的 HBV 所激发的免疫反应却不断地持续引发肝损害。

3. 丙型肝炎　在大多数慢性 HCV 感染患者，细胞和体液免疫反应均甚活跃。HCV

- 特异性 CTL 在控制病毒复制和促进肝细胞损伤中起重要作用。HCV 尚可能具有直接致细胞病变作用，这有以下证据：

（1）与 HCV 同属黄素病毒的其他病毒（如黄热病病毒）能直接损伤受染细胞。

（2）HCV 感染的肝内死亡肝细胞旁可无炎症。

（3）在干扰素治疗期间，血清转氨酶和肝内炎症水平的降低往往与病毒负荷水平相平行。

（4）某些研究显示血清 HCV - RNA 水平与肝细胞损伤程度之间有相关性。接受心脏移植并处于免疫抑制状态的人感染 HCV 后，肝细胞内含有大量 HCV，肝活检往往显示非典型细胞周围纤维化和细胞内胆汁淤积，而肝内炎症往往仅属轻度。

4. 丁型肝炎　与 HBV 感染不同，人或动物有 HDV 感染必有肝损害，常见为肝细胞嗜酸性变和嗜酸小体形成，而周围炎症反应常不明显，提示 HDV 能直接致肝细胞病变。有人发现 HDV - RNA 基因组可影响或干扰肝细胞功能。但比较慢性丁型肝炎与不伴 HDV 感染的慢性乙型肝炎患者肝内浸润的淋巴细胞亚群标志时，未发现两者之间有明显差异，且发现肝组织内为淋巴细胞所围绕的肝细胞可表达 HDV 抗原或 HBcAg，这些事实提示在慢性丁型肝炎发病机制中，T 细胞介导免疫反应也可能具有重要作用。

5. 戊型肝炎　发病机制不明了，可能有病毒本身和抗体免疫应答两方面的作用，妊娠妇女中以并发急性重型肝炎多见，并伴有弥散性血管内凝血（DIC），提示 Schwartzman 现象所引起的作用。病毒破坏肝窦壁细胞，特别是 Kupffer 细胞，使对来自肠菌内毒素的灭活能力降低。内毒素直接破坏肝细胞，并由于释出花生烯酸物质造成继发性肝细胞损伤，前列腺素的趋化作用吸引了中性粒细胞，白三烯造成水肿和胆汁淤积。而孕妇对内毒素的灵敏度增高，因而容易并发急性重型肝炎和 DIC。

6. 己、庚型肝炎　发病机制目前尚不清楚。

在甲、乙、丙、丁、戊型肝炎中，除甲、戊两型不转为慢性外，其余三型均可转为慢性。

二、辨病

（一）临床表现

病毒性肝炎患者的确诊，除家族史、密切接触史、输血史、注射史和临床表现不可忽视外，主要靠肝功能检查和病原学诊断。

1. 家族史　家族内有多个患病者，特别是出生于 HBsAg 阳性母亲的婴幼儿，对乙型肝炎的诊断有重要的参考意义。

2. 密切接触史　与病毒性肝炎患者（特别是急性期）同吃、同住、同生活，或经常接触肝炎病毒污染物，或进食被污染的未煮熟的海产品等。

3. 输血、注射史　接受过输血、血浆、血制品及使用被污染的注射器、针头、医疗器械、针刺治疗、接种等。

（二）分类诊断

1. 急性肝炎

（1）急性黄疸型肝炎：起病较急，可有恶寒，发热，乏力，食欲缺乏，厌油腻，恶心，呕吐，尿色加深，巩膜、皮肤黄疸明显等症状，往往有肝大、肝区压痛。急性病毒性肝炎血清谷丙转氨酶（ALT）、谷草转氨酶（AST）、碱性磷酸酶（ALP）、γ – 谷氨酰胺转肽酶（γ – GT）等酶测定可有不同程度的改变，血清胆红素升高。

（2）甲型肝炎：具备急性肝炎表现，并在血清中检出抗 – HAV – IgM，可确诊为甲型肝炎。

（3）乙型肝炎：具备急慢性肝炎临床表现，并有以下任何一项指征阳性均可诊断为乙型肝炎。

1）血清 HBsAg 阳性。

2）血清 HBV – DNA 阳性，或 HBeAg 阳性。

3）血清抗 – HBc – IgM 阳性。

只单独 HBsAg 阳性，无临床症状或体征，并且肝功能正常者可诊断为非活动性 HBsAg 携带状态。即：HBsAg 阳性 >6 个月；HBeAg 阴性，抗 HBe 阳性；血清 HBV – DNA <10^5/mL；ALT/AST 水平持续正常；肝活检证实无明显肝炎（炎症坏死积分 <4，非诊断所必需），又称慢性炎症坏死性肝病。

（4）丙型肝炎：具备急慢性肝炎的临床表现，而同时抗 – HCV – IgM、抗 – HCV – IgG或 HCV – RNA 阳性时，可诊断为丙型肝炎。

（5）丁型肝炎：具备急慢性肝炎的临床表现，血清 HBsAg 阳性，而同时血清 HDVAg、抗 – HDV – IgM 或 HDV – RNA 阳性者可诊断为丁型肝炎。

（6）戊型肝炎：具备急性肝炎临床表现，而同时抗 – HEV – IgM、抗 – HEV – IgG 阳性者可诊断为戊型肝炎。

（7）急性无黄疸型肝炎：起病较缓，主要表现为乏力，食欲缺乏，恶心，厌油腻，上腹不适，腹胀，便溏，肝区胀痛，常有肝大，伴压痛。

2. 慢性肝炎　急性肝炎病程超过半年未愈，肝内持续性 HBV 感染不伴显著的、进行性的坏死炎症病变，可有乏力，食欲缺乏，腹胀，便溏，伴有蜘蛛痣，肝病面容，肝掌或肝大，脾大。

慢性乙型肝炎应具备：

（1）HBsAg 阳性 >6 个月。

（2）血清 HBV – DNA >10^5/mL。

（3）ALT/AST 水平持续性或间歇性升高。

（4）肝活检显示慢性肝炎（炎症坏死积分 >4，非诊断所必需）。

此外，慢性肝炎或肝硬化可出现白、球蛋白比值（A/G）倒置，可出现凝血酶原时间（PT）延长，凝血酶原活动度（PA）下降。

3. 重型肝炎　急性黄疸型肝炎起病 10 天内迅速出现严重的消化道症状，极度乏力，黄疸加深，同时伴有精神、神经症状如意识障碍、昏迷等。

4. 淤胆型肝炎　起病类似急性黄疸型肝炎，症状较轻，一般情况较好。肝大。

三、鉴别诊断

（一）溶血性黄疸

有感染或药物等诱因，常有红细胞本身缺陷，有贫血，血红蛋白尿，网织红细胞增多，血清间接胆红素测定升高，尿胆原增多。

（二）肝外梗阻性黄疸

胆囊及肝大较常见，肝功能改变较轻，有原发病的症状、体征，如胆绞痛、墨菲征阳性、腹内肿块等，以及实验室检查特征如碱性磷酸酶和胆固醇显著上升线及超声检查发现胆石症、肝内胆管扩张、肝内或肝外肿块等。

（三）药物性肝损害

有应用损肝药物史。如中毒性药物肝损害程度与药物剂量有关；如为变态反应性药物，多同时伴有发热、皮疹、关节痛、嗜酸性粒细胞增多等变态反应表现。初次应用至出现肝损害之间有一段潜伏期，再次应用同一药物时迅速发生。肝炎病毒标记检测阴性。

（四）酒精性肝炎

长期或过多饮酒可导致明显肝炎、肝硬化，可根据个人史、血清学及 B 超检查加以鉴别。

四、方证论治

由于病毒性肝炎感染的病毒类型不同以及感染后机体免疫状态的不同，决定了临床表现复杂多样，病程长短不一，治疗方面各有侧重。其治疗可遵循以下三个原则：一是本病的病因病机为湿热疫毒之邪入侵，蕴积体内，故以清热利湿解毒为第一要义，且"祛邪务尽"。二是分清虚实，调节脏腑功能，肝宜疏，胆宜利，脾宜运，胃宜和。三是肝以阴血为养，肝肾同源，久病之体更宜注重滋养肝肾，以达到扶正祛邪之目的。病后恢复重在饮食。

（一）急性黄疸型肝炎茵陈退黄汤证

主症：身目俱黄，黄色鲜明如橘色，口干口苦，恶心厌油，脘腹胀满，大便秘结，小便黄赤，舌红，苔黄腻，脉弦数或滑数。

病机：湿阻热郁。

治法：清热利湿，解毒退黄。

方药：茵陈退黄汤。茵陈 30g，栀子 10g，大黄 12g，黄芩 10g，金钱草 20g，蒲公英 30g，板蓝根 20g，虎杖 15g，车前草 15g。每日 1 剂，水煎服。

加减：若面色晦暗不鲜明，头重身困，胸脘痞闷，合五苓散，加藿香、佩兰；纳呆食少者，加砂仁、白蔻仁、谷芽、麦芽。黄而晦暗，形寒肢冷，苔白水滑，脉沉缓无力，宜温阳散寒，健脾利湿。本方去黄芩、金钱草、蒲公英、板蓝根，加制附子、干姜、白术、茯苓、猪苓、薏苡仁，以达温阳利湿、健脾益气之目的。黄疸消退缓慢者，加丹参、泽兰、赤芍以增强活血解毒，加快退黄之目的。

亦可配用清开灵注射液每次 20～40mL 加入 10% 的葡萄糖液 250mL 静脉滴注，每日 1 次。用于急性肝炎重症。

（二）急性无黄疸型肝炎逍遥散证

主症：病程在半年以内，胁肋胀痛，胸闷不舒，善太息，情志抑郁，不欲饮食，或口苦喜呕,脉弦,苔白滑;妇女月经不调,痛经。

病机:肝郁气滞。

治法:疏肝解郁,行气活血,解毒祛邪。

方药:逍遥散加减。柴胡 12g,当归 10g,白芍 10g,茯苓 15g,白术 10g,香附 15g,陈皮 10g,夏枯草 15g,板蓝根 20g,郁金 10g,丹参 15g,虎杖 20g。每日 1 剂,水煎服。

加减:若胁痛明显者,加川楝子 10g、延胡索 15g;食欲缺乏、腹胀者,加内金 10g、焦三仙各 10g;失眠多梦者,加炒酸枣仁 15g、百合 15g;若湿阻脾胃,症见脘闷不饥,口中黏腻,脉濡缓,宜加藿香 15g,厚朴 10g,茯苓 15g,白豆蔻 6g;若腹胀甚伴浮肿者,加大腹皮 15g、车前子 15g;便溏甚者加白扁豆 10g、莲子肉 15g。

可配合用肝炎灵,每次肌内注射 2mL,每日 2 次,2 个月为 1 疗程。用于急、慢性肝炎。

茵栀黄注射液,每次 10～20mL 加入 10% 葡萄糖液 250mL 中静脉滴注,或每日 2～4mL 肌内注射。用于急、慢性肝炎。

(三)慢性病毒性肝炎

1. 疏肝健脾汤证

主症:胁肋胀痛,胸闷太息,性情急躁,乏力食少,口淡,舌淡苔白,脉沉弦。

兼症:脘痞腹胀,午后为甚,少气懒言,便溏,每因进食生冷油腻而加重。

病机:肝郁脾虚。

治法:疏肝理气活血,健脾和中解毒。

方药:疏肝健脾汤加减。枳壳 10g,柴胡 10g,白芍 10g,茯苓 15g,白术 10g,生黄芪 30g,山药 30g,甘草 6g,丹参 15g,虎杖 15g,金银花 20g。每日 1 剂,水煎服。

加减:若胁痛明显者,加川楝子、郁金;胁痛固定,痛如针刺可加红花、延胡索;脘痞腹胀甚者加佛手、砂仁、生麦芽;体倦乏力者加太子参,党参。

2. 一贯煎证

主症:右胁隐痛,劳累尤甚,头晕耳鸣,两目干涩,口燥咽干。舌体瘦,质红少津,或有裂纹,苔少,脉细数无力。

兼症:失眠多梦,潮热或五心烦热,腰膝酸软,女子经少,经闭。

病机:肝肾阴虚。

治法:养血柔肝,滋阴补肾。

方药:一贯煎加味。生地黄 20g,沙参 15g,麦门冬 15g,当归 10g,枸杞子 10g,川楝子 10g,牡丹皮 10g,五味子 10g,酸枣仁 10g,白茅根 20g,虎杖 20g。每日 1 剂,水煎服。

加减:胁痛明显加郁金、延胡索;午后低热者加地骨皮、百合;食欲缺乏者加炒谷芽、麦芽、山楂。也可配合双虎清肝颗粒:每次 2 袋,每日 2 次,3 个月为 1 疗程,连服 2 个疗程。适用于急、慢性肝炎属湿热中阻型。

益肝灵片：每次 2 片，每日 3 次，3 个月后减为每次 1 片，每日 3 次。适用于慢性肝炎。

3. 膈下逐瘀汤证

主症：面色晦暗，肝脾大，质地较硬，舌暗或有瘀斑，脉沉细涩。

兼症：蜘蛛痣，肝掌，女子经行腹痛，经水色暗有块。

病机：瘀血阻络。

治法：活血化瘀，散结通络。

方药：膈下逐瘀汤加减。柴胡 10g，枳壳 10g，白芍 10g，当归 10g，桃仁 10g，红花 10g，乌药 10g，川芎 10g，香附 15g，牡丹皮 10g，甘草 6g，丹参 10g，虎杖 20gD 每日 1 剂，水煎服。

加减：胁肋刺痛明显者加川楝子、延胡索；肝脾大明显者加生牡蛎、夏枯草、炙鳖甲；鼻衄者加白茅根、三七粉；兼有痰浊者加法半夏、陈皮；气阴两虚，倦怠少力者加太子参、黄芪。

可配合护肝片，每次 4～5 片，每日 3 次。用于急性黄疸型、无黄疸型肝炎及慢性肝炎。

4. 温脾利水汤证

主症：畏寒喜暖，精神疲惫，四肢不温，少腹腰膝冷痛。舌淡胖，有齿痕，苔白或腻，脉沉细或弱。

兼症：食少脘痞，腹胀便溏，甚则滑泄失禁，下肢水肿，甚则水鼓。

病机：脾肾阳虚。

治法：温补脾肾。

方药：温脾利水汤加减。党参 10g，生黄芪 15g，白术 15g，干姜 5g，制附子（先煎）6g，桂枝 6g，山药 15g，茯苓 15g，猪苓 15g，泽泻 15g，炙甘草 6g，丹参 15g，巴戟肉 15g。每日 1 剂，水煎服。

加减：腹胀甚者加厚朴、白蔻仁；便溏甚者加白扁豆、木香；尿少腹腔积液者加车前子，桑白皮、冬瓜仁。

五、医案举例

（一）案一、风毒湿热入营案

张某，男，25 岁，2007 年 4 月 10 日初诊。

8 年前已诊断为慢性病毒性乙型肝炎。近期复查 ALT1178.0U/L，AST717.0U/L，A/G1.0，TBiL53.8μmol/L。自我感觉良好，尿黄，苔黄，脉弦。证属湿热交蒸中焦，肝失疏泄，胆汁外溢。治拟清肝利胆，和胃化痰。青蒿 10g，黄芩 10g，枳壳 5g，竹茹 5g，茯苓 10g，制半夏 10g，陈皮 5g，夏枯草 10g，鸡骨草 12g，茵陈 10g，海金沙（包煎）10g，碧玉散（包煎）10g。14 剂。

二诊：自觉症状少，纳佳，尿次频，苔腻，脉细。上方加车前子（包煎）10g。14 剂。

三诊：尿黄已淡，浑身痒，便日行二次，苔薄腻，脉细。一诊方去半夏、枳壳，加天花粉 10g，广郁金 5g。14 剂。

四诊：复查 ALT32U/L，AST32U/L，A/G1.3，γ-谷氨酰转肽酶（GGT）51U/L，TBiL20.60μmol/L，乙肝病毒脱氧核糖核酸（HBV-日 NA）5.7×10³copise/L。身痒渐平，苔薄黄，脉细。原制参进。青蒿 10g，黄芩 10g，枳壳 5g，竹茹 5g，茯苓 10g，陈皮 5g，夏枯草 10g，鸡骨草 12g，茵陈 10g，海金沙（包煎）10g，碧玉散（包煎；10g，川牛膝 10g。14 剂。

五诊：腰胁疼痛，纳可，身痒，起红疹，苔薄白，脉细。证属风毒湿热入于营分。治拟疏风透热，利湿退黄。荆芥 10g，防风 10g，蝉衣 3g，苦参 6g，川朴 5g，僵蚕 10g，地肤子 10g，白鲜皮 10g，制苍术 5g，川芎 5g，醋柴胡 3g，羌活 3g，薏苡仁 10g，生甘草 2g。14 剂。

六诊：日来见口疮，皮肤痒渐平，便日行 2 次，腰痛亦甚。苔薄白，脉细。证属心胃浮火上炎。清胃泻热，导赤下行。升麻 5g，黄连 2g，当归 10g，生地黄 12g，牡丹皮 5g，竹叶 10g，生蒲黄（包煎）15g，茵陈 10g，生石膏（先煎）15g，朱灯心 3g，川柏 5g，苦参 5g，生甘草 2g。14 剂。

七诊：腰痛渐平，略见，口疮愈，肤痒亦轻，便日行 2 次，苔薄白，脉细。辨证浮火渐清，阴伤湿稽仍存。治以育阴清利，缓图病本。黑料豆 10g，茵陈 10g，泽兰、泽泻各 10g，海金沙（包煎）10g，怀牛膝 10g，猪实子 10g，地肤子 12g，苦参 5g，通草 3g，生薏苡仁 1 如，蝉衣 3g，丝瓜络 5g。14 剂。

按：本例黄疸指数在 50μmol/L 以上，主方选蒿芩清胆汤。在清化痰热的基础上，加夏枯草清泻肝火；鸡骨草清热利湿，舒肝和脾止痛，主治黄疸；再加海金沙清热利湿排石，亦治湿热黄疸。1 个月后黄疸即降至正常。该案中所示慢性病毒性乙型肝炎同时见肤痒、牙痛或目赤的治法，颇为轻灵效验，又不违背慢性病毒性乙型肝炎湿热中阻主病治法，值得仿效。

（二）案二、胆经湿热伴心火案

刘某，男，34 岁，2005 年 1 月 25 日初诊。经查为慢性乙型肝炎，目前 ALT、AST 时有波动，常感右胁疼痛，苔薄白，脉细。证属胆经湿热内蕴。治拟清胆利湿，和胃化痰。青蒿 10g，黄芩 10g，枳壳 5g，竹茹 5g，茯苓 10g，制半夏 10g，夏枯草 10g，连翘 10g，制半夏 10g，地肤子 10g，六一散（包煎）10g，茵陈 10g。28 剂。

二诊：慢性乙型肝炎，经多方治疗，目前仍为乙型肝炎表面抗原（HBsAg）、乙型肝炎抗原（HBeAg）、乙型肝炎核心抗体（HBcAb）阳性，查 ALT319U/L，AST169U/L，GGT94U/L，A/G1.3。谷纳尚可，肝区时疼痛，苔薄黄，脉沉细。证属湿热蕴于肝胆。治守清利肝胆湿热。青蒿 10g，茵陈 10g，黄芩 10g，竹茹 5g，茯苓 10g，制半夏 10g，陈皮 5g，夏枯草 10g，海金沙（包煎）10g，麦芽 12g，广郁金 5g，生甘草 2g。30 剂。

三诊：慢性乙型肝炎，目前 ALT131U/L，AST86U/L，GGT53U/L，余尚安。纳可，尿略黄，舌红，苔薄白，脉细。证属胆经湿热留连。治以清胆利湿，和胃化痰。青蒿 10g，黄芩 10g，枳壳 5g，竹茹 10g，茯神、茯苓各 10g，陈皮 5g，制半夏 10g，麦芽 12g，连翘 10g，海金沙（包煎）10g，六一散（包煎）10g，夏枯草 10g。28 剂。

四诊：复查肝功正常，余可。右胁时不适，苔薄白，脉细。上方加茵陈 10g。28 剂。

五诊：再查肝功正常，余均可，苔薄白，脉细。四诊方加桑白皮 10g。28 剂。

六诊：经查肝功正常，乙肝病毒血清标志物检查已有两次 HBeAg 转为阴性，纳可，苔薄白，脉细。四诊方加麦芽 12g。28 剂。

七诊：复查 HBeAg 阴性，TBiL28. 2μmol/L，日 BiL8. 3μmol/L，余均正常。自我感觉良好，苔薄白，脉细。四诊方去连翘，加茵陈 10g。28 剂。

八诊：复查乙肝病毒血清标志物已第 3 次为 HBeAg 阴性，肝功正常，谷纳可，右胁偶痛，苔薄少，脉细。证属少阳胆经湿热。治以清胆利湿。茵陈 10g，青蒿 10g，黄芩 10g，积壳 5g，竹茹 5g，茯苓 10g，制半夏 10g，陈皮 5g，六一散（包煎）10g，麦芽 12g，广郁金 5g，炙桑皮 10g。28 剂。

按：本例为慢性活动性乙型肝炎，肝功酶谱常升高，右胁痛。患者正值青壮年，外形高大结实，属阳热偏盛之体，并担任部门领导，公务繁忙操劳。《黄帝内经》曰："阳气者，烦劳则张"，心火鸱张，从实证论治。杨老常规主方选蒿芩清胆汤，加夏枯草清肝热，连翘清心火，"实则泻其子"；茵陈、地肤子清热利湿退黄；缺碧玉散时，以六一散代替。二诊肝区仍痛，舌苔黄，ALT、AST 明显升高。证属湿热并重，原方去连翘，加海金沙清热利湿，广郁金行气活血止痛，麦芽消食化积。三诊肝功酶谱明显下降，示胆经湿热续有去路，四诊肝功已降至正常。五诊、六诊两次发现 HBeAg 转为阴性，证情续有改善。七诊见 TBiL 轻度升高，但自我感觉良好。杨老，肝功能检查指标中，血清胆红素的升高，是肝胆湿热留连的金标准，即使 ALT、AST 正常，也不能掉以轻心，一定要使胆红素降至正常，方才放心。治疗以原方加茵陈利湿退黄再进。八诊复查 HBeAg 已第 3 次转为阴性，胆红素降至正常，证情缓解，基本放心。杨老经验提示：青壮年 HBeAg 阳性患者在治疗过程中，有时表现为 ALT、AST 突然明显升高，但自我感觉无不适，此时应该坚持清利胆经湿热，在有些患者中可以看到 HBeAg 血清转换的良好效果。

第三节　酒精性肝病

酒精性肝病是由于长期大量饮酒所致的肝脏疾病。初期通常表现为脂肪肝，进而可发展成酒精性肝炎、酒精性肝纤维化和酒精性肝硬化；严重酗酒时可诱发广泛肝细胞坏死甚或肝衰竭。该病是我国常见的肝脏疾病之一，是中青年死亡的主要原因，严重危害人民健康。根据流行病学调查，我国一般人群饮酒为 59.5%，酒精性肝病发病率约占饮酒者 20%，且有逐年上升趋势。本病在西方国家是第 1 大肝病，在我国是仅次于病毒性肝炎的第 2 大肝病。该病又常和乙型或丙型病毒性肝炎合并存在，起到叠加的致病作用，更易并发肝硬化及肝癌，成为一种严重危害人民健康的疾病。因此加强对酒精性肝病的防治已成为一项重要课题。

中医学对摄入酒精造成肝脏损害的病变认识由来已久。中医学无特殊病名与酒精性肝病相对应，但根据病因及临床特点，常将其归属为"伤酒""酒癖""酒疸""酒鼓"

等范畴。

一、病因病机

（一）中医病因病机

中医，酒为有毒之品，味甘、苦、辛，性温，过饮必伤脾胃肝胆而引起疾病。《本草求真》云："酒，其味有甘有辛，有苦有淡，而性皆热，若恣饮不节，则损烁精，发怒助欲，湿热生病，殆不堪言。"《诸病源候论》也："酒精有毒，有复大热，饮之过多，故毒热气渗溢经络，浸溢脏腑，而生诸病也。"《内经》亦指出"以酒为浆"可致病。

本病病因病机是饮酒过度导致脾胃损伤、湿热内蕴、脾失健运、气机不畅、气血失和、痰浊内生、气血痰搏结而致病，根据其病机演变及证候特点，结合西医分型，可将其发展转归分为三期。

1. 初期　饮酒太过，伤及脾胃，连及肝胆，受纳运化失职，气机升降失常，致气滞、痰浊、血瘀病理产物形成而成胁痛、胃痞之症。病初多以湿阻、气滞为主，病位多为肝胃。辨证多为肝气郁结，痰湿内阻。此期相当于轻型酒精性肝病或酒精性脂肪肝阶段。

2. 中期　病程迁延，或失治误治，湿热浊毒之邪留滞中焦，蕴而不化，聚而为痰，进一步阻滞气血运行，而致气滞、痰浊、血瘀相互搏结，形成痞块，停于胁下。病在肝脾。辨证多为肝郁血瘀兼有湿热。此期相当于酒精性肝炎、酒精性肝纤维化或早期肝硬化阶段。

3. 后期　纵酒不止，肝脾损伤日久，病及于肾。脾伤则痰湿蕴结，肝伤则气滞血瘀，肾伤则水湿内停，合而致气血水停聚腹中，而成腹大鼓隆之酒鼓。病位为肝脾肾三脏。此时邪气亢盛，正气日衰，辨证多属本需标实之肝肾阴虚，脾肾阳虚，肝脾血瘀，脾虚水停等。此期相当于酒精性肝硬化阶段。

（二）西医病因病机

乙醇具有直接的肝毒性，它在肝细胞内代谢产生的毒性产物及引起的代谢紊乱是导致酒精性肝病的主要原因。酒精性肝病根据临床及病理可分为轻型酒精性肝病、酒精性脂肪肝、酒精性肝炎、酒精性肝纤维化、酒精性肝硬化五个阶段。

二、辨病

（一）临床诊断标准

（1）有长期饮酒史，一般超过 5 年，折合酒精量男性为 40g/d，女性 >20g/d，或 2 周内有大量饮酒史，折合酒精量 >80g/d。但应注意性别、遗传易感性等因素的影响。酒精量换算公式为：g＝饮酒量（mL）×酒精含量（%）×0.8。

（2）临床症状为非特异性、可无症状，或有右上腹胀痛、食欲缺乏、乏力、体重减轻、黄疸等。随着病情加重，可有神经、精神、蜘蛛痣、肝掌等症状和体征。

（3）血清天冬氨酸氨基转移酶（AST）、丙氨酸氨基转移酶（ALT）、γ‑谷氨酰转肽酶（GGT）、总胆红素（TBIL）、凝血酶原时间（PT）和平均红细胞容积（MCV）等指标升高，禁酒后这些指标可明显下降，通常 4 周内基本恢复正常，AST/ALT > 2，有助于诊断。

（4）肝脏 B 超或 CT 检查有典型表现。

（5）排除嗜肝病毒的感染、药物和中毒性肝损伤等。

符合第 1、第 2、第 3 项和第 5 项或第 1、第 2、第 4 项和第 5 项可诊断酒精性肝病；仅符合第 1、2 项和第 5 项可疑诊酒精性肝病。

符合酒精性肝病临床诊断标准者，其临床分型诊断如下。1）轻症酒精性肝病：肝脏生物化学、影像学和组织病理学检查基本正常或轻微异常。

2）酒精性脂肪肝：影像学诊断符合脂肪肝标准，血清 ALT、AST 可轻微异常。

3）酒精性肝炎血清 ALT、AST 或 GGT 升高，可有血清 TBIL 增高。重症酒精性肝炎是指酒精性肝炎中，合并肝昏迷、肺炎、急性肾衰竭、上消化道出血，可伴有内毒素血症。

4）酒精性肝纤维化：症状及影像学无特殊。未做病理检查时，应结合饮酒史、血清纤维化标志物（透明质酸、Ⅲ型胶原、Ⅳ型胶原、层粘连蛋白）、GGT、AST/ALT、胆固醇、载脂蛋白 A_1、TBIL、α_2 巨球蛋白、铁蛋白、稳态模式胰岛素抵抗等改变，这些指标十分敏感，应联合检测。

5）酒精性肝硬化有肝硬化的临床表现和血清生物化学指标的改变。

（二）影像学诊断

影像学检查用于反映肝脏脂肪浸润的分布类型，粗略判断弥散性脂肪肝的程度，提示是否存在显性肝硬化，但其不能区分单纯性脂肪肝与脂肪性肝炎，且难以检出 < 33% 的肝细胞脂肪变。应注意弥散性肝脏回声增强以及密度降低也可见于肝硬化等慢性肝病。

1. B 超诊断

（1）肝区近场回声弥散性增强（强于肾脏和脾脏），远场回声逐渐衰减。

（2）肝内管道结构显示不清。

（3）肝脏轻至中度肿大，边缘角圆钝。

（4）彩色多普勒血流显像提示肝内彩色血流信号减少或不易显示，但肝内血管走向正常。

（5）肝右叶包膜及横膈回声显示不清或不完整。

具备上述第 1 项及第 2～第 4 项中一项者为轻度脂肪肝；具备上述第 1 项及第 2～第 4 项中两项者为中度脂肪肝；具备上述第 1 项以及 2～4 项中两项和第 5 项者为重度脂肪肝。

2. CT 诊断　弥散性肝脏密度降低，肝脏与脾脏的 CT 值之比小于或等于 1。弥散性肝脏密度降低，肝/脾 CT 比值在 1.0 但大于 0.7 者为轻度；肝/脾 CT 比值在 0.7 但大于 0.5 者为中度；肝/脾 CT 比值在 0.5 者为重度。

3. 组织病理学诊断　酒精性肝病病理学改变主要为大泡性或大泡性为主伴小泡性的混合性肝细胞脂肪变性。依据病变肝组织是否伴有炎症反应和纤维化，可分为单纯性脂肪肝、酒精性肝炎肝纤维化和肝硬化。

三、鉴别诊断

酒精性脂肪肝、酒精性肝硬化与其他原因引起的脂肪肝与肝硬化，应依靠病史、症状，体征及其辅助检查予以鉴别。

（一）急性胰腺炎

急性酒精性肝炎患者往往以发热、腹痛、呕吐症状而趋医求治，易与相混淆。虽二者均可因饮酒而引起，并且血清淀粉酶均可升高，但急性胰腺炎起病较急，腹痛最突出，淀粉酶升高较早而较显著，一般鉴别不难。

（二）急性黄疸型病毒性肝炎

本病有发热（黄疸期间），白细胞增多，而谷丙转氨酶活性正常或轻度升高，谷草转氨酶的活性升高明显，可以之明辨。

四、方证论治

（一）龙胆泻肝汤证

主症：轻者可无症状，或仅有腹胀、乏力、肝区不适、纳呆、腹泻、偶有黄疸、水肿、肥胖、肝大、质软、表面光滑、边缘纯、有压痛、舌红、苔黄腻、脉弦滑。相当于轻症酒精性肝病或酒精性脂肪肝。

病机：湿热内蕴，肝胃郁热，胆郁痰阻。

治法：清热利湿。

方药：龙胆泻肝丸加减。龙胆草 10g，黄芩 12g，栀子 6g，大黄 6g，金钱草 15g，柴胡 15g，茵陈 12g，甘草 10g，生地 12g，当归 12g，葛根 15g，神曲 15g。

加减：肝胃郁热者，治宜疏肝和胃、清热化湿，加黄连、吴萸、薄荷、白芍。证属胆郁痰阻者，加竹茹、枳实、法半夏。

（二）苓桂术甘汤证

主症：乏力纳呆，肝区疼痛，腹痛腹泻，发热黄疸，肝脾大，腹腔积液畏食，肝掌、蜘蛛痣，神昏震颤，舌暗红，苔黄腻，脉弦细。相当于酒精性肝炎、酒精性肝纤维化、酒精性肝硬化代偿期。

病机：食滞痰阻。

治法：消食化痰，理气导滞。

方药：苓桂术甘汤加减。茯苓 15g，桂枝 10g，白术 15g，神曲 15g，山楂 12g，连翘 12g，法半夏 10g，陈皮 12g，莱菔子 12g，葛根 15g，甘草 6g

加减：气滞血瘀者，加桃仁、红花、当归、赤芍、川芎。肝脾大者，加丝瓜络、牡蛎、鳖甲等。

（三）隔下逐瘀汤证

主症：肝掌、蜘蛛痣，腹腔积液，肝脾大，伴有心悸气短，脘腹胀痛，神昏震颤，唇甲色淡等，舌红、淡红、暗红或淡暗，苔白腻、黄腻或少苔，脉沉细、弦细或细涩。

相当于酒精性肝硬化失代偿期。多与酒精性脂肪肝、酒精性肝炎并存。

病机：肝脾血瘀。

治法：活血软坚，利水祛湿。

方药：膈下逐瘀汤加减。桃仁12g，红花12g，当归12g，川芎10g，元胡10g，香附10g，甘草10g，枳壳12g，茯苓15g，猪苓12g，白术30g，葛根15g，神曲15g。

加减：脾肾阳虚者，加木瓜、厚朴、制附片、干姜；肝肾阴虚者，加枸杞子、麦冬、沙参、酸枣仁、山药、龟板等。

五、医案举例

（一）案一、酒精性脂肪肝案

患者，男，42岁，初诊日期：2011年2月22日。饮酒史10余年，饮酒约500mL/d。身体肥胖，面色暗淡无泽，纳少，乏力，头晕，双下肢水肿。舌淡红，暗滞，苔白腻，脉沉弦滑。肝功能：谷氨酰转肽酶（GGT）91.5U·L^{-1}，谷丙转氨酶（ALT）58U·L^{-1}，谷草转氨酶（AST）47U·L^{-1}，总胆红素（TBIL）41.1μmol·L^{-1}；血脂：胆固醇9.1mmol·L^{-1}，甘油三酯2.6mmol·L^{-1}；彩超提示脂肪肝。西医诊断为酒精性脂肪肝；中医诊断为肥气，证属水湿内停，瘀血阻络。治宜行气活血，化湿利水。嘱其戒酒，规律饮食。处方如下：丹参20g，三七10g，陈皮15g，大腹皮20g，白术20g，苍术20g，枳椇子30g，楮实子30g，车前子30g，泽泻20g，茯苓20g，桂枝20g，鸡内金20g，焦三仙各10g。1剂/d，水煎服，共10剂。

二诊：下肢浮肿明显减轻，头晕改善，仍乏力，面色淡暗。舌淡红，稍暗，苔白稍腻，脉沉弦滑。邪气渐去而正气未复，气血尚虚，故应加强益气养血之功。上方加黄芪50g，当归20g。1剂/d，水煎服，共10剂。

三诊：悉症皆轻，舌淡红，苔白稍腻，脉沉略滑。查肝功能正常；血脂：胆固醇6.2mmol·L^{-1}，甘油三酯1.4mmol·L^{-1}；彩超提示脂肪肝明显好转。守方加减治疗2个月后，悉症皆除，查肝功能，血脂，彩超均正常。

按：方中丹参、三七活血与补血兼顾，楮实子与枳椇子醒脾解酒，与陈皮、腹皮、白术、桂枝等同司益肾健脾，利水祛湿之功，再加入鸡内金、焦三仙以助脾纳运。全方效专而力宏，共奏益气活血，利水祛湿之效。

（二）案二、酒精性肝硬化案

郝某，男，56岁，初诊日期：2011年3月22日。饮酒近30年，日饮酒量300~400mL，无乙肝、丙肝等肝炎病史，发现肝硬化1年。周身水肿，腹胀，面色略黄，食欲缺乏，小便不利。舌暗红，苔白腻，脉沉弦滑。肝功能：GGT205U·L^{-1}，ALT73U·L^{-1}，AST48U·L^{-1}，TBIL37.7μmol·L^{-1}；彩超示：肝脏面积增大，肝硬化，脾大。西医诊断为酒精性肝硬化，中医诊断为酒鼓，证属气滞血瘀，水湿内停，治宜行气活血，利水除湿。嘱其坚决戒酒，并开处方如下：茵陈50g，三七10g，丹参20g，陈皮15g，大腹皮20g，茯苓20g，桂枝20g，泽泻20g，白术20g，苍术20g，车前子30g，楮实子30g，枳椇子30g，厚朴20g，木香20g，鸡内金20g，焦三仙各10g。1剂/d，水煎服，共10剂。

二诊：悉症减轻。舌淡红，暗，苔白稍腻，脉沉弦滑。行气利水祛湿获效，应酌增祛瘀生新之力。上方去茵陈和厚朴，木香改用15g。1 剂/d，水煎服，共 10 剂。后守方加减治疗 3 个月后无明显不适症状。查肝功大致正常；彩超提示肝脾较前明显缩小，基本接近正常水平，无腹腔积液，只有轻度肝硬化。

按：方中茵陈利胆祛湿，楮实子与枳椇子醒脾解酒，益气利水消肿，且能滋肝肾之阴兼化瘀软坚，加陈皮、大腹皮、茯苓、桂枝等加强益气利水之功，厚朴、木香行气除胀，鸡内金、焦三仙健脾消食。全方法明而药备，故获良效。

第四节 慢性浅表性胃炎

慢性浅表性胃炎是一种慢性胃黏膜浅表性炎症，它是慢性胃炎中最多见的一种类型，在胃镜检查中占全部慢性胃炎的 50% ~ 85%。本病的发病高峰年龄为 31 ~ 50 岁，男性发病多于女性。

慢性浅表性胃炎的基本病变是上皮细胞变性，小凹上皮增生与固有膜内炎性细胞浸润，有时可见到表面上皮及小凹上皮的肠上皮化生，不伴固有腺体的减少。病变部位常以胃窦明显，多为弥散性，胃镜检查为胃黏膜充血、水肿及点状出血与糜烂或伴有黄白色黏液性渗出物。目前国内按炎性细胞浸润黏膜层的深浅将本病分为轻、中、重三度。凡浸润黏膜浅层 1/3 者为轻度；涉及中 1/3 者为中度；超过黏膜层 2/3 者为重度。

慢性浅表性胃炎属良性病变，是胃黏膜损伤和修复的表现。这种炎性病变可以消除、痊愈，也可发展成慢性萎缩性胃炎，所以炎症的控制十分重要，务求彻底治愈。

本病属于中医"胃脘疼痛""嘈杂"等病证范畴。

一、病因病机

（一）中医病因病机

从中医学的角度来看，饮食不慎是产生本病的主要原因之一，生冷之物可致胃寒，辛热甘腻之品易致胃热；加之本病病位在脾胃，而脾为阴土，喜燥恶湿，其病多寒，胃为阳土，喜润恶燥，其病多热，故寒热两邪贯穿于本病的始末。另外，过饥过饱也可致病。《内经》云："饮食自倍，肠胃乃伤。"

情志因素，如忧、思、恼、怒、七情不和等也起着重要作用。或情志不舒，肝气郁结，气机不畅；或暴怒伤肝，肝气太过，横逆犯脾，即《临证指南医案》之所讲："肝为起病之源，胃为传病之所。"《沈氏尊生书·胃痛》说："胃痛，邪干胃脘病也，唯肝气相乘为尤甚，以木性暴且正克也。"肝郁气滞，气机逆乱，影响水液和血液的正常循行，导致痰凝血瘀。所以痰瘀致病也越来越受到医家的注意。无论何种原因，何脏先伤，只要影响及胃，就会导致受纳和腐熟水谷功能的减退和衰弱。至其发展，则常因病程迁延，慢性耗损，以至于功能性的病变逐渐加重，进而发生了器质性的变化，最终促使胃中黏膜层组织出现病理性改变而形成本病。

（二）西医病因病机

胃黏膜损伤因子如机械性、温度、化学性、放射线等因素长期反复损伤胃黏膜，可造成炎症的持续不愈。幽门螺杆菌（Hp）的感染和组织学上炎症严重度有一定的关系，尤其是中性粒细胞的浸润程度。其所造成的组织学损害在抗 Hp 治疗后可迅速使其消失或吞转，这也提示了 Hp 与慢性胃炎有一定的关系。由于幽门括约肌功能不全，胆汁、肠液和胰液等十二指肠内容物大量反流入胃，减弱胃黏膜屏障功能，使胃黏膜遭到消化液的作用，产生炎症、糜烂和出血等。此外，恶性贫血家庭成员中，低酸或无酸、维生素 B_{12} 吸收不良的患病率和 PCA、IFA 的阳性度很高。提示可能有遗传因素的影响。

二、辨病

（一）临床表现

1. 症状　大多数浅表性胃炎患者缺乏临床症状，部分患者常有上腹部胀闷、嗳气、吐酸、食欲减退，或无规律上腹隐痛，食后加重等诸多表现。

2. 查体　可有上腹部轻压痛。

（二）理化检查

1. 胃镜　本病的诊断，主要依据胃镜和胃黏膜活检组织学检查。胃镜可见胃黏膜充血、水肿和黏液分泌增多，亦可见有糜烂或出血。常呈局限性，也有弥散性。诊断内容包括：分布范围（胃窦、胃体或全胃）、胃镜像（红斑：点、片状或条状，黏膜粗糙不平；出血：点或斑）、胃黏膜病理（炎症或活动性，或伴肠化等的程度）、是否伴有糜烂（平坦或隆起）或胆汁反流，并尽可能描述病因。

胃黏膜病理及其分度如下：

（1）轻度：黏膜层有淋巴细胞、浆细胞为主的慢性炎细胞浸润，若炎细胞较少，仅局限于黏膜浅层、不超过黏膜 1/3。

（2）中度：炎细胞较密集，超过黏膜层 2/3。

（3）重度：炎细胞密集，占据黏膜全层。有中性粒细胞浸润属活动性，其仅黏膜固有层见少量者为轻度；黏膜层见软多者为中度；黏膜层见较密集，且小凹脓肿者为重度。可伴有肠上皮化生。

2. X 线钡餐检查　主要用于排除消化性溃疡和胃癌等疾病。

3. Hp 检查　有多种方法，如组织学、尿素酶、^{13}C 尿素呼气试验或粪便 HP 抗原检测。通常采用内镜下取黏膜组织做快速尿素酶试验。

4. 测定胃酸分泌功能　采用五肽促胃液素刺激试验。胃酸一般正常，也有高酸者。

三、鉴别诊断

（一）慢性萎缩性胃炎

胃镜见胃黏膜色泽变淡，严重成灰白色；胃黏膜变薄，皱襞变细，或颗粒状；黏膜血管显露。胃黏膜活检，见固有腺减少。可与浅表性胃炎鉴别。

（二）功能性消化不良

症状与浅表性胃炎相似，但胃镜检查胃黏膜无明显炎症、糜烂等。

（三）消化性溃疡

与浅表性胃炎不同的是，临床表现有周期性发作和节律性疼痛的特点。X 线钡餐透视可见到龛影；胃镜检查有溃疡灶，不难鉴别。

（四）胰胆疾病

慢性胰腺炎和胰腺癌亦可出现上腹部胀、食欲缺乏；胆囊炎、胆石症均有上腹痛、闷胀、嗳气等，但疼痛于右肋下为多，且常放射至肩背部，进食油腻物品加重。B 超、胆囊造影、CT 等检查可资鉴别。

四、方证论治

本病发病率极高，在各种胃病中居于首位，无法精确统计，占接受胃镜检查患者的80%甚至90%以上，且其发病率有随年龄增长而有所升高的趋势。慢性浅表性胃炎多呈实证，虚证较少，亦有虚实兼见证。我们在临床常按三个方证论治，再结合兼症的不同，辨证加减，疗效很好。

（一）清热化湿，和中醒脾

主症：胃脘疼痛或闷胀，或嘈杂不适，口干苦黏，纳少便溏，舌红，苔黄腻，脉滑。

兼症：热偏重：口干苦喜饮，尿黄便干，舌红、苔黄腻干，脉滑数或滑数。湿偏重：口苦而淡，小便清，大便溏稀，舌淡红、苔白腻略黄，脉缓。

病机：脾湿胃热，气滞络阻。

治法：清热化湿，和中醒脾。

方药：三仁汤加减。杏仁 10g，薏苡仁 20g，白蔻 10g，白扁豆 12g，茵陈、佩兰、赤芍各 9g，厚朴 6g，滑石 30g，蒲公英 15g。

热偏重者，加黄连；热结便秘者，加瓜蒌、大黄。湿偏重，加强和中醒脾，选佩兰、改白蔻仁、薏苡仁等。苔厚，加焦三仙。

（二）化瘀消痞

主症：胃脘胀痛、纳后尤甚，饥时嗳气，胃痛日久不愈，头晕乏力，口淡喜温，舌质暗红，苔薄黄，细无力。

兼症：痛处固定，得食则缓，气短多言，小便清，大便溏软。

病机：脾胃气虚，气滞络瘀。

治法：补中益气，健运理滞。

方药：化瘀消痞汤加减。党参 15g，炙黄芪、炒白术、茯苓、枳壳、炒白芍各 10g，厚朴 6g，砂仁 4.5g，化瘀散 10g，炙甘草 3g，生姜 3 片，红枣 3 枚。

加减 苔薄黄、口苦、小便淡黄，加黄连 3g。畏冷吐清水，去砂仁，加桂枝、吴茱萸各 3g。恶心或嗳气频者加半夏 10g、旋覆花 6g。血瘀痛甚有定处者，加元胡 10g，五灵脂 10g。

（三）疏肝和胃

主症：胃脘胀痛，或连两胁，嗳气频作，嘈杂泛酸，舌淡红，苔薄白，脉弦为主症。

兼症：口苦，大便不爽。

病机：肝胃不和。

治法：疏肝和胃，理气止痛。

方药：疏肝和胃汤加减。柴胡、白芍、枳壳、香附、苏梗各 10g，白术、茯苓、佩兰、赤芍各 9g，厚朴 6g，豆蔻 6g，黄连、炙甘草各 3g。

加减：积滞不饥者，加麦芽、谷芽，神曲；嗳气频者加半夏、旋覆花。若血瘀痛甚者，加元胡、川楝子、九香虫。若见气滞热郁烦急之证，加焦栀、淡豆豉、黄芩、连翘。若见舌红少苔，口干，加川楝子、北沙参、生地。合并胃黏膜糜烂，加白及片、生黄芪等。

五、医案举例

（一）案一

廖某，女，65 岁，已婚。

病史：平素胃部隐痛，手脚凉，怕冷。既往慢性浅表性胃炎病史，未系统治疗，近日受凉后，自觉胃寒凉，腹中痛，痛时欲排便，怕冷，喜热饮，自服附子理中丸后无缓解。消化胃镜显示：镜下黏膜表面粗糙不平，见散在出血点。现患者上腹部疼痛，口苦，口干，怕风，舌微红，苔干黄，脉数。

诊断，中医诊断：胃痛。西医诊断：慢性浅表性胃炎。

中医治以补虚温胃，利胆止痛。方用香附 15g，川楝子 10g，麦冬 20g，天花粉 15g，玉竹 20g，延胡索 20g，吴茱萸 6g，黄连 8g，白芍 25g，夏枯草 15g，炙甘草 15g，煎时加粳米 30g，生姜 4 片。水煎，早晚分服。

服用一周后，胃痛轻，食欲增加，食后有饱胀感，头晕，时有耳鸣，怕凉，怕风，疼痛部位由胃脘部转到脐周，并排气，饮热水后缓解。前方吴茱萸减为 3g，黄连 6g，粳米 15g，减生姜，加郁金 15g，枳实 10g，连翘 15g，生地黄 15g，水煎，早晚分服。

服用 1 周后，胃痛减轻，偶有口苦，睡眠欠佳，便干，欲便感无，舌红，苔黄。前方加牡丹皮 20g，栀子 10g，茯苓 15g，珍珠母 15g，竹茹 20g，生甘草 6g，去炙甘草、粳米。水煎，早晚分服。服用 1 周后，复查胃镜示：胃黏膜光滑，未见水肿及出血点。

按：患者平素畏寒怕冷，复感寒邪加重胃痛。根据患者入院时症状、查体及辅助检查，中医诊为胃痛。药用香附、川楝子疏肝理气止痛；麦冬、玉竹、天花粉、粳米养阴润燥，生津益胃；延胡索活血，行气，止痛；吴茱萸、生姜温中散寒止痛；黄连燥湿，白芍平肝止痛，夏枯草清肝利胆，炙甘草调和诸药。诸药合用，补虚温中，利胆止痛。服用 1 周后，胃痛减轻，头晕，时有耳鸣，加郁金、枳实、法半夏、连翘、生地黄，养阴生津，行气燥湿。再服药 1 周后，因口苦，加牡丹皮、栀子，清热泻火，睡眠欠佳，加珍珠母、茯苓安神。杨老在治疗过程中，根据患者不同时期，病情变化，加减用药，使病症逐一化解。早期治疗时采用补虚温胃之品，后期加之清热利胆之药，寒温并用，而达到驱邪的目的。

（二）案二

男，46岁，2014年8月20日初诊。患者自述反复胃痛胃胀2年余。近2月来反复出现胃痛、痞满、食后饱胀、嗳气，每遇饮食不当或劳累受凉即加重。经胃镜检查确诊为慢性浅表性胃炎，多次经中西医治疗，病情不见好转，近半月来因劳累受凉而症状加重。刻诊：胃脘疼痛阵作，痞满不适，食后尤甚，嗳气频作，时有恶心、口苦咽干、纳谷不香、排便不爽、1~2日一次，舌淡红，苔薄黄而根腻，脉细滑而数。胃镜检查结合胃黏膜病理诊断为重度浅表性胃炎。中医诊断为胃脘痛，属寒热夹杂、升降失司。治以辛开苦降、和胃消痞、理气止痛。药用蒲公英、太子参、白芍各20g，焦白术、枳壳、香附、延胡索、厚朴、焦神曲各15g，半夏、黄连、乌药各10g，甘草6g。日1剂，水煎2次，早晚分服。服药5剂，其胃脘疼痛消失，痞满不适、嗳气恶心明显减轻，但感神疲倦怠、纳谷不香。上方去延胡索、厚朴、乌药，加生黄芪30g、炒山药20g、鸡内金15g、焦麦芽20g。用法同上。

上方服10剂，痞满，嗳气显著减轻，纳增，仅感神疲倦怠、周身无力。故以上方加减治疗，药用生黄芪30g，焦白术20g，白芍20g，太子参20g，枳壳15g，炒山药20g，焦山楂、焦神曲、焦麦芽各15g，黄连10g，甘草5g，用法同上。

方服20剂，症状、体征均消失，除劳累后感精神疲倦外，别无所苦。继以本方继服15剂以巩固疗效。1月后复查胃镜诊断为轻度浅表性胃炎，随访1年未再复发。

第五节 慢性萎缩性胃炎

慢性萎缩性胃炎（CAG）是指胃黏膜上皮遭到反复损害后导致的黏膜固有腺体萎缩甚至消失为特征的消化系统常见病、多发病、难治病之一。临床以长期反复发作或间断发作上腹部隐痛，腹胀，进食后加重为主要表现，伴嗳气、不欲饮食、腹泻或便秘等，也有患者临床症状不明显。西医学部分可由浅表性胃炎发展而来，故引起浅表性胃炎的病因可成为萎缩性胃炎的致病因素或加重因素。如幽门螺杆菌感染、长期不良饮食习惯、吸烟、十二指肠液反流、免疫因素、遗传因素等。本病发病率随年龄增长而增高，约占胃镜受检患者的13.8%，在胃癌高发区可达28.1%，胃癌病例50%以上有萎缩性胃炎病史，本病与胃癌的发生有密切关系，伴肠上皮化生和异型增生者，胃癌发生率高达9%~10%。故萎缩性胃炎越来越受到人们的重视。

本病属中医"痞满""胃痛""嘈杂"等病证范畴。全国第三次脾胃病学术会议，将本病归属胃痞证。

一、病因病机

（一）中医病因病机

从中医学的角度来看，CAG的病因较为复杂，但发病多因脾胃素虚，内外之邪乘而袭之，使脾之清阳不升、胃之浊阴不降，升降失常所致。正虚是脾胃病变发生发展中的根本内因，贯穿发病之始终，是造成CAG的病理基础，是其发生、发展的关键环节。

饮食不慎也是产生本病的主要原因之一，生冷之物可致胃寒，辛热甘腻之品易致胃热；加之本病病位在脾胃，而脾为阴土，喜燥恶湿，其病多寒，胃为阳土，喜润恶燥，其病多热，故寒热两邪贯穿于本病的始末。《景岳全书·痞满》："痞者，痞塞不开之谓；满者，胀满不行之谓。盖满则近胀，而痞则不必胀也。所以痞满一证，大有疑辨；则在虚实二字，凡有邪有滞而痞者，实痞也；无物无滞而痞者，虚痞也。有胀有痛而满者，实满也；无胀无痛而满者，虚满也。实痞、实满者可散可消；虚痞虚满者非大加温补不可"；"虚寒之痞，治宜温补，但使脾胃气强，则痞开而饮食自进，元气自复也。饮食偶伤致为痞满者，当察其食滞之有无而治之"。

情志因素如忧、思、恼、怒、七情不和等也起着重要作用，或情志不舒，肝气郁结，气机不畅；或暴怒伤肝，肝气太过，横逆犯脾，即《临证指南医案》之所讲："肝为起病之源，胃为传病之所。"《沈氏尊生书·胃痛》说："胃痛，邪干胃脘病也，唯肝气相乘为尤甚，以木性暴且正克也。"肝郁气滞，气机逆乱，影响水液和血液的正常循行，导致痰凝血瘀。所以痰瘀致病也越来越受到医家的注意。无论何种原因，何脏先伤，只要影响及胃，就会导致受纳和腐熟水谷功能的减退和衰弱。至其发展，则常因病程迁延，慢性耗损，以至于功能性的病变逐渐加重，进而发生了器质性的变化，最终促使胃中黏膜层组织出现病理性改变而形成本病。本病的发展是虚－郁－热－瘀－损逐步演变加重的病理过程。

（二）西医病因病机

胃黏膜损伤因子如机械性、温度、化学性、放射线等因素长期反复损伤胃黏膜，可造成炎症的持续不愈。幽门螺杆菌的感染和组织学上炎症严重度有一定的关系，尤其是中性粒细胞的浸润程度。其所造成的组织学损害在抗 Hp 治疗后可迅速使其消失或好转，这也提示了 Hp 与慢性胃炎有一定的关系。

胃体萎缩为主的慢性胃炎患者血清中常常能检测出壁细胞抗体（PCA）和内因子抗体（IFA），尤其是伴有恶性贫血的胃萎缩者检出率相当高。PCA 是自身抗体，具有细胞特异性，只和壁细胞起反应。PCA 存在于血液和胃液中；血 PCA 阳性率在恶性贫血为 55%~95%，不伴恶性贫血的萎缩性胃炎，国外为 23.6%~62.5%，国内报道为 11%。内因子是壁细胞所分泌的一种糖蛋白，IFA 也是自身抗体，可分为阻滞抗体（第 I 型抗体）和结合抗体（第 II 型抗体），前者和内因子结合后，可阻止内因子和维生素 B_{12} 的结合，其效价高、作用强，阳性率约为 53%；后者和内因子维生素复合体结合后，阻止其和回肠黏膜上的受体结合，阳性率约为 27.3%。

由于幽门括约肌功能不全，胆汁、肠液和胰液等十二指肠内容物大量反流入胃，减弱胃黏膜屏障功能，使胃黏膜遭到消化液的作用，产生炎症、糜烂和出血等。此外，恶性贫血家庭成员中，萎缩性胃炎、低酸或无酸、维生素 B_{12} 吸收不良的患病率和 PCA、IFA 的阳性度很高。提示有遗传因素的影响。慢性萎缩性胃炎与年龄关系很大，其发病率总是随年龄而增加。

二、辨病

（一）临床表现

CAG 的临床表现虽缺乏特异性，但有一定的规律性及特点。

1. 症状 其中一般以"痞、满、胀、痛、不敢吃"为主症。分述如下：

（1）痞满：上腹部痞闷、嗳气频频。或见胃脘堵塞感。有的胃脘不适或胃脘部难受无可名状。反酸胃灼热或嘈杂不适。痞闷症状较上腹疼痛顽固。嗳气频繁发作，有持续声音响亮者，或见间断声低者。

（2）胀：胃脘胀或腹部、胁部、胸部胀满，每因生气而加重。

（3）痛：胃脘部疼痛。呈隐痛、胀痛、钝痛，急性发作时也可见剧痛或绞痛，疼痛可出现在胁部、背部、腹部或胸部，可局部压痛或深压不适感。

（4）"不敢吃"：食欲减退，甚无食欲，或虽有食欲，但进食后或进食过量，或进食生冷后即感胃脘部胀满不适食物不动。因此"想吃而不敢吃"是本病（证）的另一特点。

（5）大便秘结，数日 1 次；或便溏 1 天数次，但不畅快。肠鸣音可亢进。

（6）睡眠障碍：胃不和则卧不安，随着胃部症状的好转而好转。

（7）出血：有的以吐血或出现黑粪为主。伴恶性贫血者，头晕、乏力、睑结膜色淡、甲床色淡或苍白，或晄白。

（8）本病日久可见虚弱诸证：四肢瘀乏无力、神情倦怠、精神萎靡等。CAG 伴胆汁反流者，可出现口苦、口干、胁痛、恶心等。胃大部切除术后萎缩性残胃炎者还可出现消瘦、头晕、乏力。

2. 体征 一般多见面色萎黄或苍白，形体消瘦，舌质淡暗，脉弱。

3. 常见并发症 萎缩性胃炎伴有重度肠腺化生或（和）不典型增生者有癌变可能，慢性萎缩性胃炎的癌变率为 2.25% ~ 7.46%。所以，对于症状长期存在的慢性萎缩性胃炎患者，或本来病情较为稳定而突然出现明显的病情变化的慢性萎缩性胃炎患者，或以吐血或出现黑粪为主，伴头晕、乏力、睑结膜色淡、甲床色淡或苍白、晄白患者，应及时行胃镜检查及常规活检以确诊。

（二）理化检查

CAG 的诊断主要根据胃镜和病理检查结果而确诊。但由于胃镜检查比较痛苦，不少患者不欲接受，所以其他辅助检查对萎缩性胃炎的治疗效果及随访有一定意义。

1. 胃镜检查 萎缩性胃炎可由浅表性胃炎长期迁延不愈转变而来，因而在内镜检查中可见两者同时存在。萎缩性胃炎的镜下表现主要是：

（1）黏膜颜色改变：正常为橘红色，萎缩时黏膜明显红白相间，以白相为主，多呈灰色或灰绿色，严重时可呈灰白色。可呈弥散性或局限性斑块分布。

（2）血管透见：萎缩初期可见到黏膜内小血管，重者可见到黏膜下的大血管如树枝状，暗红色，有时犹如在黏膜表面上，易与皱襞相混；胃底贲门的血管正常时也可见到。当胃内充气时黏膜变薄及血管显露更加明显。

（3）增生颗粒：在萎缩的黏膜上有时可见上皮细胞增生或严重肠化生形成的细小

增生颗粒，偶尔可形成较大的结节。

（4）出血及糜烂：内镜触碰萎缩性黏膜亦可出血，也可见散在片状糜烂、出血。

CAG 也可合并浅表性胃炎：腺萎缩后腺窝可增生延长或有肠上皮化生而看到过形成的表现，黏膜层变厚，此时不能看到黏膜下血管，只见黏膜表面粗糙不平，颗粒或结节僵硬感，光泽也有变化。

2. 胃黏膜活检　病理检查对慢性胃炎的诊断，尤其是判别慢性炎症的程度、炎症的活动性、有无腺体萎缩、有无肠上皮化生与异型增生、有无幽门螺杆菌感染和排除早期恶性病变有重要意义。取活检要多点取材。镜下主要观察浆细胞、淋巴细胞为主的炎症细胞以其浸润黏膜固有膜的程度分轻、中、重度，以中性粒细胞判定其活动性炎症。还要观察有无固有腺体减少（萎缩），肠腺化生及异型增生，后者分为轻、中、重度 3 级（固有腺体减少 1/3 以内者为轻度，减少 1/3 ~ 2/3 者为中度，减少 2/3 以上者为重度。）轻度者较易逆转，但中、重度属胃癌前病变，尤以重度者拟癌变，亦可逆转。

3. 其他辅助检查

（1）胃蛋白酶原的测定：萎缩性胃体炎血清胃蛋白酶原 I 以及 I／II 比率明显降低，且降低程度与胃腺体萎缩范围及程度呈正相关，与活组织病理检查结果常常吻合。因此，胃蛋白酶原活性检测对萎缩性胃炎的诊断及随访有一定意义。

（2）HP 检测：HP 测定及其抗体测定，在 CAG 伴有活动性胃炎时，此检查常呈阳性。目前已有多种 HP 检测方法，包括胃黏膜直接涂片染色、胃黏膜组织切片染色、胃黏膜培养、尿素酶检测、血清 Hp 抗体检测及尿素呼吸试验，其中以尿素酶法简便快速，而尿素呼吸试验为一结果准确的非侵入性诊断方法。慢性胃炎患者胃黏膜中 Hp 阳性率的高低与胃炎活动与否有关，且不同部位的胃黏膜其 Hp 的检出率亦不相同。Hp 的检测对慢性胃炎患者的临床治疗有指导意义。

（3）血清促胃液素含量测定：促胃液素由胃窦 G 细胞及胰腺 D 细胞分泌，是一种重要的旁分泌激素，最大限度刺激壁细胞分泌盐酸，改善胃黏膜血液循环，营养胃黏膜，并能保持贲门张力，防止胃内容物向食管反流，具有多种生理功能。正常人空腹血清促胃液素含量为 <100ng/L。萎缩性胃体炎患者空腹血清促胃液素水平增高。CAG 伴恶性贫血者，空腹血清促胃液素可高达 1000ng/L。

（4）微量元素的测定：CAG 患者血清锌、铜、铁、锰等元素随萎缩性病变的加重而增加，在重度 CAG 时，则与胃癌值相近。

（5）胃运动功能检测：本检查的目的在于寻找慢性胃炎的原因。目前常以胃排空率测定反映胃运动功能，排空率可通过进食标记食物，在餐后不同时间测定胃内标志物量从而进行推算。具体方法可用放射性核素标记液体或固体食物，用照相机在连续扫描中确定胃的轮廓，对胃内放射性核素进行计数，画出胃排空曲线；亦可用不透 X 线的标记食物进行，然后定时观察胃内存留的标志物数，测算出胃排空率。此外，还可用高分辨胃肠功能测定仪测记胃窦部的消化间期移行复合运动。

（6）X 线钡剂检查：上消化道 X 线钡剂检查对慢性萎缩性胃炎的诊断帮助不大。对临床上怀疑有慢性 CAG 的患者不应将 X 线检查作为主要筛选方法。对经内镜检查诊断为慢性萎缩性胃炎的患者，X 线钡剂检查可用于定期随访以了解治疗的结果。

（7）胃液分析：正常胃内容物的 pH 为 $1.3 \sim 1.8$，如刺激后，最大分泌时的 $pH > 6.0$ 则可诊断为真正胃酸缺乏。A 型，提示壁细胞数量显著减少；B 型 CAG 患者大多正常或正常值低限。临床上 CAG 患者可无酸或低酸，但一般不会泛酸。也有高酸者，泛酸者也不少见，故胃液分析没有特异性。

三、鉴别诊断

（一）与慢性浅表性胃炎相鉴别

慢性浅表性胃炎的临床表现与慢性萎缩性胃炎多有类似，但相对病程短，纤维胃镜检查病变部位黏膜充血水肿，反光增强，可有糜烂，或红白相间，以红为主，黏膜表面多见有乳白色分泌物附着，无黏膜下血管透见。活检证实为浅表性炎症。

（二）与消化性溃疡相鉴别

消化性溃疡常表现为规律性上腹部疼痛，胃溃疡多饭后发作，而十二指肠溃疡常空腹发作，进食则缓解。消化性溃疡常反复发作，在活动期 X 线检查可发现溃疡壁龛。但在十二指肠壶腹溃疡较表浅、呈巨型十二指肠溃疡以及十二指肠壶腹内瘢痕变形时，X 线则不易发现活动性溃疡，此时要借助于胃镜做出诊断。

（三）与胃癌相鉴别

胃癌患者临床表现缺乏特异性，因此常常在查体时意外发现。癌肿位于胃底部或临近贲门时，可出现吞咽困难，位于幽门区者可有幽门梗阻症状。X 线检查可见胃内钡剂充盈缺损，肿瘤表面有溃疡时可见龛影。X 线检查不能鉴别良、恶性肿瘤，此时应行胃镜检查，经活组织检查可确诊。

（四）胆囊炎与胆石症

有上腹部胀闷不适、嗳气等症状，其症状发生多与进肥腻食物有关。上腹疼痛往往较明显，可放射至胁肋及背部，兼有发热与黄疸时则易分辨。可做 B 型超声波、腹部平片或胆囊造影等检查以明确。

（五）胰腺炎

急性胰腺炎者多为突然发作腹痛腹胀，呈持续，痛时喜弯腰曲背，腹部压痛明显或有腹肌紧张。胰腺炎诊较困难，凡有腹痛，糖尿病者应考虑，可做血、尿淀粉酶检查，或腹部 CT 检查。

（六）心绞痛

尤其是老年患者易与胃痛相混，心绞痛一般不出现嗳气、恶心等消化道症状，往往有心悸等不适，可做心电图检查以区别。

四、方证论治

（一）疏肝和胃

主症：胃脘胀痛，连及两胁，嗳气频作，舌质红，苔薄白，脉弦。
兼症：嘈杂泛酸，不欲饮食。

病机：肝郁气滞，胃失和降。

治法：疏肝和胃，理气止痛。

方药：疏肝和胃汤加减。柴胡 15g，枳壳 15g，白芍 15g，香附 12g，苏梗 12g，延胡索 10g，陈皮 6g，法半夏 12g，茯苓 15g，海螵蛸 15g，甘草 6g。每日 1 剂，水煎服。

加减：胃胀气甚，加木香（后下）、砂仁（后下）以加强理气和胃；嘈杂、泛酸，加黄连、吴茱萸以辛开苦降；食滞纳呆、大便不畅，加厚朴、槟榔以行气消滞；口干舌红为气郁化热，加黄芩、公英、山栀子以清泻郁热。

（二）健脾化瘀

主症：胃脘胀满，食后胃脘发堵，以"想吃而不敢吃"为显著特点。食少乏力，便秘，舌质淡暗，舌苔薄白，脉弱无力。

兼症：瘀倦嗜卧，或隐隐作痛，舌有齿印。

病机：虚寒夹瘀，胃失和降。

治法：健脾和胃，行气化瘀。

方药：化瘀消痞汤加减。化瘀散（冲）10g，枳实 15g，黄芪 30g，党参 20g，白术 15g，砂仁 10g，木香（后下）10g，黄连 6g，干姜 10g，厚朴 12g，橘皮 15g，炙甘草 9g。每日 1 剂，水煎服。

方解：此型临床最常见。此方由李杲《脾胃论》失笑丸化裁而来。方中黄芪、党参、白术、炙甘草益气以健运脾胃，升举清阳；化瘀散活血化瘀，通络止痛；黄连、干姜、枳实、厚朴苦辛开降，理气和胃；橘皮、木香、砂仁行气止痛。诸药配伍，共奏扶养脾胃，行气止痛，化瘀通络，和胃消痞之功。《脾胃论·论饮酒过伤》："治老幼元气虚弱，饮食不消，脏腑不调，心下痞闷，枳实、橘皮各一两，白术二两……夫内伤用药之大法，所贵服之强入胃气，令胃气益厚，虽猛食、多食、重食而不伤，此能用食药者也。此药久久益胃气，令不复致伤也。"现代药效学证明，黄芪、党参、白术、炙甘草等可以提高人体的免疫功能。

加减：若得冷食胃痛加重，口流清涎，四肢不温，此乃脾胃虚寒，宜加干姜量，肉桂以振中阳；若大便烂，日多次，舌苔腻，此为兼湿，加苍术、茯苓以祛除湿邪；若脘痞，口苦，舌苔转黄，此属湿邪化热、寒热夹杂，宜蒲公英、黄芩以苦寒泄热。

（三）养阴益胃

主症：胃脘灼热疼痛，口干舌燥，大便干结，舌红少苔或有裂纹，或花剥苔，脉细数。

兼症：餐后饱胀，饥不欲食，或有手足心热。

病机：热灼阴液，胃失濡养。

治法：养阴清热，益胃生津。

方药：枳壳益胃汤加减。沙参 10g，麦冬 15g，生地 30g，玉竹 10g，白芍 5g，山药 20g，枳壳 15g，公英 15g，甘草 6g。每日 1 剂，水煎服。

加减：口干甚、舌红赤者，加花粉、石斛以养阴清热；大便干结者，加玄参、火麻仁以润肠通便；纳呆者加谷芽、麦芽、乌梅、山楂以开胃消滞；夹湿者加茵陈、黄芩以清热化湿。

（四）清热化湿

主症：胃脘胀痛或痞满，或嘈杂不适，口干口黏，舌边尖红，苔黄腻，脉滑数。

兼症：不思饮食，大便不爽，肛门灼热。

病机：湿热内蕴，气机受阻。

治法：清热化湿，通降气机。

方药：三仁汤（《温病条辨》）加减。杏仁10g，白蔻仁10g，薏苡仁15g，黄连10g，黄芩15g，白蔻仁6g，蒲公英30g，生薏仁20g，法半夏12g，茯苓15g，厚朴15g，甘草6g。每日1剂，水煎服。

加减：胃痛甚者加延胡索、郁金以止痛；大便不通者加大黄、枳实以通便；恶心呕吐者加竹茹、生姜数片以止呕；纳呆者加鸡内金、麦芽以开胃。

（五）活血通络

主症：胃刺痛，痛有处定为主，或刀割样痛，拒按，或见吐血、黑粪、面色晦暗。舌质紫暗或有瘀斑，脉涩。

病机：瘀血内停，脉络受阻。

治法：活血化瘀，通络止痛。

方药：辛香通络汤加减。桂枝10g，当归12g，五灵脂10g，蒲黄8g，化瘀散（冲）10g，延胡索15g，乳香6g，郁金15g，枳壳15g。每日1剂，水煎2次，早晚分服。

加减：气虚血瘀者，加黄芪、党参以补气行血；阴虚者，加生地、丹皮以养阴畅血。如果络病日深，见痛势沉着，"形坚似梗"等症，则非峻攻可效，须用虫蚁之类辛咸之品，以搜剔络邪，上方加蜂房、山甲、全蝎等，以此来搜剔络脉，松透病根，临床上每多取效，称之为虫蚁搜剔法。我们常配合用活血通络丸，徐图缓取。

五、医案举例

（一）案一、中阳不振、脾肾两虚之胃脘痛案

患者，男，42岁，2013年4月12日初诊。主诉胃脘及腰部冷痛2年，加重1月。患者贩渔为生，常下冷水，凌晨起床，胃脘觉冷，脘腹肠鸣辘辘，伴有腰背部冷痛，时有耳鸣，近一月自觉症状加重，头昏乏力，不知饥饿，大便稀薄，日行三至四次。舌淡红，苔薄白，脉细弦。2013年3月26日查胃镜示：中重度萎缩性胃炎，伴中度肠上皮化生。辨证脾肾阳虚，治以温补脾肾，方选附子理中汤加减，处方：制附子（先煎）5g，党参10g，干姜5g，焦白术10g，炒山药15g，炒白芍20g，炙甘草5g，益智仁10g，补骨脂10g，仙鹤草15g，焦山楂15g，焦神曲15g。14剂，水煎服，日1剂。嘱患者应恢复正常起居，尽量避免长时间浸泡水中。

2013年4月26日二诊。胃脘冷痛减轻，大便次数减少，腰背部仍恶寒，原方加仙灵脾10g。续服14剂。胃脘冷痛较前明显缓解，食欲、精神均有改善，腰背部恶寒减

轻,原方加莪术 10g,炒苡仁 30g,再服 14 剂。诸证均改善,未再前来诊治。1 年后患者因感冒诊治,告知胃脘及腰背冷痛未再发,食欲正常,2014 年 7 月于当地复查胃镜示中度慢性浅表性胃炎。

按:此例患者因久感寒湿,又起居失常,而至脾胃虚寒,迁延日久,中焦之气不展,运化无权,后天生化无源,则脾肾两虚,阳气不振,处方以附子理中汤加减,附子、干姜以温阳,党参、炒白术、怀山药补气健脾,仙鹤草可补虚而治泻痢,益智仁、补骨脂温经补肾,且益智仁温肾摄涎,与山药相配,实脾止泻之效颇良。吾师,肾虚所致慢性萎缩性胃炎的机理有二:一是肾气素亏,元阳不足,脾胃失于温煦而发为本病;二是过度耗损元气,脾胃虚而运化失司,从而导致胃肠功能障碍、胃分泌功能紊乱,最终胃黏膜屏障功能减退而引发本病;三是五脏皆通,肾为胃关,关闭不利则气逆上行,肾水侮土而致脾胃不和。所以慢性萎缩性胃炎患者后期多呈脾肾同亏,元气大伤的情形。因此治疗上健脾益气同时,应继之以补肾填精,使得脾运有权,肾气得继,精生血化,使得胃黏膜与腺体的萎缩倾向得以抑制甚或逆转,方为治本之图。吾师同时强调,不论补脾或者补肾,都应刚柔相济,以顺其意。因此选用补肾药时,应顾及胃体之损,运用枸杞子、当归、菟丝子等温润补肾之品,既能温助命火,又能培补精血,助火生水。临床上常据阴阳虚损不同于轻重,或扶阳,或调阴,求的"阴平阳秘,脾肾健旺"。辨证属脾肾阳虚时,可治以温补脾肾,方选异功散加菟丝子、杜仲、淫羊藿、狗脊等;辨证属肝肾阴虚时,则治以滋肾柔肝,常用六味地黄丸合二至丸加减,同时可加用莪术、白花蛇舌草等具有抗癌作用的药物以增疗效。

(二)案二、肝胃不和,湿热内蕴型慢性萎缩性胃炎

钱某,女,56 岁,2014 年 9 月 13 日初诊。

主诉:胃脘部胀痛反复发作 5 年,加重 7 天。

现病史:患者胃脘部疼痛反复发作 5 年,每因情志不畅则发作或加剧,发时胃脘胀满、嗳气频作、食欲缺乏。1 周前因郁怒而疼痛发作,曾服奥美拉唑、猴菇菌等药物效果不明显。现仍胃部胀满疼痛、嘈杂、嗳气、食欲缺乏、胁痛、口苦、恶心、便溏,特求治于余。检查:上腹部轻度压痛,舌红苔薄腻,脉弦滑。胃镜及胃黏膜组织检查示:慢性萎缩性胃炎。证属肝胃不和,湿热内蕴。治则:疏肝和胃,清热化湿。药用:柴胡 10g,白芍 15g,枳壳 10g,半夏 8g,厚朴 8g,菖蒲 10g,黄连 8g,旋覆花 10g,代赭石 15g,大腹皮 12g,白术 12g,木香 6g,炒麦芽 15g,炒山楂 10g,蔻仁 8g,砂仁 6g,檀香 8g,丹参 15g,水煎服 7 剂。

2014 年 9 月 20 日二诊:药后胃脘痛减轻,食欲缺乏、胸闷、恶心、嘈杂、嗳气均有所好转,方药有效,继服 7 剂巩固。

2014 年 9 月 27 日三诊:药后胃脘胀痛已除,诸证大减,遂用本方加减调服 30 剂而愈。胃镜检查:炎症消失。

按:慢性萎缩性胃炎,病情多反复难愈,病程多长。余认为,本病多因脾胃虚弱,肝气横逆犯胃,脾胃运化失常,内生湿热,阻碍气机运行而成。故用四逆散调和肝胃,半夏泻心汤调整胃肠寒热,理中焦气机,开达上下升降之路,以除痞满。旋覆花、代赭

石和胃降逆，蔻仁、砂仁芳香化湿、行气止痛。根据"久病必瘀"的理论，方中丹参活血化瘀止痛，此为余用药独到之处，每遇胃脘久痛，必用丹参饮活血化瘀、理气止痛。全方组合有法，用药有度，奏效甚捷。

第六节　黄　疸

　　黄疸是由于感受湿热疫毒等外邪，导致湿浊阻滞，脾胃、肝胆功能失调，胆液不循常道，随血泛溢引起的以目黄、身黄、尿黄为主要临床表现的一种肝胆病证。

　　黄疸为临床常见病证之一，男女老少皆可罹患，但以青壮年居多。古代医籍多有记述，《内经》已有黄疸之名，并对黄疸的病因、病机、症状等都有了初步认识，如《素问·平人气象论篇》云："溺黄赤，安卧者，黄疸；……目黄者曰黄疸。"《素问·六元正纪大论篇》云："溽暑湿热相薄，争于左之上，民病黄瘅而为胕肿。"《灵枢·经脉》云："是主脾所生病者，黄疸，不能卧。"《金匮要略》将黄疸立为专篇论述，并将其分为黄疸、谷疸、酒疸、女劳疸和黑疸等五疸。《伤寒论》还提出了阳明发黄和太阴发黄，说明当时已认识到黄疸可由外感、饮食和正虚引起，病机有湿热蕴结、瘀热在里、寒湿在里等，相关的脏腑有脾、胃、肾等，并较详细地记载了黄疸的临床表现，创立了茵陈蒿汤、茵陈五苓散等多首方剂，体现了泻下、解表、清化、温化、逐瘀、利尿等多种退黄之法，这些治法和方剂仍为今天诸多医家所喜用，表明汉代对黄疸的辨证论治已达到了较高的水平。《诸病源候论·黄病诸候》提出了一种卒然发黄，命在顷刻的"急黄"，并设《阴黄证篇》，首创用温热药治疗阴黄。

　　元代罗天益所著《卫生宝鉴·发黄》总结了前人的经验，进一步明确湿从热化为阳黄，湿从寒化为阴黄，将阳黄和阴黄的辨证论治系统化，执简驭繁，对临床实践指导意义较大，至今仍被采用。《景岳全书·黄疸》中载有胆黄证，其发病与"胆液泄"有关，提示了黄疸与胆液的关系。《杂病源流犀烛·诸疸源流》认识到了黄疸的传染性及其严重性："又有天行疫疠，以致发黄者，俗谓之瘟黄，杀人最急。"

　　本病与西医所述黄疸意义相同，大体相当于西医学所说的肝细胞性黄疸、阻塞性黄疸、溶血性黄疸以及病毒性肝炎、肝硬化、胆石症、胆囊炎、钩端螺旋体、某些消化系统肿瘤所致黄疸，包括出现黄疸的败血症等，凡以黄疸为主要表现者，均可参照本节辨证论治。

一、病因病机

　　黄疸的病因包括内因和外因。外因多由感受外邪，饮食不节所致，内因多与脾胃虚寒、内伤不足有关，内外二因又互有关联。阳黄多因湿热蕴蒸，胆汁外溢肌肤而发黄；如湿热夹毒，热毒炽盛，迫使胆汁外溢肌肤而迅速发黄者，谓之急黄；阴黄多因寒湿阻遏，脾阳不振，胆汁外溢所致。

（一）感受外邪

　　外感湿热疫毒，从表入里，内阻中焦，脾胃运化失常，湿热交蒸于肝胆，不能泄越，以致肝失疏泄，胆汁外溢，浸淫肌肤，下注膀胱，使身目小便俱黄。若湿热夹时邪疫毒伤人者，其病势尤为暴急，具有传染性，表现为热毒炽盛、伤及营血的严重现象称曰"急黄"，如《诸病源候论·急黄候》指出："脾胃有热，谷气郁蒸，因为热毒所加，故卒然发黄，心满气喘，命在顷刻，故云急黄也。"

（二）饮食所伤

饥饱失常，或嗜酒过度，损伤脾胃，以致运化功能失职，湿浊内生，郁而化热，熏蒸肝胆，胆汁不循常道，浸淫肌肤而发黄。如《金匮要略·黄疸病》说："谷气不消，胃中若浊，浊气下流，小便不通，……身体尽黄，名曰谷疸。"宋·《圣济总录·黄疸门》说："大率多因酒食过度，水谷相并，积于脾胃，复为风湿所搏，热气郁蒸，所以发为黄疸。"以上说明饮食不节，嗜酒过度，均可发生黄疸。

（三）脾胃虚寒

素体脾胃阳虚或病后脾阳受伤，湿从寒化，寒湿阻滞中焦，胆汁被阻，溢于肌肤而发黄。如《类证治裁·黄疸》篇说："阴黄系脾脏寒湿不运，与胆液浸淫，外渍肌肉，则发而为黄。"说明寒湿内盛亦可发生黄疸。

（四）久病内伤

积聚日久不消，瘀血阻滞胆道，胆汁外溢而产生黄疸。如《张氏医通·杂门》指出："有瘀血发黄，大便必黑，腹胁有块或胀，脉沉或弦，大便不利，脉稍实而不甚弱者，桃核承气汤，下尽黑物则退。"说明癥瘕积聚亦是产生黄疸的病因之一。

黄疸的病机关键是湿。《金匮要略》曰："黄家所得，从湿得之。"并根据湿的来源，分为"湿从热化"和"湿从寒化"。

从脏腑方面，主要肝、胆、脾、胃，且往往由脾胃涉及肝胆。脾主运化而恶湿，如饮食不节，嗜酒肥甘，或外感湿热之邪，均可导致脾胃功能受损。脾失健运，湿邪壅阻中焦，则脾胃升降失常；脾气不升，则肝气郁结不能疏泄；胃气不降，则胆汁的输送排泄失常；湿邪郁遏，导致胆汁浸入血液，溢于肌肤，因而发黄。

阳黄和阴黄的不同点在于：阳黄之人，阳盛热重，平素胃火偏旺，湿从热化而致湿热为患。由于湿和热常有偏盛，故阳黄在病机上有湿重于热或热重于湿，或湿热并重。火热极盛谓之毒。如热毒壅盛，邪入营血，内陷心包，多为急黄。阴黄之人，阴盛寒重，平素脾阳不足，湿从寒化而致寒湿为患，同时阳黄日久，或用寒凉之药过度，损伤脾阳，湿从寒化，亦可转为阴黄。此外，常有因沙石、虫体阻滞胆道而导致胆汁外溢发黄者，病初即见肝胆症状，其表现也常以热证为主，属于阳黄范围。

二、诊断要点

（1）目黄、身黄、尿黄，以目黄为主。

（2）初起有恶寒发热，纳呆厌油，恶心呕吐，神疲乏力，或大便颜色变淡。黄疸严重者皮肤瘙痒。

（3）有饮食不节、肝炎接触或应用化学制品药物等病史。

（4）肝脏、脾脏或胆囊肿大，伴有压痛或触痛。

（5）血清胆红素（直接胆红素或间接胆红素）、谷丙转氨酶、谷草转氨酶、谷氨酰转酞酶、碱性磷酸酶、尿三胆试验等检查，以及 B 超、胆囊造影、X 线胃肠造影等影像检查有助于病因诊断。

（6）必要时做甲胎球蛋白测定，胰、胆管造影，CT 等检查，以排除肝、胆、胰等恶性病变。

三、辨证论治

黄疸的辨证治疗，以阴阳为纲。阳黄以湿热为主，阴黄以寒湿为主。治疗大法，主要为清热化湿利小便。化湿可以退黄，属于湿热的清热化湿，必要时同时适当通利腑气，以使湿热下泄。属于寒湿的温中化湿，利小便主要是通过淡渗利湿，以达到湿祛黄退的目的。正如《金匮要略·黄疸病》说："诸病黄家，但利其小便。"至于急黄热毒炽盛，邪入心营，又当以清热解毒、凉营开窍为法。杨老治疗黄疸，在遵照证型辨证基础上，多用利胆、清热、祛痰、疏肝、凉血、化瘀、软坚、温通诸法，权衡病机，灵活选方。

（一）阳黄

1. 热重于湿

（1）主证：身目黄色鲜明，发热口渴，心烦欲呕，脘腹满胀，饮食减退，小便黄赤，大便秘结，舌苔黄腻，舌质红，脉弦数或滑数。

（2）病机：热重于湿的证候主要涉及阳明胃，并使肝胆失于疏泄，以致胆汁不循常道而泛溢于肌肤，发为黄疸。热为阳邪，热重于湿，故身目色黄鲜明；热邪内盛，灼伤津液，故身热口渴；湿热蕴结中焦，运化失常，故饮食减退；胃失和降，浊气上犯，则心烦欲呕；胃腑热盛，腑气不通，故脘腹胀满，大便秘结；湿热下注，邪扰膀胱，气机失利，故小便黄赤。湿热蕴结，肝胆热盛，故舌苔黄腻，舌质红，脉弦数或滑数。

（3）治则：清热利湿，解毒散结。

（4）方药：清热利湿汤加减。嫩茵陈 15～30g，金钱草 15～30g，炒栀子 10～15g，龙胆草 6～9g，重楼 15～30g，淡猪苓 15～30g，泽兰叶 15～20g，广郁金 10～20g，生大黄 6～10g（后下），净连翘 10～20g，牡丹皮 10～15g，嫩黄芩 6～10g。

（5）方解：嫩茵陈清热利湿，芳香化湿，为古今治黄首选之药。因嫩茵陈具有芳香之气，久煎易致有效成分挥发而减效，故嫩茵陈应后下。金钱草性微寒，味甘淡，除湿退黄，利水解毒。炒栀子清热利湿，凉血解毒，可促进胆囊收缩，为治疗阳黄、急黄必选之品。龙胆草性味苦、涩，大寒，无毒，具有清热、泻肝、定惊之功效。重楼味苦、涩，微寒，可清热解毒，消肿止血，凉肝定惊。淡猪苓利湿消肿。泽兰叶活血化瘀，行水消肿。广郁金活血行气止痛，解郁清心，利胆退黄，凉血。生大黄攻积导滞，泻下通便。净连翘清热，解毒，散结，消肿。牡丹皮凉血活血，解毒消痈。黄芩清热燥湿，凉血安胎，解毒。

（6）加减：出现口苦、渴欲饮冷、苔黄糙者，可合龙胆泻肝汤，清热泻火，利湿退黄。如因沙石阻滞胆道，而见身目黄染，肋痛牵引肩背，或恶寒发热，大便色淡灰白，宜用大柴胡汤加嫩茵陈、金钱草、广郁金疏肝利胆，清热退黄。如因虫体阻滞胆道，突然出现黄疸胁痛时发时止，痛有钻顶感，宜用乌梅丸加嫩茵陈、炒栀子以安蛔止痛，利胆退黄。

2. 湿重于热

（1）主证：身目色黄而不光亮，身热不扬，头重身困，胸脘痞满，食欲减退，口渴不多饮，便稀不爽，小便短黄，苔厚腻或黄白相间，脉濡缓或弦滑。

（2）病机：湿重于热之证主要由于湿遏热伏，肝失疏泄，胆液不循常道，溢于肌肤而发黄疸。因湿为阴邪，湿重于热，故身目色黄而不鲜；湿甚于内，热被湿遏，不能外透，故身热不扬；湿困中宫，浊邪不化，脾胃运化功能减退，故胸脘痞满，食欲减退，湿热夹滞，阻于肠道并见大便稀而不爽等症。舌苔厚腻，脉象弦滑或濡缓，均为湿重热轻之征。

（3）治则：利湿化浊，清热退黄。

（4）方药：健脾利湿汤加减。嫩茵陈 15～30g，草豆蔻 6～9g，云茯苓 10～20g，建泽泻 15～30g，广藿香 10～15g，佩兰叶 10～15g，广郁金 10～20g，金钱草 15～30g，板蓝根 15～30g，广陈皮 6～10g，薏苡仁 15～30g，净连翘 10～20g，嫩黄芩 6～12g。

（5）方解：嫩茵陈、黄芩、连翘利湿清热，解毒退黄；云茯苓、建泽泻淡渗利湿，通利小便；广藿香、佩兰叶、草豆蔻、广陈皮芳香化浊，行气悦脾，宣利气机，以助化湿退黄之力；金钱草清热解毒，散瘀消肿，利湿退黄；板蓝根清热解毒，凉血消肿，利咽；薏苡仁利水消肿，渗湿，健脾，清热排脓；净连翘清热解毒，散结消肿；嫩黄芩清热燥湿，凉血安胎，解毒。

（6）加减：若湿困脾胃，便溏尿少，口中甜，则用茵陈胃苓汤健脾除湿，化气利水。如果热留未退，乃困湿热未得透泄，可加用栀子柏皮汤增强泻热利湿作用。在病程中如见阳明热盛，灼伤津液，积滞成实，大便不通，宜用大黄硝石汤泻热去实，急下存阴。

（二）急黄

1. 热毒炽盛

（1）主证：黄疸急起，迅即加深，高热烦渴，呕吐频作，脘腹满胀，疼痛拒按，大便秘结，小便黄赤，烦躁不安，苔黄糙，舌边尖红，扪之干，脉弦数或洪大。

（2）病机：热毒入侵，毒性猛烈，熏灼肝胆，则胆汁泛溢，而发为黄疸，且迅速加深；热毒内炽，灼伤津液，则高热烦渴，小便黄赤；热毒结于阳明，腑气不通，则大便秘结；胃失和降，则呕吐频作；热毒炎上，扰乱神明，故烦躁不安。

（3）治法：清热解毒，泻火退黄。

（4）方药：茵陈蒿汤合黄连解毒汤加味。嫩茵陈 10～15g，炒栀子 10～15g，生大黄 6～9g，川黄连 6～9g，炒黄柏 6～12g，嫩黄芩 9～15g，金银花 15～30g，野菊花 10～20g，蒲公英 10～20g。

（5）方解：方中用茵陈蒿汤清热利湿退黄；嫩黄芩清上焦之火；黄连清中焦之火；黄柏清下焦之火；栀子清三焦之火；大黄荡涤肠胃之瘀热，以助退黄之力。配五味消毒饮以清热解毒。三方合用有直泄三焦燎原之火，荡涤血分蕴蓄之热毒。对热毒炽盛，确有顿挫之功。

（6）加减：若热深毒重，气血两燔，症见大热烦躁，皮肤发斑，齿龈出血，可用清瘟败毒饮清热解毒，凉血救阴。

2. 热毒内陷

（1）主证：起病急骤，变化迅速，身黄如金，高热尿闭，衄血便血，皮下斑疹，或躁动不安，甚则狂乱、抽搐，或神情恍惚，甚则神昏谵语，舌苔秽浊，质红绛，脉弦细而数。

（2）病机：疫邪毒热，其势凶猛，传变迅速，故起病急骤；热毒鸦张，乘势内扰，逼胆汁外溢，故身黄如金；热毒耗伤津液，热闭膀胱，气化无权，故高热尿闭；毒热侵入营血，迫血妄行，溢于肌肤则成斑疹，上逆则为吐衄，下行则为便血；热毒扰动肝风，轻则肢体颤动，重则狂乱或四肢抽搐；热毒内陷心包，扰乱神明，蒙蔽心窍，轻则神昏恍惚、躁动不安，重则神昏谵语。苔秽浊为病毒侵袭之象；舌红绛为热毒内陷营血之征；脉弦细而数，为热毒内炽、阴精亏损的表现。

（3）治法：清热解毒，凉血救阴。

（4）方药：疏肝解毒汤合犀角散。嫩茵陈 20～30g（后下），炒栀子 9～15g，炒黄柏 8～12g，板蓝根 15～25g，广郁金 10～15g，炒枳壳 9～12g，草红花 8～15g，水牛角粉 10～15g，川黄连 6～12g，升麻 6～12g，粉甘草 3～6g。

（5）方解：嫩茵陈、炒栀子性皆苦寒，苦可燥湿，寒能清热，且二者均有利小便作用，可使热毒之邪自小便而去。加入炒黄柏、板蓝根更能加强清热祛湿、抗御病毒之力。现代药理研究证实：清热解毒药物有抑制肝炎病毒，调整机体免疫功能的作用。广郁金疏肝利胆，草红花入血化瘀，均可加强退黄；炒枳壳宽中下气；水牛角是清热凉血之要药，配以黄连、升麻则清热解毒之力更大；甘草调和诸药。全方共奏祛湿热、除黄疸、疏肝郁、和胃气之功。

（6）加减：如热毒动血，迫血妄行，而见吐衄发斑者则用犀角地黄汤清热解毒、凉血化瘀治疗。甚是昏聩者，配服安宫牛黄丸或紫雪丹。

黄疸为常见之病，治疗得当，预后良好。《金匮要略》云："黄疸之病，当以十八日为期，治之十日以上瘥；反剧，为难治。"说明黄疸经过十天左右的治疗应逐渐消退，如不退反而加剧者，则属难治。此外，属急黄者发病急骤，传变迅速，病死率高，预后多不良，即所谓"命在顷刻，故云急黄也"。急黄必须及时抢救治疗。

（三）阴黄

1. 寒湿困脾

（1）主证：身目俱黄，黄色晦暗，脘闷腹胀，食欲减退，大便溏薄，神瘀畏寒，苔白腻，质淡体胖，脉沉细而迟。

（2）病机：湿从寒化主要涉及太阴脾。由于寒湿内阻，阳气不宣，土壅木郁，阻滞胆汁排泄，溢于肌肤而发为黄疸。寒湿均为阴邪，故身目黄色而晦暗；寒湿困脾，运化失调，故脘闷腹胀，食欲减退，大便溏薄；寒湿久留，阳气已虚，气血不足，故见神瘀畏冷，四肢无力；苔白腻，质淡体胖，为阳虚湿浊不化之象；脉沉细而迟，为寒湿留于阴分之征。

（3）治法：健脾和胃，温化寒湿。

（4）方药：茵陈术附汤加味。嫩茵陈 10 ~ 15g，焦白术 8 ~ 12g，炮附子 6 ~ 9g，淡干姜 3 ~ 6g，炙甘草 3 ~ 6g，云茯苓 10 ~ 15g，建泽泻 15 ~ 30g。

（5）方解：方中嫩茵陈除湿利胆退黄；由于阴黄属寒湿凝滞，故用以附子、干姜辛温之品，温中散寒，而化寒湿；佐以白术、甘草甘温健脾。加茯苓、建泽泻淡渗利湿，以增强其除湿之功。

2. 脾虚血亏

（1）主证：面目及肌肤发黄，黄色较淡，小便黄，肢软乏力，心悸气短，纳呆便溏，舌淡苔薄，脉濡细。

（2）病机：脾胃虚弱，气血不足，血败而不华色，不能营养于内外，故面目肌肤发黄。肌肤不泽，肢软乏力；血虚心失所养则心悸，气不足则气短；脾胃虚弱，运化无权则纳呆便溏。舌淡苔薄，脉濡细，为脾虚血亏之征。

（3）治法：健脾温中，补养气血。

（4）方药：黄芪建中汤加全当归、焦白术。生黄芪 20 ~ 30g，桂枝尖 6 ~ 9g，炒白芍 8 ~ 12g，饴糖 8 ~ 12g，全当归 10 ~ 15g，焦白术 10 ~ 15g，粉甘草 3 ~ 6g，生姜 8 ~ 12g，大枣 5 枚。

方中桂枝配姜枣辛甘合而生阳，白芍配甘草酸甘化阴，饴糖缓中健脾，全当归养血活血，焦白术健脾以生血。全方使阴阳既济，中气自主，脾胃健旺，气血滋生，黄疸即消退。

（5）加减：若偏于气虚者加生黄芪、太子参；偏于血虚者加熟地黄、阿胶；阳虚而寒者，桂枝改用肉桂，或加干姜。

四、医案举例

（一）案一、急性黄疸型肝炎

张某，女，58 岁，2009 年 4 月 16 日初诊。

主诉：右胁疼痛、身目发黄 2 周。

现病史：2 周前无明显诱因出现右胁及腹部胀痛，身目及小便发黄、纳呆、恶心、口干口苦、大便秘结等症，在我市某医院查乙肝五项诊断为"乙型病毒性肝炎"。今来本院就诊，查肝功能：总胆红素 36.9μmol/L，ALT386U/L，转肽酶 192U/L，彩超显示：脂肪肝。舌质红，舌苔黄厚面大，脉弦滑。

中医诊断：黄疸（热重于湿型）。

西医诊断：急性黄疸型肝炎合并脂肪肝。

中医治法：清热利湿，解毒化瘀。

方药：清热利湿汤加减。嫩茵陈 60g，金钱草 30g，重楼 30g，淡猪苓 30g，板蓝根 30g，生大黄 6g（后下），净连翘 15g，嫩黄芩 8g，广郁金 16g，姜半夏 12g，大腹皮 15g。6 剂，水煎分两次温服，每日 1 剂。

4 月 23 日二诊：服药后胁疼腹胀轻，小便量稍多，上方加砂仁 6g，草豆蔻 6g（后下）。以健脾和胃，舒通上、中、下三焦气机。继服 6 剂。

4月30日三诊：身目黄染渐消，诸症缓解，舌质淡红，舌苔黄白，脉弦滑，上方加牡丹皮12g。6剂。

5月7日四诊：上方共服药18剂，身目黄染消，恶心呕吐愈，大小便正常，舌质淡，苔薄黄，脉弦滑，乘胜而进，上方继服12剂。

5月30日五诊：复查肝功能：胆红素19.1μmol/L，ALT49U/L，转肽酶46U/L。又服15剂。病情稳定，另拟一方，以丸剂缓图之：生黄芪300g，紫丹参200g，嫩茵陈150g，土茯苓300g，姜半夏100g，怀牛膝150g，草豆蔻80g，春砂仁100g，焦白术120g，全当归150g，广陈皮80g，重楼300g，广郁金120g，生甘草60g。共研细末，水泛为丸，每日服2~3次，每次服9g，以期远期疗效巩固。2012年来看他病，诉该病治愈后未复发，身体健康。

按语：此案乃湿热熏蒸，蕴结肝胆，阻滞肠胃，升降失常所致，故以嫩茵陈清热利湿退黄。《医学衷中参西录》："善清肝胆之热，兼理肝胆之郁，热消郁开，胆汁入小肠之路毫无阻隔也。"金钱草清热除湿，利水退黄；淡猪苓利水渗湿；重楼苦寒，入肝经血分，清热解毒，淡猪苓、重楼二药合用，清热解毒利湿，抗病毒之力大增；生大黄、板蓝根、净连翘、嫩黄芩清热泻火解毒；广郁金体轻气窜，其气上行而下达，入于气分以行气解郁，达于血分以凉血破瘀；半夏健脾燥湿化痰大腹皮行气利水；妙在五诊时用怀牛膝，能下行直奔下焦，以活血通经，祛瘀止痛，利尿通淋。不但可加速退黄，而且有利于肝脾的回缩。诸药相伍有清热利湿、解毒化瘀之效。杨老经验，待患者肝功能各项指标均正常后，可配服清热化瘀、舒肝散结之丸剂，巩固疗效，这一环节至关重要。

（二）案二、急性黄疸型肝炎

顿某，男，28岁，2011年11月8日初诊。

主诉：目黄、小便黄伴右胁疼痛3个月。

现病史：患者3个月前出现目黄，小便黄，伴右胁疼痛，心下痞满，曾在开封市第四人民医院治疗，效果不明显，今来我院门诊治疗。现症：头重身困，心下痞满，右胁疼痛，小便短黄，大便黏滞。查体：身目俱黄，其色鲜明，肝脾于肋下未触及，右胁有叩击痛。脉弦滑，舌质红，苔黄白面大厚。肝功能：黄疸指数12U，ALT186U/L，麝香草酚浊度9U，硫酸锌絮状（+++），硫酸锌浊度9U，脑磷脂（+++）。B超：肝实质弥散性损伤。

中医诊断：黄疸（阳黄湿重于热型）。

西医诊断：急性黄疸型肝炎。

中医治法：利湿清热，健脾疏肝。

方药：健脾利湿汤加减。嫩茵陈（后下）30g，草豆蔻6g，云茯苓20g，建泽泻15g，广藿香12g，佩兰叶12g，广郁金14g，金钱草20g，广陈皮8g，大腹皮20g，薏苡仁20g，牡丹皮12g，焦白术8g。水煎取汁，分2次温服。

11月11日二诊：上方服3剂，患者目黄，小便黄，心下痞满，齿鼻衄血症状减轻，仍右胁疼痛，脉弦滑，舌质红，苔白。守上方加重楼10g。

11月21日三诊：连服10剂，目黄、小便黄症状较二诊继续好转，心下痞满消失，右胁刺痛偶发。查体：脉弦滑，舌质稍暗红，舌苔白薄。复查肝功：黄疸指数 9U，谷丙转氨酶 123U，麝香草酚浊度 7U，硫酸锌絮状（＋＋），硫酸锌浊度 9U，脑磷脂（＋＋），均较前好转。守上方加紫丹参 24g。

11 月 26 日四诊：上方服 4 剂，目黄、右胁刺痛、小便黄症状消失。脉弦滑，舌质淡红，舌苔白薄。原方加炒栀子 12g，连服 6 剂，复查肝功能：黄疸指数 4U，谷丙转氨酶 29U，麝香草酚浊度 4U，硫酸锌浊度 10U，脑磷脂（＋），原方稍有增损，又服 20 余剂，1 个月后复查肝功正常。原方隔日 1 剂，服 15 剂，复查肝功能正常，停药后 3 个月又复查肝功能 2 次，各项指标均正常，至今患者身体健康，工作、生活如常人。

按语：本例系肝胆湿热，蕴结于内，弥漫三焦，湿热之邪蕴结于上焦而见目黄，头重身困；蕴结于中下焦而见右胁隐痛，心下痞满，小便黄。治以健脾利湿汤加减。焦白术补气健脾，燥湿利水；大腹皮行气止痛，利水消肿；牡丹皮清热凉血，活血散郁，软坚散结。患者症状很快改善，到三诊时患者湿热将除，但瘀热尚存，见右胁刺痛，加紫丹参以活血化瘀。本病的主要矛盾是湿热，但在清热化湿的同时，巧用焦白术健脾化湿，仍抓住治中州，体现了"见肝之病，知肝传脾，当先实脾"调治肝脾的基本法则。并应用活血散结之中药，使肝之血络畅通，黄疸易于清除。

（乔　红）

第七节　鼓　胀

鼓胀系指肝病日久，肝、脾、肾功能失调，气滞、血瘀、水停于腹中所导致的以腹部胀大如鼓、皮色苍黄、脉络暴露为主要临床表现的一种病证。

根据临床表现，鼓胀多属西医学所指的肝硬化腹腔积液，其中包括肝炎后性肝硬化、血吸虫性肝硬化、胆汁性肝硬化、营养不良性肝硬化、中毒性肝硬化等失代偿所致腹腔积液期。其他如腹腔内肿瘤、结核性腹膜炎等疾病，若出现鼓胀证候，亦可参考本节辨证论治。

肝硬化腹腔积液是肝脏疾病晚期严重证候，西医学检查可见门静脉高压及肝脏功能进行性损害的临床表现，预后多属不良。中医学无"肝硬化腹腔积液"的病名记载，然该病病证与古代文献所描述的鼓胀、单腹胀、水鼓、癥瘕等极为相似，应属中医"鼓胀"范畴。《灵枢·水胀》云："鼓胀何如？岐伯曰：腹胀，身皆大，大与肤胀等也。色苍黄，腹筋起，此其候也。"这段经文较详细地描述了鼓胀的特征。《素问·腹中论篇》记载："有病心腹满，旦食则不能暮食，……名曰鼓胀。治之以鸡矢醴，一剂知，二剂已。帝曰：其时有复发者，何也？岐伯曰：此饮食不节，故时有病也。"这段文字虽然简练，但对鼓胀的病因病机、临床表现及治疗方法等都做了介绍。《金匮要略·水气病脉证并治·篇》中有心水、肝水、肺水、脾水、肾水的记载，而肝水、脾水、肾水都有腹部胀大的症状，如谓："肝水者，其腹大，不能自转侧，胁下腹痛。"与《内经》所述鼓胀相当。在病机上，则明确该病的发生和肝、脾、肾三脏的功能障碍有密切关系。

一、病因病机

杨老根据历代医家的论述和多年的临床经验，鼓胀的病因多因酒食不节、情志郁结、劳欲过度、感染寄生虫、肝病（黄疸、胁痛、积聚）失治误治等所致。其发病机理为肝、脾、肾三脏功能障碍，导致气滞、血瘀、水停，积于腹内而成。

（一）酒食不节

嗜酒过度，或恣食肥甘厚腻，酿湿生热，蕴聚中焦，损伤脾胃，如积渐日久，复加入体正气渐衰，酒湿食积之浊气蕴滞不行，清浊相混，壅塞中焦。水谷精微失于输布，湿浊内聚而成鼓胀。明代《景岳全书·肿胀》云："少年纵酒无节，多成水鼓。盖酒为水谷之液，血亦水谷之液，酒入中焦，必求同类，故直走血分。……其有积渐日久，而成水鼓者，则尤多也。"

（二）情志郁结

肝为藏血之脏，性喜条达。若因情志不舒，肝失疏泄，气机不利，则血液运行不畅，以致肝之脉络为瘀血所阻滞。另外，肝气郁结不舒，横逆而犯脾胃，脾胃受克，运化失职，水液运化发生障碍，以致水湿停留，与瘀血蕴结，日久不化，痞塞中焦，遂成鼓胀。《杂病源流犀烛·肿胀源流》谓："鼓胀……或由怒气伤肝，渐蚀其脾，脾虚之极，故阴阳不复，清浊相混，隧道不通，郁而为热，热留为湿，湿热相生，故其腹胀大。"

（三）劳欲过度

过劳纵欲，伤及脾肾，脾伤则不能运化水谷，以资化源，气血不足，水湿内生；肾伤则气化不行，不能温化水液，故湿聚水生，气血凝滞而成鼓胀。此即"劳倦所伤，脾胃不能运化而胀"。

（四）虫毒感染

感染虫毒，阻塞经隧，脉道不利，肝脾两伤，形成癥积；气滞血瘀，清浊相混，升降失常，水液停聚，积渐而成鼓胀。正如《诸病源候论·水肿病水蛊候》所谓："此由水毒气结聚于内，令腹渐大，动摇有声，常欲饮水，皮肤黝黑，如似肿状，名水蛊也。"

（五）肝病（黄疸、胁痛、积聚）失治

肝病日久，或因治疗不当，或因治不彻底（如慢性肝炎，治疗后肝功能正常，症状消失，看似痊愈，实未根治）所致。如黄疸失治或治不彻底，日久湿热伤脾，中气亏耗，运化无力，水湿停滞，肝失条达，则气血凝滞，脉络瘀阻；或癥积不愈，气滞血结，脉络壅塞，正气耗伤，肝脾受损，生化乏源，气血滞涩，水湿停留而成鼓胀。《医门法律·胀病论》云："凡有癥瘕、积块、痞块，即是胀之根，日积月累，腹大如箕，腹大如瓮，是名单腹胀。"

鼓胀（肝硬化腹腔积液）病因众多，错综复杂，但归根结底必然出现气血同病，肝、脾、肾多脏受累。若见水治水，断不能使腹腔积液彻底消退，胀势减缓。《类经·疾病类·脏腑诸胀》云："夫气即火也，精即水也，气之与水，本为同类，淡在于化与

不化而。故阳旺则化，而精能化气，阳衰则不化，而水即为邪。"肝、脾、肾三脏功能发生障碍，则水湿留着，发为肿胀。其病虽在肝，而治疗应重脾、肾。从气血水来说，气滞和气虚均可致血瘀，但气虚乃疾病的本质，往往是始则病气，继则病血，再则病水，气病则血亦病，血病可伤气，血病水亦病，又相因为患。肝硬化一旦出现腹腔积液，说明病情已进入晚期。其发病时间少则三五年，多则十余载甚或更长。

鼓胀为临床上的常见病。历代医家对本病的防治十分重视，把它列为"风、痨、鼓、膈"四大顽症之一，说明本病为临床重症，治疗上较为困难。

二、诊断要点

（1）初则脘腹作胀，食后尤甚，继则腹部渐大，可见面色萎黄、乏力、纳呆等症，日久则腹部胀满高于胸部，重者腹壁青筋暴露，脐心突出，四肢消瘦，或伴下肢水肿，常有小便不利、齿龈出血、皮肤紫癜等症状。

（2）胁下或腹部积块，腹部有振水音，或见黄疸，或见手掌赤痕，面、颈、胸、臂部可见蛛纹丝缕。

（3）多有黄疸、积聚、胁痛病史，常与酒食不节、情志内伤和虫毒感染有关。

三、辨证论治

鼓胀的治疗有以攻为主者，有以补为主者。杨老，鼓胀的临床表现多种多样，应根据临床症状确定其治疗以何为主，何为辅。同时特别强调，治疗应在辨证的前提下全面兼顾，或以攻为主，或以补为主，或攻补兼施。当根据患者精神、体质、证候谨慎选用。杨老总结多年临床经验，将鼓胀分为湿热蕴结、脾虚湿困、气滞血瘀、肾气虚衰四型辨治。

（一）湿热蕴结

主证：腹腔积液坚满，胁肋胀痛，心烦口苦，咽干而渴，大便秘结，小便黄赤，舌质红，舌苔黄腻，脉弦数。

病机：湿热阻滞，瘀毒内结。

治则：清热祛湿，解毒化瘀。

方药：清热利湿汤加减。淡猪苓20~30g，云茯苓20~30g，建泽泻15~30g，酒大黄6~9g，板蓝根15~20g，广郁金10~15g，净连翘10~20g，嫩黄芩9~15g，龙胆草10~15g，嫩茵陈20~30g（后下），牡丹皮10~20g，泽兰叶10~15g，重楼20~30g。

方解：上药云茯苓健脾利湿，清热解毒；建泽泻利水渗湿、泄热通淋；大黄大苦大寒，入心、肝经，气味重浊，泻火解毒，清热除湿，能通积滞，攻热结，破积聚，为攻坚破积、推陈出新之要药。杨老临证常用大黄，配以嫩茵陈、红花、车前子等药物，能明显加速黄疸消退。板蓝根具有清热解毒之功，而更以解毒散结见长。广郁金性寒，味苦、辛，入心、肝、胆经，有活血止痛、行气解郁、凉血清心、利胆退黄之功，其味芳香宣达，入气可以疏肝行气解郁，并能入血活血化瘀以止痛；对于肝炎患者，症见胸腹胁肋胀痛者，可与紫丹参、柴胡、香附、枳壳等配合运用。连翘性微寒，味苦，入肺、心、胆经，有清热解毒、消痈散结之功，杨老治疗急性肝炎或慢性肝炎急性发作属实属热、血清 ALT 特高者，常以连翘配败酱草、龙胆草、板蓝根等同用，并随症加味，能使血清 ALT 下降。黄芩性寒，味苦，入肺、胆、胃、大肠经，既清热解毒，又清肝利胆，故能治疗中焦湿热郁蒸而致的黄疸（阳黄），常配伍黄柏、栀子、嫩茵陈等药。龙胆草性寒，味苦，入肝、胆、胃经，有清热燥湿、泻肝胆之实火、除下焦之湿热之功。嫩茵陈性微寒，味苦，入脾、胃、肝、胆经，有清热利湿、利胆退黄之功，为治黄疸之要药，临床上配伍栀子、大黄、黄柏等治疗湿热型黄疸（阳黄），配伍附子、干姜、焦白术等温中药治疗寒湿型黄疸（阴黄）。表有湿者，能微发其汗，里有湿者，能利尿去湿，故凡阳黄、阴黄、表湿、里湿诸症均可应用。临床上常以嫩茵陈蒿汤加利湿通淋、疏肝解郁活血之品，随证加减治疗黄疸型传染性肝炎。泽兰叶入肝、脾经，有活血化瘀、行水消肿之功。泽兰叶辛散温通，不寒不燥，性较温和，行而不峻，能舒肝气而通血脉，具有祛痛散结而不伤正气的特点。牡丹皮凉血活血，重楼清热解毒。全方共奏清热祛湿、解毒化瘀之效。

（二）脾虚湿困

主证：腹大胀满，胁肋时痛，面色萎黄，纳食减少，便溏溲少，四肢无力，形体消瘦，头目昏沉，舌体胖大，舌质淡红，舌苔薄白，或薄滑，或湿腻，脉沉弦滑。

病机：脾虚失运，水湿内停。

治则：健脾益气，化湿利水。

方药：健脾利湿汤加减。野党参 10～20g，云茯苓 15～20g，焦白术 6～9g，茅苍术 10～15g，生黄芪 20～30g，炒枳壳 6～12g，制香附 10～15g，广陈皮 6～9g，大腹皮 12～15g，冬瓜皮 20～30g，春砂仁 6～9g，川厚朴 6～8g，粉甘草 3～6g。

方解：白术补气健脾，燥湿利水，补中寓通，为治疗肝硬化腹腔积液之要药。党参入脾、肺经，既能益脾肺之气，又能补血生津。临床应用应注意。如患者湿热较重，血清 ALT 明显升高，过早使用党参，则会导致血清 ALT 长期不降。茯苓性平，味甘淡，入心、脾、肾经，有利水渗湿、健脾安神之功，为利水渗湿要药，常配伍党参、白术、甘草等药同用。黄芪性微温，味甘，入脾、肺经，有补气升阳、益卫固表、托毒生肌、利水消肿之功。苍术辛、苦，温，归脾、胃经，具有燥湿健脾、祛风除湿之功，用于脘腹胀满、泄泻水肿诸症。炒枳壳行气消痞，消积化痰，为常用的行气药，主要用来治疗气机郁滞之胀气、胀痛、痞满等症。制香附入肝经，可增强疏肝止痛作用，并能消积化滞。陈皮理气、健脾、调中、燥湿、化痰，主治脾胃气滞之脘腹胀满或疼痛、消化不良。大腹皮下气宽中，行水，治脘腹痞胀、脚气、水肿。冬瓜皮性甘而微寒，具有利水化湿的功效。春砂仁味辛性温，归脾、胃、肾经，可化湿开胃、温脾止泻、理气安胎等，常用于湿浊中阻、脘痞不饥、脾胃虚寒、呕吐泄泻、妊娠恶阻、胎动不安等。川厚朴性温味苦，功可燥湿除满、下气消积、消痰平喘，主要治疗湿滞伤中、胸腹胀满、食少便溏、食积气滞、胸腹胀痛、大便秘结等症。甘草性平，味甘，入心、肺、脾、胃经，生用偏凉，能清热解毒，祛痰止咳，炙用偏温，能补中益气、润肺止咳；还有调和诸药之功。

（三）气滞血瘀

主证：腹大坚满，腹壁静脉怒张，胁肋刺痛，面色黧黑，皮肤干燥，肝掌赤痕，蜘蛛血痣，小便黄少，舌质蓝紫或暗紫而有瘀斑，舌苔薄白而干，脉弦涩。

病机：肝气郁滞，瘀血阻络。

治则：疏肝理气，活血化瘀。

方药：化瘀利水汤加减。当归尾 9～12g，京赤芍 12～15g，紫丹参 15～20g，草红花 9～12g，川芎片 9～12g，桃仁泥 9～12g，穿山甲 6～9g，京三棱 9～12g，蓬莪术 9～12g，制香附 10～16g，制鳖甲 15～30g，淡猪苓 15～30g，云茯苓 15～30g。

方解：川芎辛香行散，温通血脉，既能活血化瘀，又能行气开郁止痛，为血中之气药，具通达气血之功。穿山甲活血祛瘀，善于走窜，性专行散，能通经络而直达病所。杨老在治疗肝硬化时，以活血化瘀、软坚散结之品中加入穿山甲一味，服三五剂后，患者自感胁肋隐隐作痛，但短时可消，之后自觉胁肋部明显舒适，随之其他症状亦有不同程度缓解。莪术性温，味辛、苦，入肝、脾经，有破血祛瘀、行气止痛、消积除滞之功，对于肝病表现为胁痛或按之有硬块，病程长、舌质暗或有瘀点，属血瘀气滞者，杨老常以莪术配三棱、生牡蛎、京赤芍、柴胡等药，辨证施治，有较好疗效。在治疗肝癌的方药中加入莪术，能明显减轻癌痛，改善症状，延长生命。三棱性平，味苦、辛，入肝、脾经，有破血行气、软坚消积、祛瘀止痛之功，杨老治疗肝硬化、肝脾大或肝癌，症见胁肋疼痛，胁下按之有硬块，舌质暗，或有瘀点、瘀斑，脉涩滞等证属血瘀气滞者，以本品与莪术同用，配以制鳖甲、三七、柴胡、黑白丑、京赤芍等药辨证论治，每能获效。红花入心、肝血分，具辛散温通之性，能活血祛瘀，通调经脉，兼以化滞，治疗肝硬化或肝脾大，表现为胁肋刺痛，胁下癥块，舌质暗或瘀点、瘀斑，舌苔厚，脉涩或弦滞，辨证为血瘀气滞者，杨老常以红花配伍柴胡、枳壳、制鳖甲、败龟甲、牡蛎、当归、川芎等随证加减，对恢复肝功能及使肝脾回缩变软疗效肯定。红花功主祛瘀血、生新血，少用有活血养血作用，多用有破血行瘀的作用。京赤芍性微寒，味苦，入肝经，有清热凉血、祛瘀止痛、消痈肿之功，与柴胡、香附、枳壳、栀子等药配伍可治疗胁肋疼痛。桃仁性平，味苦，入心、肝、肺、大肠经，有活血祛瘀、润肠通便之功。杨老在临床上治疗肝硬化或其他类型肝炎血清 ALT 难降，胁肋刺痛，胁下癥块，舌暗或瘀点瘀斑，苔厚，脉涩或弦滞等，常用当归、红花、桃仁、川芎、枳壳、柴胡、牛膝等配伍治疗。香附性平，味辛，微苦、微甘，入肝、三焦经，有疏肝理气、调经止痛之功，用于治疗因情志不畅、肝气郁滞而致的脘腹胀满、胁肋胀痛、纳食不香、胸闷叹息等症，常配伍柴胡、白芍、枳壳等同用。当归性温，油润，有芳香之气，味甘、辛，入肝、心、脾经，有活血止痛、滋补肝血、润肠通便之效，主治一切血症，为"血病之要药"，尤为妇科之良药，常用于血虚诸症。临床常配补气药同用，亦即"气行则血行"。制鳖甲性寒，味咸，入肝经，有滋阴潜阳、清热平肝、软坚散结之功，治疗久治不愈、左胁下硬块（脾大，名曰"疟母"）时，可配伍柴胡、土鳖虫、牡丹皮等。对于肝病，症见胁肋疼痛，肝脾大，舌红少苔，脉数等，杨老常以"制鳖甲煎丸"加减，辨证施治，对缓解疼痛、恢复肝功能以及回缩肝脾均匀较好疗效。淡猪苓、茯苓具有渗湿利水、健脾和胃的作用，杨老茯苓属阳，淡猪苓属阴，黄元御淡猪苓"渗利泄水，较之茯苓更捷"。既然渗泄能力强，升阳作用相对茯苓来说就显得不足，二药合用，利水作用较强。其他药物均有活血化瘀或破瘀、理气软坚之效。

（四）肝肾亏虚

主证：腹大胀满，按之柔软，胁肋隐痛，口干不欲饮，四肢发凉，腰脊酸痛，纳呆溺少，头目眩晕，舌质淡，舌苔薄白，脉弦细无力。

病机：肾气亏虚，气化失司，水湿内停。

治则：滋补肝肾，益气养阴。

方药：肝肾调补汤加减。制黄精 15～20g，枸杞子 15～20g，紫丹参 10～24g，炒白芍 10～18g，熟地黄 10～20g，女贞子 10～20g，墨旱莲 10～20g，炒山药 15～24g，淫羊藿 10～18g，山茱萸 10～20g，菟丝子 10～20g，次沉香 6～9g。

方解：上药黄精有补脾益气、补肾益精之功效。枸杞子为滋补肝肾之良药。紫丹参性微寒，味苦，入心、心包、肝经，有活血祛瘀、凉血、养血之功。《妇人明理论》云：一味紫丹参，功同四物。说明紫丹参有补血养血活血的作用，是一味活血而不伤血的药物。治疗癥瘕积聚（包括肝脏肿大、腹部囊肿、包块等）可配制鳖甲、生牡蛎、枳实、三棱、莪术等同用。白芍性微寒，味酸苦，入肝、脾经，有养血敛阴、柔肝止痛、平抑肝阳之效，对于慢性肝炎或早期肝硬化、血清 ALT 持续不降或降后反跳，症见胁肋疼痛、腹胀嗳气、舌苔黄白较薄、脉弦者，以白芍配当归、广郁金、香附、柴胡、牛膝等。白芍与甘草同用治疗病毒性肝炎，在退黄、恢复肝功能及促进 HBsAg 阴转等方面都有显著作用。熟地黄味甘，微温，入心、肝、肾经，质地柔软黏腻，可补益肝肾，滋阴养血。女贞子味甘、苦，性平，入肝、肾经，可滋阴补肾，养肝明目。墨旱莲味甘、酸，性寒，入肝、肾经，能益肾养肝，凉血止血，二药均入肝、肾经，配伍相得益彰，滋补肝肾之力得以加强。山药性平，味甘，入肺、脾、肾经，有益气养阴、补脾益肺、强肾固精之功，治疗脾虚气弱、食少便溏或泄泻常配伍人参、白术、茯苓等药，在治疗急慢性肝炎中，山药与其他扶正祛邪药配伍，可起协同作用。其他药物亦有调补肝肾、疏肝健脾之功效。淫羊藿辛、甘、温，归肝、肾经，有补肾阳、强筋骨、祛风湿之功，可用于阳痿遗精、筋骨痿软、风湿痹痛、麻木拘挛、更年期高血压等病症。山茱萸酸、涩、微温，归肝、肾经，可补益肝肾，收敛固涩，固精缩尿，止带止崩，止汗，此外还有生津止渴之功，用于治疗腰膝酸痛、头晕耳鸣、健忘、遗精滑精、遗尿、尿频、崩漏带下、月经不调、大汗虚脱、内热消渴等症。菟丝子性味甘温，益精养颜，还可安胎降血压等。次沉香辛、苦、温，归脾、胃、肾经，功可行气止痛，温中止呕，纳气平喘，用于胸腹胀闷、胃寒呕吐呃逆，肾虚气逆喘急等症。

四、医案举例

（一）案一、肝硬化腹腔积液

薛某，男，40 岁，2011 年 11 月 17 日入院。

主诉：间断腹胀、食欲缺乏、乏力 2 年余。

现病史：2 年前开始出现腹胀、食欲缺乏、乏力症状，1969 年 10 月在西安某医院诊为"肝硬化腹腔积液"，经服西药利尿药，腹腔积液消失，1971 年 8 月腹腔积液又起，至今未消，现腹胀如鼓，胁痛口苦，食少纳呆，每日食五两左右，下肢浮肿，小便短少，大便不畅。查体：面色晦暗无神，心位上移，上腹围 102cm，下腹围 92cm，肝上界四肋间，肝脾触诊不满意，两胁有叩击痛，腹壁静脉怒张，有移动性浊音，下肢凹陷性浮肿（＋＋＋），可见肝掌，脉弦数，舌质暗红，舌苔黄厚。

肝功检查：脑磷脂（＋＋），高田氏（＋＋），硫酸锌浊度试验17U。A型超声波检查：分隔波。肝厚6cm，肝上界抬高在第四肋间，肝肋下未探及，剑突下肝大1cm，脾厚8cm，脾大肋下2.5cm，腹腔积液（＋＋＋＋）。

中医诊断：鼓胀（湿热蕴结型）。

西医诊断：肝硬化合并腹腔积液。

治疗经过

（1）祛水阶段：用清热利湿汤加味。淡猪苓加至30g，加制香附12g，薏苡仁20g，草豆蔻6g（后下），水煎温服。服药21剂，饮食增加，正气渐复，但腹腔积液消退不够理想，改服祛水丸，每早5时许空腹服12g，约半小时后解稠便，继而稀便，最后水便泻下5~6次。连泻三天，患者自觉舒服，腹胀减轻，饮食大增，共服39次，腹围降到78cm，移动性浊音消失，A超提示：无腹腔积液，患者神清气爽，精神较好，每日能食2斤半，肝痛口苦等症基本消失，治疗进入第二阶段。

（2）舒肝阶段：停服祛水丸改用健脾利湿汤和舒肝健脾丸同时服用，并适当加入全当归、京赤芍、草红花等活血化瘀之品，服用2个月，以期恢复机体，改善循环，纠正肝功。为巩固疗效，最后服肝肾调补丸，配服舒肝健脾丸，服用2个月，至1972年5月23日出院，腹腔积液未见再起，正气已经恢复，肝功能基本正常，超声波分隔波转变为密集低小波。

按语：该患者素体健壮，虽患肝腹腔积液近2年，结合其腹胀、口苦、胁痛等症状，以及舌脉（舌苔黄，舌质暗红，脉弦数），为湿热蕴结之象，尚耐攻伐，其治以攻邪祛水为要，故治疗先以清热祛湿、利水消胀为主，杨老强调，攻邪同时应掌握好"衰其大半而止"的治疗原则。《素问·六元正纪大论》曰："有故无殒，亦无殒也。……大积大聚，其可犯也，衰其大半而止，过者死。"待病邪渐去，及时疏肝健脾以扶正，以助正气来复。

（二）案二、肝脾两伤，气血水互结案

赵某，男，52岁，干部。1983年10月12日初诊。患肝炎7年。今年五月份因饮酒肝炎复发，身目皆黄，胁痛，食欲缺乏腹胀，溺黄短少，西医拟诊肝硬化腹腔积液收入住院。先后经保肝、利尿、静脉补给人体蛋白等综合治疗，腹腔积液日趋加重，渐及下肢发生指凸性浮肿，食欲甚差。前来邀余会诊。患者面色仓黄，略暗罩灰，目睛色黄，肤色苍黄不泽，腹股如箕，神倦懒言，不思饮食，色黄短少，便溏，舌质紫暗，脉弦滑。抚慰97cm，腹腔积液征阳性，手背有蜘蛛痣两个。肝脾未满意触及。肝功能示：SGPT60单位，ZnTT20D单位，TTT18单位，TFT（＋＋＋），总蛋白6g，A/G为2.6/3.4。辨证为阴黄腹腔积液，证属肝脾两伤，气血水互结。治拟调气活血逐水。处方：黄芪、茵陈各18g，防己12g，葶苈子、车前子（包）各30g，莪术、大腹皮、丹参、焦楂、败酱草、炒莱菔子各15g，椒目、附片、干姜、砂仁各6g，水煎服。

服药5剂，小便增多，腹胀、浮肿、便溏均见减轻，脉弦，苔薄黄。继守上方。出入继服 30 剂,黄疸已退,腹胀已消,饮食增加,复查肝功能示:SJPT < 35 单位,ZnTT7 单位,TTT5 单位,TFT + 。嘱饮食调养,禁烟酒,节制房事,随访二年,体健如正常人。

第八节 肝 癌

肝癌是常见的消化系统恶性肿瘤。肝癌起病隐匿,潜伏期长,恶性程度高,生存期短,生存质量差,且治疗棘手,素有"癌中之王"之称。

肝癌是西医学病名概念,其中医病名在中医古籍中记载中有很多不同称谓,最早可追溯至《内经》,归纳起来无非有两类:一是以病机命名,如"肝积""肥气""脾积""心积""伏梁""积聚""癥瘕""虚劳"等;二是以症状命名,如"痞气""黄疸""癖黄""血黄""黑疸""鼓胀""肝水""胁痛""肝胀"等。而鉴于病名的错综复杂,《医学原理》概言:"积聚者乃癥瘕、肠蕈、伏梁、肥气、痞气、息贲、奔豚等症之总名也。"故总的来说,肝癌中医病名当归属于"积聚"范畴。积聚之名,首见于《灵枢·五变》曰:"人之善病肠中积聚者……皮肤薄而不泽,肉不坚而淖泽。如此,则肠胃恶,恶则邪气留止,积聚乃成。"另外,《内经》还记载肥气、伏梁、积聚、鼓胀、胁痛、黄疸等,都是对肝癌相似症状较早的称谓。

一、病因病机

(一)外感六淫疫毒

外感时邪,或寒或热,侵犯机体,致脏腑失和,气血运行失常,变生积块或邪郁日久,化毒成瘀,毒瘀内聚,终成癥积。《灵枢》曰:"四时八风之客于经络之中,为瘤病者也。""积之始生,得寒乃生,厥乃成积也。"《儒门事亲》也提到"积之成也……或受风、暑、燥、寒、火、湿之邪。"

(二)酒食不节

饥饱失常,或嗜酒过度,或恣食肥甘厚味,或饮食不洁,皆损伤脾胃,脾失健运,不能输布水谷之精微,则水反为湿,谷反为滞,湿滞凝聚成痰,痰阻气机,血行不畅,脉络壅塞,痰浊与气血搏结,久而不消,病成癥积。《诸病源候论》曰:"人之积聚癥瘕,皆由饮食不节,脏腑虚弱而生,久则成形。"《卫生宝鉴》曰:"凡人脾胃虚弱或饮食失常或生冷过度,不能克化,致成积聚结块。"

(三)情志郁怒

肝为刚脏,主疏泄,性喜条达而恶抑郁。若情志郁怒,情志不得发泄而致肝气郁结,日久气滞血瘀,瘀血结于腹中,日久变生积块。《灵枢·百病始生》言:"内伤于忧怒则气上逆,气上逆则六输不通,凝血蕴里而不散,津液涩渗,著而不去,则积皆成矣。"

正气亏虚:先天不足,禀赋薄弱或后天失养,正气亏虚,不能抵御外邪侵袭;或他病日久,耗伤正气,致阴阳失调,气血逆乱,脏腑功能紊乱,瘀血留滞不去,而成积聚。《灵枢·百病始生》说："风雨寒热，不得虚，邪不能独伤人……故邪不能独伤人，此必因虚邪之风，与其身形，两虚相得，乃客其形。"《医宗必读》云："积之成也，正气不足而后邪气踞之。"《景岳全书》谓："凡脾肾不足及虚弱失调之人多有积聚之病，盖脾虚则中焦不运，肾虚则下焦不化，正气不行，则邪滞得以居之。"

二、诊断要点

（1）多有慢性肝病病史或大量饮酒史。

（2）主要症状为肝区疼痛、腹胀、食欲缺乏、乏力、消瘦，逐渐出现恶病质、发热、鼻衄、牙龈出血及皮下瘀斑。

（3）查体可见肝大、黄疸、腹腔积液、脾大、肢肿、肝区血管杂音、腹壁静脉扩张等。

（4）化验肝功能异常，AFP、CEA 及相关肿瘤标志物升高。

（5）彩超、CT、磁共振、肝动脉造影等影像学检查有助于明确诊断。

三、辨证论治

（一）肝郁脾虚

主证：上腹部肿块胀顶不适，消瘦乏力，腹胀纳少，进食后胀甚，眠差，口干，大便溏，溺黄短，舌苔黄白稍腻，脉弦或弦滑。

治则：疏肝理气，活血化瘀，解毒抗癌。

方药：逍遥汤加露蜂房、半枝莲、白花蛇舌草等。软柴胡 6～9g，紫丹参 10～20g，京赤芍 15～30g，薏苡仁 15～30g，土茯苓 15～30g，广郁金 10～16g，制香附 10～16g，露蜂房 10～15g，半枝莲 10～20g，白花蛇舌草 15～30g，太子参 20～30g。

方解：软柴胡疏肝解郁，以顺肝性；紫丹参、京赤芍养肝血，柔肝体，帮助柴胡恢复肝正常的顺达之性；薏苡仁、土茯苓清热利湿；太子参益气健脾，促进气血生化，扶正祛邪；广郁金、制香附以疏肝理气，露蜂房、半枝莲、白花蛇舌草清热解毒，抑制肿瘤生长。诸药相配，体现了肝脾同治，重在治肝，攻补兼施，重在祛邪之法。

（二）湿热瘀毒

主证：痛势较剧，发热汗出，心烦易怒，咽干口苦，身黄、目黄，胁肋刺痛，腹胀痞满，恶心、纳少，便干尿赤，舌质红绛而暗，舌苔黄腻，脉弦滑或滑数。

治则：清热泻火、活血凉血解毒。

处方：化瘀解毒汤（自拟方）加减。嫩茵陈 15～30g，嫩黄芩 6～12g，炒栀子 8～12g，京赤芍 10～20g，生大黄 6～12g，白花蛇舌草 15～30g，水牛角粉 8～15g（冲服），牡丹皮 10～15g，炒枳壳 9～15g，莱菔子 15～30g，粉甘草 3～6g。

方解：嫩茵陈、黄芩、栀子、白花蛇舌草、大黄清热化湿，京赤芍、水牛角粉、牡丹皮活血凉血，炒枳壳、莱菔子理气消胀，甘草调和诸药。

（三）气阴两虚

主证：多见于反复手术、放化疗、介入等治疗后，胁肋隐痛，低热不退，四肢乏力，神疲倦怠，自汗盗汗，口干多饮，舌红少苔，边有齿印，脉细无力。

治则：益气养阴、软坚散结。

处方：生脉饮合调补肝肾汤加半枝莲、白花蛇舌草。麦冬 10～20g，太子参 15～30g，五味子 6～9g，熟地黄 9～12g，南沙参 10～20g，北沙参 10～20g，生黄芪 20～30g，炒山药 15～30g，焦白术 6～12g，山茱萸 10～20g，枸杞子 10～20g，半枝莲 15～30g，白花蛇舌草 15～30g。

方解：麦冬、熟地黄、南沙参、北沙参、五味子滋阴而清虚火，太子参、生黄芪、焦白术、炒山药健脾益气，加以半枝莲、白花蛇舌草解毒治癌。诸药合用，起到气阴双补的作用。

四、医案举例

（一）案一、原发性肝癌切除术后–肝郁脾虚型

蔡某，男，68 岁，2008 年 10 月 12 天初诊。

主诉：肝癌切除术后 1 年，乏力、右胁不适半年余。

现病史：1 年前在上海行"原发性肝癌切除术"，术后恢复良好。近半年余时感右胁不适，乏力身困，右胁及上腹部胀顶不适，腹胀纳少，进食后胀甚，眠差，口干，尿黄便溏，舌质稍红，苔淡黄稍腻，脉沉细弦滑。化验肝功能：ALT78U/L，AST90U/L，GGT123U/L，AFP108ng/mL，上腹 CT：肝癌切除术后伴多发结节（最大 32mm × 25mm）、脾大（厚 52mm）。

治则：疏肝理气，活血化瘀，解毒抗癌。

方药：逍遥汤加露蜂房、半枝莲、白花蛇舌草等。软柴胡 9g，紫丹参 15g，京赤芍 20g，薏苡仁 20g，土茯苓 15g，广郁金 10g，制香附 10g，露蜂房 15g，半枝莲 15g，白花蛇舌草 20g，太子参 30g，炒枳壳 12g。6 剂，水煎服，每日 1 剂，分 2 次温服。

药后胁腹不适减轻，仍觉乏力，腹胀。上腹加生黄芪 30g，太子参 10g，广郁金 6g，制香附 6g，水煎服。此方为主加减调理 1 个月余，乏力及右胁不适感大减，饮食增加，腹胀程度减轻，情绪低落，夜眠多梦，舌苔白，稍腻，上方去黄芪、香附，加草豆蔻 6g（后下），春砂仁 6g（后下），合欢皮 30g，以健脾化湿，解郁安神。再服 20 剂，2009 年 1 月 15 天复诊，乏力、腹胀、胁痛等症基本消失，复查肝功能：ALT42U/L，AST51U/L，GGT50U/L，AFP76ng/mL。上方加穿山甲 6g，白花蛇舌草 10g，10 剂量制水丸，每服 6g，每日 3 次，调理半年后，复查肝功能均正常，上腹 CT：肝癌切除术后伴多发结节（最大 24mm×16mm）、脾大（厚 41mm）。继服上药巩固治疗 1 年余，3 年后因下肢骨折合并感染而终。

按语：逍遥汤是杨老自逍遥散化裁而来，以紫丹参易当归，因一味丹参，功同四物，既可活血化瘀，又可养血柔肝，且可凉血解毒，可谓一举三得；以京赤芍易炒白芍，增其活血凉血之力，又不失舒肝之功；以土茯苓易云茯苓，薏苡仁易炒白术，在健脾助运同时，更加化湿解毒之功，且防白术过燥伤阴。全方既取原方疏肝健脾之意，又增清热化湿、活血化瘀之功，可谓一举两得。就本案而言，在疏肝健脾的基础上，杨老更加露蜂房、半枝莲、白花蛇舌草等解毒抗癌之品，意在攻邪祛病，同时配以太子参、生黄芪顾护正气，使邪祛正安，肝癌之病得以暂时缓解，带病延年三载，故于他疾。

（二）案二、原发性肝癌 – 湿热瘀毒型

刘某，女，51 岁，市民，2006 年 8 月 25 日初诊。

主诉：右胁疼痛不适 2 个月余。

现病史：2 个月前无明显诱因开始出现右胁疼痛不适，呈刺痛，阵发性，伴周身乏力，胃脘部胀满，食欲减退，舌质暗红，苔根黄厚，脉弦涩。患者既往有"乙肝"病史 20 年余，十年前发现"肝硬化脾大"，行脾脏切除术，后未再正规治疗。今来本院查 CT：肝内实质性占位，肝右叶见以类圆形低密度影，大小 63mm × 55mm，门静脉可见癌栓，查生化指标提示：AFP892ng/mL，ALT86U/L，AST72U/L，GGT66U/L，ALP147U/L。

中医诊断：胁痛（湿热瘀毒证）。

西医诊断：原发性肝癌。

中医治法：清热利湿，化瘀解毒。

处方：化瘀解毒汤（自拟方）加减。嫩茵陈 20g，嫩黄芩 16g，炒栀子 12g，京赤芍 30g，白花蛇舌草 30g，露蜂房 12g，炒枳壳 12g，莱菔子 30g，太子参 30g，紫丹参 30g，春砂仁 9g（后下），粉甘草 6g。6 剂，水煎服，每日 1 剂，分 2 次温服。

药后患者右胁疼痛、食欲减退、胃脘胀满症状减轻，守初诊方太子参加至 40g，服用 12 剂，患者周身乏力症状好转，食量正常，守二诊方加减共服用 30 剂。右胁疼痛、胃脘部胀满、食欲减退症状消失，舌质红，苔白薄，脉弦涩。复查 CT：肝内实质性占位，肝右叶见以类圆形低密度影，大小 46 目 > < 49 目，癌肿及门静脉癌栓均较两个月前就诊时明显缩小。复查 AFP452ng/mL，较前稍有下降，肝功能：ALT34U/L，AST52U/L，GGT45U/L，ALP61U/L，较前好转。

守上方加工成水丸，每次 6g，每日 2 次，患者断续服用 2 年，病情稳定。2008 年 10 月，因儿子结婚，过度劳累，患者出现身目、小便黄染，伴有恶心，周身乏力，来本院查 CT：肝内实质性占位，肝右叶见类圆形低密度影，大小 78mm × 96mm，门静脉可见癌栓，查：AFP986ng/mL，TBIL256.4mmol/L，ALT563U/L，AST632U/L，GGT876U/L，ALP928U/L。患者家属拒绝进一步治疗，回家后 1 周去世。

按语：患者为中年女性，肝癌晚期，伴有门静脉转移，失去手术机会，患者由于肝病日久，导致脾脏受损，脾失运化，水湿内停，日久化热，湿热瘀毒内生，熏蒸肝胆，故见右胁疼痛，肝脉血瘀，故呈刺痛，湿热蕴结于中焦，故见胃脘部胀满，治疗上给予嫩茵陈、黄芩、栀子、白花蛇舌草以清热化湿，太子参、春砂仁健脾益气，京赤芍、紫丹参活血化瘀，炒枳壳、莱菔子理气消胀，露蜂房解毒抗癌，甘草调和诸药。诸药合用，使邪祛正复，患者生命延续 2 年余。

第九节　泄　泻

一、病因病机

泄泻病因有感受外邪、饮食外伤、情志不调、禀赋不足及久病脏腑虚弱等，主要病机是脾病湿盛，脾胃运化功能失调，肠道分清泌浊、传导功能失司。

（一）病因

1. 感受外邪　外感寒湿暑热之邪均可引起腹泻，其中以湿邪最为多见。脾喜燥恶湿，外感湿邪，湿邪易困脾土，使脾胃升降失司，清浊不分，水谷混杂而下，引起泄泻。《难经》云："湿多成五泄。"寒邪和暑热之邪，既可侵袭皮毛肺卫，从表入里，亦能夹湿邪为患，直接损伤脾胃，引起泄泻。《杂病源流犀烛·泄泻源流》曰："是泄虽有风、寒、热、虚之不同，要未有不源于湿者也。"

2. 饮食所伤　暴饮暴食，宿食内停，或恣食辛辣肥甘；致湿热内蕴；或过食生冷，寒气伤中；或误食馊腐不洁之物，损伤脾胃，均能化生寒、湿、热、食滞，使脾胃运化失职，升降失调，清浊不分，发生泄泻。如《症因脉治·内伤泄泻》谓："饮食自倍，膏粱纵口，损伤脾胃，不能消化，则成食积泄泻之证。"

3. 情志失调　忧郁恼怒，精神紧张，易致肝气郁结，木郁不达，横逆犯脾；忧思伤脾，土虚木贼；或素体脾虚湿盛，逢怒时进食，均可使脾失健运，气机升降失调，导致泄泻。如《景岳全书》云："凡遇怒气便作泄泻者，必先以怒时夹食，致伤脾胃，故但有所犯，即随触而发，此肝脾二脏之病也。盖以肝木克土，脾气受伤而然。"

4. 病后体虚　久病失治，或劳倦内伤，或饥饱无常，使脾胃受损，日久伤肾，脾失温煦，运化失职，水谷不化，积谷为滞，水反为湿，湿滞内生，遂成泄泻。

5. 禀赋不足　先天不足，禀赋薄弱；或素体脾胃虚弱，不能受纳运化某些食物，易成泄泻。

6. 命门火衰　年老体弱，肾气不足，或久病之后，或房事过度，均可使肾阳受损，命门火衰，脾失温煦，运化失职，水谷不化，发生五更泄。

（二）病机

泄泻基本病机为脾胃受损，湿困脾土，运化失司，小肠无以分清别浊，大肠传化失司，水反为湿，谷反为滞，合污而下，发为泄泻。病理因素主要为湿邪。脾虚湿盛是其病机关键。脾虚则内湿由生，湿盛则脾阳被遏，《医宗必读·泄泻》曰："脾土强者，自能胜湿，无湿则不泄。若土虚不能制湿，则风寒与热得干之而为病。"《罗氏会约医镜·泄泻》云："泻由脾湿，湿由脾虚。"故脾之健运正常，则水谷得化，水湿得运，小肠能司其分清泌浊之功，大肠能承受传导燥化之职，大便自能正常。同时湿邪还可夹寒、夹热、夹滞，发生泄泻。

本病病位在肠，病本在脾，同时与肝、肾密切相关。脾主运化，升清，喜燥恶湿；大小肠分清别浊，传化物而不藏；肝主疏泄，调节脾运；肾主命门之火，暖脾助运，腐熟水抨。若脾失健运，清气不升，化生内湿，清气在下，则生泄泻。若肝郁气滞、横逆犯脾，或肾阳亏虚、命门火衰、脾阳失于温煦，皆可导致脾胃运化失职，水谷不化，发为泄泻。

急性泄泻，经及时治疗，多数在短期内治愈，有少数患者，暴泄不止，损气伤津耗阴耗液，可成痉、厥、闭、脱等危证，特别是伴有高热、呕吐、热甚者尤其多见。急性泄泻失治误治，可迁延日久，由实转虚，转为慢性泄泻。泄泻日久，脾病及肾，肾阳虚衰，脾失温煦，不能腐熟水谷，可成五更泄。

二、诊断与病证鉴别

（一）诊断依据

（1）以大便粪质稀溏为诊断的主要依据，或完谷不化，或粪如水样，大便次数增多，每日三五次，甚至十余次。

（2）常兼有腹痛、腹胀、肠鸣、纳呆。

（3）起病或急或缓。暴泻者多有暴饮暴食或误食不洁食物的病史。迁延日久，时发时止者，常由外邪、饮食、情志等因素而诱发。

（二）病证鉴别

1. 痢疾　泄泻以大便次数增多，粪质稀薄，甚至如水样，或完谷不化为主症，大便不带脓血，也无里急后重，或无腹痛；病机关键为脾虚湿盛。而痢疾以腹痛、痢下赤白脓血便，或纯下鲜血，或纯为白冻为主症，伴肠鸣、里急后重；病机为时邪疫毒结于肠腑，脂膜血络受损，大肠传化失司。

2. 霍乱　霍乱是一种上吐下泻并作的病证，发病特点为来势急骤，变化迅速，病情凶险，吐泻交作，有挥霍缭乱之势，常见腹中绞痛，转筋，面色苍白，目眶凹陷，汗出肢冷等津竭阳衰之危象。泄泻表现为大便稀溏，次数增多，无剧烈呕吐，传变较少，预后较好。

（三）相关检查

大便常规镜检可见白细胞、脓细胞或病原体。慢性泄泻可行结肠镜、小肠镜检查，直接观察肠黏膜病变情况，并可行活体组织检查，可排除胃肠道肿瘤。慢性泄泻可考虑做结肠钡剂灌肠及全消化道钡餐检查，以明确病变部位及性质。腹部 B 超或 CT 检查有助于胆道、胰腺病变、腹腔淋巴瘤等疾病的诊断。其他检查如血糖、肾功能、T3、T_4等检查可排除糖尿病、慢性肾功能不全、甲亢等疾病引起的腹泻。

三、辨证

（一）辨证思路

1. 辨虚实寒热　起病急骤，脘腹胀满，腹痛拒按，泻后痛减，小便不利，多属实证；病程较长，腹痛较缓且喜按，小便利，口不渴，多属虚证。粪质清稀如水，腹痛喜温，完谷不化，多属寒湿证；粪便黄褐，味臭较重，泻下急迫，肛门灼热，多属湿热证。急性泄泻表现为发病急，病程短，以湿盛为主；慢性泄泻发病特点为发病缓，病程长，以脾虚为主，或脾肾阳虚。

2. 辨泻下之物　大便清稀，或如水样，气味腥秽，多为寒湿；大便稀溏，粪色黄褐，气味秽臭，多属湿热；大便溏垢，臭如败卵，完谷不化，多为伤食所致。

（二）类证鉴别

1. 暴泻当辨寒热　急性泄泻，起病急、病程短，多为外因所致，属实证。辨证当结合病因分清邪之寒热轻重。泻下急迫，味臭较重，肛门灼热，小便短赤，舌红苔黄者，属湿热；便质清稀，腹痛喜暖，舌淡苔白厚腻者，属寒湿。

2. 久泻当辨脏腑虚实　腹痛即泻，泻后痛减，肠鸣腹胀，矢气频频，脉弦者，为肝旺乘脾；倦怠乏力，少气懒言，稍有饮食不当，或劳倦过度即复发者，属脾肺气虚；肢冷畏寒，五更即泻，完谷＋化，舌淡喜温者，属脾肾阳虚。

（三）证候

1. 暴泻

（1）寒湿内盛证

1）症状：泄泻清稀，甚至如水样，脘闷食少，腹痛肠鸣，或兼外感风寒，则恶寒，发热，头痛，肢体酸痛，舌苔白腻，脉濡缓。

2）病机分析：本证为寒湿内盛，脾失健运，清浊不分。外感寒湿或风寒之邪，或过食生冷，寒湿困脾，清浊不分，传导失司，故大便清稀；寒湿内盛，肠胃气机受阻，脾阳被遏，健运失司，则脘闷食少，腹痛肠鸣；恶寒发热，头痛，肢体酸痛是风寒外束之征；舌苔细腻，脉濡缓为寒湿内盛之象。

（2）湿热伤中证

1）症状：泄泻腹痛，泻下急迫，势如水注，泻而不爽，粪色黄褐，气味臭秽，肛门灼热，身热烦渴，小便短赤，舌质红，苔黄腻，脉滑数或濡数。

2）病机分析：本证病机为湿热壅滞，损伤脾胃，传化失常。湿热蕴结，伤及脾胃，清浊不分，传化失常，混杂而下，发为泄泻。气机不利，故腹痛；湿热下迫大肠，故泻下急迫；泻而不爽，粪色黄褐，气味臭秽，肛门灼热均为湿热熏灼之象；热伤津液，故身热烦渴；湿热下注，则小便短赤；舌质红，苔黄腻，脉滑数或濡数均为湿热偏盛之象。

（3）食滞肠胃证

1）症状：腹痛肠鸣，脘腹胀满，泻下粪便臭如败卵，泻后痛减，嗳腐吞酸，泻下伴有不消化食物，不思饮食，舌苔垢浊或厚腻，脉滑。

2）病机分析：此证为宿食内停，阻滞肠胃，传化失司。饮食不洁，食滞肠胃，传化失常，故腹痛肠鸣，脘腹胀满；宿食腐败下注，则泻下粪便臭如败卵；宿食不化，浊气上逆，故嗳腐吞酸；宿食停滞，新食难化，合污下注，则泻下伴有不消化食物；饮食难消，运化失职，则不思纳谷；舌苔垢浊或厚腻，脉滑均为宿食内停之象。

2. 久泻

（1）脾胃虚弱证

1）症状：大便时溏时泻，完谷不化，迁延反复，食少，食后脘闷不适，稍进油腻之物，则便次明显增多，面色萎黄，神疲倦怠，舌质淡，苔薄白，脉细弱。

2）病机分析：脾胃虚弱，运化无权，清浊不分，故大便溏泄；脾胃虚弱，脾失健运，胃不受纳，则食少；舌质淡，苔薄白，脉细弱乃脾胃虚弱之象。

（2）肾阳虚衰证

1）症状：黎明之前，脐腹作痛，肠鸣即泻，完谷不化，泻后则安，腹部喜温，形寒肢冷，腰膝酸软，舌淡苔白，脉沉细。

2）病机分析：此证为命门火衰，脾失温煦。黎明之前，阳气未复，阴寒较盛，命门火衰，脾失温煦，故脐腹作痛，肠鸣即泻，完谷不化，又称为"五更泻"；泻后腑气得以通利，故泻后则安；命门火衰，失于温煦，则腹部喜温，形寒肢冷，腰膝酸软；舌淡苔脉沉细为肾阳虚衰之象。

（3）肝脾不和证

1）症状：素有胸胁胀闷，嗳气食少，抑郁恼怒或情绪紧张时发生腹痛泄泻，腹中雷鸣，攻窜作痛，矢气频作，舌淡红，脉弦。

2）病机分析：本证为肝气不舒，横逆犯脾，脾失健运。肝郁气滞，脾胃升降失职，故胸胁胀闷，嗳气食少；肝气郁滞，气机不畅，故腹中雷鸣，攻窜作痛，矢气频作；苦淡红，脉弦乃肝旺之象。

四、治疗

（一）治疗思路

运脾化湿是泄泻的治疗大法。急性泄泻多以湿盛为主，重在化湿，佐以分利，根据寒湿和湿热的不同，分别采用温化寒湿和清化湿热之法。夹有表邪者，佐以疏解；夹有暑邪者，佐以清暑；兼有伤食者，佐以消导。久泻以脾虚为主，当以健脾；肝气乘脾者，宜抑肝扶脾；因肾阳虚衰者，宜温肾健脾；中气下陷者，宜升提；久泻不止者，宜固涩。暴泻不可骤州补涩，以免关门留寇；久泻不可分利太过，以防劫其津液。《医宗必读》治泄九法，值得临床借鉴。

（二）基本治法

1. 温化寒湿，和中止泻法

（1）适应证：寒湿内盛证。

（2）代表方：藿香正气散加减。

（3）常用药：藿香辛温散寒化湿，芳香化浊；紫苏、白芷解表散寒；厚朴、大腹皮理气消满祛湿；木秃、半夏、苍术、陈皮理气化湿；白术、茯苓、泽泻健脾畅中，利小便以实大便。

（4）加减：外感寒湿，饮食生冷，腹痛，泻下清稀，可加服纯阳正气丸温中散寒，理气化湿；湿邪偏重，腹满肠鸣，小便不利，可改用胃苓汤健脾行气除湿；表寒重加荆芥、防风；湿邪重，重用厚朴、藿香、大腹皮、茯苓、泽泻。

2. 清热燥湿，清肠止泻法

（1）适应证：湿热中阻证。

（2）代表方：葛根芩连汤加减。

（3）常用药：葛根解肌清热，煨用能升清止泻；黄芩、黄连苦寒能清热，苦能燥湿；木香顺气畅中。

（4）加减：若有发热，头痛，脉浮等风热表证者，加金银花、连翘、薄荷疏风清热；湿邪偏盛，加藿香、茯苓、六一散健脾除湿；盛夏之季，腹泻较重，发热头痛，烦渴自汗，小便短赤，脉濡数，加香薷、佩兰、荷叶、扁豆，或新加香薷饮合六一散以清暑化湿。

3. 消食导滞，运脾和中法

（1）适应证：食滞肠胃证。

（2）代表方：保和丸加减。

（3）常用药：神曲、山楂、莱菔子消食和胃除积；谷芽、麦芽、鸡内金、半夏、茯苓、陈皮和胃理气，除湿降逆；连翘清热散结。

（4）加减：食积较重，脘腹胀满，可因势利导，根据"通因通用"的原则，用枳实导滞丸；食积化热加黄连清热燥湿；兼脾虚加白术、扁豆健脾祛湿。

4. 益气健脾，升清止泻法

（1）适应证：脾气虚弱证。

（2）代表方：参苓白术散加减。

（3）常用药：人参、白术、山药、扁豆、莲子肉、甘草健脾益气；茯苓、薏苡仁淡渗利湿；砂仁、陈皮和胃理脾，开胃消食；桔梗升提清气，增强止泻之功。

（4）加减：脾阳虚衰，阴寒内盛，可用理中丸加吴茱萸、附子、肉桂温中散寒；久泻不止，中气下陷，可用补中益气汤健脾止泻，升阳举陷。

5. 温肾健脾，固涩止泻法

（1）适应证：肾阳虚衰证。

（2）代表方：四神丸加减。

（3）常用药：补骨脂温补肾阳，固涩止泻；肉豆蔻、吴茱萸温中散寒；五味子收敛止泻；附子、炮姜温脾散寒。

（4）加减：脐腹冷痛，可用附子理中汤温中健脾；泻下滑脱不禁，可改用真人养脏汤涩肠止泻；若寒热错杂，脾虚肾寒不著，反见心烦嘈杂，大便夹有黏冻，可改服乌梅丸；年老体衰，久泻不止，脱肛，中气下陷，加黄芪、党参、白术、升麻、柴胡益气升阳。

6. 调肝抑木，扶脾助运法

（1）适应证：肝气乘脾证。

（2）代表方：痛泻要方加减。

（3）常用药：白芍养血柔肝，白术健脾补虚，陈皮理气醒脾，防风升清止泻。

（4）加减：久泻不止，加乌梅、石榴肉、诃子肉、甘草酸甘敛肝，涩肠止泻；胸胁脘腹胀满疼痛，嗳气，加柴胡、木香、郁金、香附疏肝理气止痛；脾虚甚，神疲乏力，纳呆，加党参、茯苓、扁豆、鸡内金健脾开胃。

五、医案举例

（一）案一、健脾补气、清热化湿治泄泻案

卢某，男，21岁。

初诊：2010年9月28日。

主诉：腹泻间作2年。

现症：每受凉或进食不适后出现腹泻，大便每日1～2次，无黏液、脓血，无腹痛，纳可，眠安，无乏力。

既往史：病毒性甲状腺炎病史 1 个月，曾于普仁医院住院治疗，发现 ALT122U/L，AST63U/L，GGT72U/L。

望诊：面色萎黄。舌淡红，苔黄干。

闻诊：未闻及异常口气及体气。

切诊：脉弦滑。

辨证分析：患者腹泻日久，脾胃虚弱，又因长期患有病毒性甲状腺炎疾病，有湿热瘀毒停滞于体内，故见舌淡红、苔黄干，脉弦滑。

西医诊断：功能性腹泻，病毒性甲状腺炎伴肝功能损害。

中医诊断：泄泻（脾胃虚弱，湿热内停）。

治疗：健脾补气，化湿清热。

方药：香砂六君子汤合痛泻要方。党参 20g，茯苓 20g，白术 20g，炙甘草 3g，陈皮 10g，清半夏 10g，广木香 6g，砂仁 5g，莲子 10g，白扁豆 10g，薏苡仁 10g，炒山药 10g，土白芍 20g，防风 10g，红景天 20g，茵陈 30g，14 剂，每日 1 剂，水煎服，每日 2 次。

中成药：当飞利肝宁胶囊（0.25g×36 粒）×5 盒/4 粒，口服，每日 3 次。

西药：甘草酸二铵肠溶胶囊（50mg×24 粒）×6 盒/150mg，口服，每日 3 次。

二诊：2010 年 10 月 12 日。腹泻减轻，大便成形，每日 1～2 次，余无不适。舌红，苔黄腻，脉弱。

方药：上方去广木香、茵陈，加苍术 20g、黄连 5g，14 剂。

中成药：同上。

西药：同上。

三诊：2010 年 10 月 26 日　服药后大便每日 1～2 次，质可，无腹胀、腹痛，时有晨起口干、口苦，眠欠佳，多梦。舌红，苔白干，脉弦滑。

辨证分析：患者大便正常以后出现口干、口苦，眠欠佳，多梦。舌红苔白干，脉弦滑。考虑为肝胆湿热，热扰心神，治疗以清肝胆湿热为主，佐以安神定志。

方药：醋柴胡 10g，炒栀子 15g，黄芩 10g，土白术 20g，郁金 20g，酒白芍 20g，龙胆草 3g，焦三仙 30g，香附 15g，金钱草 30g，合欢花 30g，鸡内金 10g，茵陈 30g，丹参 30g，首乌藤 30g。

中成药：当飞利肝宁胶囊（0.25g×36 粒）×5 盒/4 粒，口服，每日 3 次。

西药：甘草酸二铵肠溶胶囊（50mg×24 粒）×6 盒/150mg，口服，每日 3 次。

建议：复查肝功能。

四诊：2010 年 11 月 3 日。诸症消失，肝功能正常。继服保肝降酶中西药 2 周巩固疗效。

按语：患者长期腹泻，说明患者脾胃虚弱。《内经》云："五脏者，皆秉气于胃。胃者，五脏之本也""胃者，水谷气血之海也""脾主为胃行其津液""胃者，水谷之海，六腑之大源也。五味入口，藏于胃，以养五脏气"。说明脾胃为后天之本，水谷之海，五脏六腑之源，如果脾胃虚弱，则五脏失养，易生其他疾病。该患者因脾胃虚弱，正气不足，感受外邪，患病毒性甲状腺炎伴肝功能异常。因为该病的病机是本虚标实，本虚是脾虚，标实是湿热疫毒，治疗时首先要扶正固本，故以香砂六君子汤健脾化湿，佐以清热利湿之品茵陈，配合痛泻要方疏肝健脾，治疗以后患者腹泻好转，病机从脾虚为主转为肝胆湿热为主要矛盾，故治法改以清热利湿，以龙胆泻肝汤为主加减治疗。

（二）**案二、疏肝健脾治泄泻案**

王某，女，58 岁。

初诊：2010 年 11 月 18 日。

主诉：腹泻间作 2 年。

现症：每进食不适、受凉后出现腹泻，大便每日 2 ~ 3 次，不成形，无黏液、脓血，便前腹痛，便后痛减，腰部冷痛，口吐清涎，纳可，眠欠佳，多梦，关节怕风。

辅助检查：结肠镜：未见异常。便常规：未见异常。

望、切诊：舌暗，苔薄黄腻，脉弱。

辨证分析：患者腹泻两年，且每因受凉及饮食不慎而发作，并有腰部冷痛、脉弱等征象，属于脾胃虚寒，脾阳不振。脾不升清则生飧泄，阳气不能外达则腰部冷痛，关节怕风。便前腹痛，便后缓解，属于肝气郁结，肝郁脾虚，治疗应给予健脾疏肝。因风能胜湿，故在治疗中给予祛风胜湿之品。

西医诊断：肠易激综合征。

中医诊断：泄泻（肝郁脾虚）。

治疗：健脾益气，疏肝祛风。

方药：参苓白术散合痛泻要方。党参 20g，茯苓 20g，炒白术 20g 陈皮 10g，清半夏 10g，木香 6g，莲子 10g，薏苡仁 10g，白扁豆 10g，土白芍 20g，防风 10g，菟丝子 30g，炙甘草 3g，砂仁 5g，炒山药 10g，桂枝 10g，7 剂，每日 1 剂，水煎服，每日 2 次。

穴位贴敷：健脾温肾 – 神阙。

二诊：2010 年 11 月 25 日　服药后腹泻好转，每受凉后即腹痛、腹泻，泻后痛减，口吐清涎好转，时有嗳气。纳可，眠好转，仍多梦。舌暗，苔白腻，脉弱。

治疗有效，继服前方加减，加浮小麦安神定志，加苍术健脾燥湿。

方药：党参 20g，茯苓 20g，炒白术 20g，炙甘草 3g，陈皮 10g，清半夏 10g，木香 6g，砂仁 10g，莲子 10g，薏苡仁 10g，白扁豆 10g，炒山药 10g，土白芍 20g，防风 10g，浮小麦 30g，苍术 10g，7 剂，每日 1 剂，水煎服，每日 2 次。

穴位贴敷：健脾温肾 – 神阙。

三诊：2010 年 12 月 2 日　腹泻减轻，偶有反酸，肠鸣，大便不畅，双下肢怕凉，眠差多梦。舌暗、有裂纹，苔白，脉弦滑。

治疗有效，守方不变，7 剂。

四诊：2010 年 12 月 9 日。大便每日 1 次，质可，时有肠鸣，时有受凉后腹痛，睡眠好转，排气较多。舌暗，苔黄腻，脉弦滑。

方药：党参 20g，茯苓 20g，炒白术 20g，炙甘草 3g，陈皮 10g，清半夏 10g，木香 6g，砂仁 10g，莲子 10g，薏苡仁 30g，白扁豆 10g，炒山药 10g，土白芍 20g，肉豆蔻 10g，浮小麦 30g，苍术 20g，7 剂，每日 1 剂，水煎服，每日 2 次。

穴位贴敷：健脾益气。

五诊：2010 年 12 月 16 日　大便每日 1 次，质可，受凉后腹痛明显，胃脘怕凉。舌暗红，苔黄干，脉弦滑。

辨证分析：患者受凉后腹痛明显，胃脘怕凉，说明脾肾阳虚，此时当舍脉从证，给予参苓白术散加肉豆蔻、桂枝以通阳温肾。

方药：上方去木香、浮小麦，加元胡 10g、桂枝 10g，7 剂。

穴位贴敷：健脾益气 - 神阙。

六诊：2010 年 12 月 23 日　大便每日 1 次，质可，肠鸣音明显，无腹痛，眠差多梦。舌暗，苔黄，脉弱。

治疗有效，守方不变，7 剂。

按语：《素问·脏气法时论》曰："脾病者……虚则腹满肠鸣，飧泄食不化"，《素问·阴阳应象大论》说："湿盛则濡泄"，说明泄泻的主要病机是脾虚湿盛。脾主运化，主升清，"脾气不升，则生飧泄"，所以，本病案给予健脾补气、升清化湿治疗。因肠易激综合征属于功能性胃肠疾病，该类疾病多为心身疾病，与患者心理障碍或抑郁、焦虑状态密切相关，多有便前腹痛、便后缓解等功能紊乱表现。中医与情志不畅、肝失条达、肝郁脾虚密切相关，故加上痛泻要方以疏肝健脾。脾虚日久则脾阳不振，脾阳亏虚日久则殃及肾阳，久之脾肾两虚，故在处方中加肉豆蔻等温阳补肾之品，取"四神丸"之意，并用穴位贴敷健脾温肾、健脾益气治疗。该病案体现了肝与脾的关系，体现了"脾主运化""脾主升清"等脾胃理论在疾病治疗中的指导作用。

第十节　支气管哮喘

支气管哮喘为一种气道的慢性炎症性疾病，许多细胞和细胞成分参与其发病。气道慢性炎症引起气道高反应相应增加，并导致喘鸣、呼吸困难、胸闷、咳嗽的反复发作，特别是夜间或清晨发作，这些发作通常伴随广泛但可变的肺内气流阻塞，其气流阻塞往往可自发或经治疗而逆转。

支气管哮喘是一种常见病，全球约有 1.6 亿患者，在我国发病率为 1% ~ 4%，全国五大城市流行病学资料显示 13 ~ 14 岁儿童哮喘患病率为 3% ~ 5%，40% 有家族史。该病是由多种细胞特别是肥大细胞、嗜酸粒细胞和 T 细胞参与的慢性气道炎症性疾病。它的具体病因目前尚不完全清楚，一般受遗传和环境因素双重影响，且与遗传有密切的关系。目前的研究倾向于它是一种多基因遗传病，哮喘患者家属中存在着气道高反应的基础。引起哮喘发作往往与许多外在的因素有关：如吸入尘螨、花粉、动物毛屑、刺激性的气体，呼吸道的病毒或细菌的反复感染、进食过敏性的食物、气候的变化、剧烈运动后，精神因素如情绪激动、恼怒、紧张不安等，以及月经或妊娠、某些药物的诱发（如心得安、阿司匹林、青霉素等）。

本病归属为中医学"哮证"范畴。哮证是一种发作性的痰鸣气喘疾患，以发作时喉中哮鸣有声、呼吸气促困难，甚则喘息不能平卧为临床主症。

一、病因病机

由朱丹溪以"哮喘"独立作为病名后，后世医家该病的发生，多为宿痰内伏于肺，复加外感、饮食、情志、劳倦等因素，以致痰阻气道，肺气上逆。发病原因主要有内因和外因两个方面。

（一）内因

主要为伏于体内的有形或无形之宿痰，历代医家多是本病之"夙根"。"夙根"的内伏是导致哮喘反复发作，不易治愈的根本所在。最早提出宿痰的是东汉张仲景，他在《金匮要略·痰饮病脉证并治篇》中曰："膈上病痰，满喘咳吐，发则寒热，背痛腰疼，目泣自出……必有伏饮。"他从病理上将哮喘归属于伏饮，堪称后世顽痰伏肺为哮病夙根的理论渊源。金元朱丹溪强调"哮喘……专著于痰"，明代王肯堂"哮喘系胸中多痰瘀，结于喉间，与气相搏"。喻嘉言则肯定"浊痰"致哮。总之，均与"夙根"有关。"夙根"的产生可有以下原因：

1. 先天禀赋异常　即从遗传获得的先天性痰病体质。沈金鳌在《沈氏尊生书》中称之为"幼稚天哮"："哮之一症……窃思之，大都感于幼稚之时，客犯盐醋，渗透气脘，一遇风寒，便窒息道路，气息急促，多发于冬初。"又林佩琴在《类证治裁·哮证论治》中论及："二天不足，脾肾双亏……哮喘屡发。"

2. 体质素弱或病后体弱　如幼年麻疹、百日咳及反复感冒、咳嗽，造成肺脾肾虚损，功能失常，气不化津，痰饮内生。《外台秘要·久咳坐卧不得方》记载："久患气嗽，发时奔喘，坐卧不得，并喉里呀声，气欲绝。"指出病后体弱、正气不足亦是哮喘发作的一个重要内因。另一内因为五脏病变，累及于肺而致哮喘。《素问·经脉别论》说："是以夜行则喘出于肾，淫气病肺；有所堕恐，喘出于肝，淫气害脾；有所惊恐，喘出于肺，淫气伤心；度水跌仆，喘出于肾与骨。"《素问·逆调论》记载："夫起居如故而息有音者，此肺之络脉逆也。"可见，《内经》已认识到哮喘发病病变部位主要在肺，同时与其他脏腑密切相关。

（二）外因

有六淫外感、饮食不当、情志失调、劳倦等常见因素，合于内因，发为哮喘。

1. 六淫外邪侵袭　季节转换，寒热气候突变，外感风寒或风热之邪，未能及时表散，邪蕴于肺，壅阻肺气。《素问·太阴阳明论》曰："犯贼风虚邪者……人六腑，则身热，不时卧，上为喘呼。"《素问·气交变大论》曰："岁火太过，炎暑流行，金肺受邪……少气喘咳，岁金太过，燥气流行，甚则喘咳逆气。"《素问·至真要大论》曰："太阴之复，湿变乃举……饮发于中，咳喘有声。"指出六淫外邪中以风、寒淫邪在哮喘的发作中最为常见。另外，吸入花粉、烟尘、尘蛾、异味气体等，亦可影响肺气的宣降，津液凝聚，痰浊内蕴，壅阻肺气，导致哮证发作。

2. 饮食不当　贪食生冷，或嗜食酸咸肥甘，或进食海鲜蟹虾等发物导致哮喘发作。《素问·通评虚实论》言："气满发逆……则高粱之疾也。"《素问·生气通天论》言："因而大饮，则气逆。"《医碥·喘哮》说："哮者……得之食味酸咸太过，渗透气管，痰入结聚，一遇风寒，气郁痰壅即发。"皆指出恣食膏粱厚味或酗酒、饮水过度会引起痰湿内生，痰湿内停而壅遏肺胃气机，上迫于肺，从而肺气上逆，发生哮喘。进食海鲜蟹虾等发物诱发哮喘发作，古书中也早有提及，如"鱼腥哮"、"糖哮"、"醋哮"、"卤哮"等名。

3. 情志失调　赵献可《医贯》云："七情内伤，郁而生痰。"《类证治裁·郁证》亦云："七情内起之郁，始则伤气，继降及血。"指出气郁致痰滞，气郁致血瘀，出现痰瘀胶结，肺气出纳受阻，气逆而发哮喘。

从上可知，本病的病理因素以痰为主，痰的产生责之于肺不能布散津液、脾不能运输精微、肾不能蒸化水液，以致津液凝聚成痰，伏藏于肺，成为发病的"夙根"。此后，如遇气候突变、饮食不当、情志失调、劳累等多种诱因，均可引起哮喘发作。这些诱因每多互相关联，其中尤以气候因素为主。正如《景岳全书·喘促》说："喘有夙根，遇寒即发，或遇劳即发者，亦名哮喘。"《症因脉治·哮病》亦指出："哮病之因，痰饮留伏，结成窠臼，潜伏于内，偶有七情之犯，饮食之伤，或外有时令之风寒束肌表，则哮喘之症作矣。"《证治汇补·哮病》所言："哮即痰喘之久而常发者，因内有壅塞之气，外有非时之感，膈有胶固之痰，三者相合，闭拒气道，搏击有声，发为哮病。"可见，在本病急性发作时，由于"宿痰"受到外邪的引触，痰随气升，阻塞气道，肺气宣降失常，而出现痰鸣如吼、气息喘促，甚则喘息不能平卧。

众多研究资料显示，支气管哮喘是一种慢性变态反应性气道炎症（AAI）。外源性过敏源使肥大细胞脱颗粒所释放出的炎性介质，除了能引起速发相哮喘反应外，其中的白三烯、血小板活化因子等，可使嗜酸性粒细胞、淋巴细胞、中性粒细胞、巨噬细胞等炎症细胞从外周循环血液聚集到气道，并活化、释放出许多炎性介质。其中以嗜酸性粒细胞释放的嗜酸粒细胞阳离子蛋白、主要碱性蛋白、白三烯和血小板活化因子等最为重要，可使气道黏膜上皮破坏、微血管渗透、黏膜水肿、腺体分泌增加，导致迟发相哮喘反应。迟发相哮喘反应比速发相哮喘反应更为持久，也更具有临床意义。新近的研究发现，T淋巴细胞的免疫调节作用失常（Th_1功能不足，Th_2功能亢进，Th_1/Th_2比值低于正常）与支气管哮喘时气道的变态反应炎症有非常密切的联系。Th_2分泌白细胞介素3、4、5（IL-3、IL-4、IL-5）和粒细胞巨噬细胞集落刺激因子（GMCSF），并促进IgE的合成。

气道内以嗜酸性粒细胞浸润为主的变态反应性炎症是支气管哮喘的病理特征。早期表现为支气管黏膜肿胀、充血，分泌物增多，气道内炎症细胞浸润、气道平滑肌痉挛等可逆性的病理改变，在病情缓解后可基本恢复正常。但当哮喘反复发作后，支气管呈现慢性炎症性改变，表现为柱状上皮细胞纤毛倒状、脱落，上皮细胞坏死，黏膜上皮杯状细胞增多，支气管黏膜层大量炎症细胞浸润、黏液腺增生、基底膜增厚、支气管平滑肌增生。由于支气管壁增厚，支气管腔内形成黏液栓（含有大量的嗜酸性粒细胞），通气功能明显降低。

气道变态反应性炎症是导致哮喘患者气道高反应性和气道弥散性、可逆性阻塞的病理基础。不同类型、不同病期、不同严重程度的支气管哮喘均存在AAI，只是程度不同而已。哮喘病程愈长，气道阻塞的可逆性愈小，气道重塑也愈明显。以呼气期为主的通气功能障碍，可导致肺泡内气体的滞留。不可逆性通气功能障碍，使肺泡长期过度鼓胀，弹性降低，可形成阻塞性肺气肿，甚至肺源性心脏病。

二、诊断与鉴别诊断

本病的诊断除通过询问有无哮喘家族史、过敏体质史外，还主要依靠患者临床症状及相关实验室辅助检查。

（一）临床表现

支气管哮喘是一种支气管变态反应性疾病，临床上表现为反复发作的气促、胸闷和咳嗽，多在夜间和凌晨发作，可自行缓解或治疗后缓解，其发病多与季节有关。

支气管哮喘通常分为急性发作期和临床缓解期。急性发作期见咳嗽、气喘和呼吸困难症状明显；临床缓解期见哮喘体征消失，肺通气功能基本恢复到发作前水平，达 4 周以上。

（二）体征

肺部听诊可闻及以呼气相为主的哮鸣音，且呼气相延长。

（三）实验室辅助检查

1. 支气管激发试验或运动试验　呈阳性。
2. 支气管舒张试验　呈阳性。
3. 昼夜 PEF 变异率　≥20%。
4. 血常规检查　嗜酸性粒细胞可升高至 5% ~ 15%。
5. 痰涂片检查　可见较多嗜酸性粒细胞、夏 - 雷氏结晶体。
6. 血清免疫球蛋白　过敏性患者 IgE 增高。
7. 动脉血气分析　哮喘发作时，动脉血氧分压可降低，但因过度通气，二氧化碳分压不升高或下降；当哮喘重度发作时，动脉血氧分压下降，二氧化碳分压增加。
8. 肺功能检查　哮喘发作程度较轻者，一秒钟用力肺活量（FEV_1）一般大于 2L，最大呼气流速（PEFR）＞ 200L/min；哮喘较重者 FEV_1 一般在 1 ~ 2L，PEFR 为 80 ~ 200L/min；哮喘严重者 FEV_1 一般小于 1L，PEFR ＜80L/min。

（四）鉴别诊断

1. 心源性哮喘　常见于左心力衰竭竭，发作时的症状与哮喘相似，但心源性哮喘多有高血压、冠状动脉粥样硬化性心脏病、风湿性心脏病和二尖瓣狭窄等病史和相应体征，心源性哮喘的咳嗽呈阵发性，常咳出粉红色泡沫痰，两肺可闻及广泛的湿啰音和哮鸣音，左心界扩大，心率增快，心尖部可闻及奔马律，胸部 X 线检查可见心影增大、肺瘀血征，经强心利尿及扩血管治疗后可缓解。

2. 喘息型慢性支气管炎　多见于中老年人，有慢性咳嗽史，喘息长年存在，有肺气肿体征，肺部听诊以干啰音为主，但如在急性感染期，稀薄痰液增多时，可闻及湿啰音。

3. 变态反应性肺浸润　见于嗜酸性粒细胞增多症、外源性变应性肺泡炎等，常见致病原为寄生虫、原虫、花粉、化学药品、职业粉尘等，多有接触史；常有发热，胸部 X 线检查可见多发性、此起彼伏的淡薄斑片浸润影，可自行消失或再发，肺组织活检可明确诊断。

三、辨证要点

哮喘发病多与先天禀赋有关，常由气候突变、饮食不当、情志失调、劳累等诱发，可呈反复发作性。哮证急性发作时常突然起病，可有鼻痒、喷嚏、咳嗽、胸闷等先兆。发作时喉中有明显哮鸣声，呼吸困难，不能平卧，甚至面色苍白，唇甲青紫，约数分钟、数小时后缓解。哮证缓解期时可一如常人，或稍感疲劳、食欲缺乏。但病程日久，反复发作，导致正气亏虚，常有轻度哮鸣，甚至在大发作时持续难平，出现喘脱。

临床辨证当先分急性发作期和缓解期。急性发作期病位在肺，病机以痰阻气闭为主。痰之已成，留于体内，随气升降，无处不到，阻于肺系气道，气道不顺，而致哮喘发作。发作当首辨寒热症状，痰液性质、舌苔脉象可作为寒哮、热哮之辨证依据。缓解期重在辨脏腑亏虚，根据体质和脏腑的不同虚候加以辨治，以培补正气，从本调治。

四、辨证论治

（一）发作期

1. 寒哮

证候：喘憋气逆，呼吸急促，喉中有哮鸣声，胸膈满闷如塞，咳不甚，痰稀薄色白而有泡沫，面色晦滞带青，口不渴或渴喜热饮。初起多兼恶寒发热，无汗头痛等表证，舌苔白滑，脉弦紧或浮速。

治法：温肺散寒，化痰平喘。

方药：射干麻黄汤加减。

方中射干清利咽喉，宣肺豁痰；麻黄宣肺平喘；半夏、细辛、生姜温肺蠲饮降逆；款冬花、紫菀温肺止咳，合辛开、苦降、酸收于一方；再加大枣一味，安中以调和诸药。痰涌喘逆不得卧，加葶苈子泻肺涤痰；若表寒内饮，可用小青龙汤配苏子、白芥子、杏仁等化痰利气。射干麻黄汤主治在肺，应为治哮的专方。

2. 热哮

证候：咳呛阵作，气粗息涌，喉中如痰鸣吼，咳痰黄黏，咯吐不利，胸膈烦闷，汗出口渴，面赤口苦，不恶寒而口渴喜饮，舌质红，苔黄或带腻，脉滑数或弦滑。

治法：清热宣肺，化痰降逆。

方药：定喘汤加减。

方中麻黄宣肺平喘；半夏、杏仁、苏子化痰降气；桑白皮、黄芩、款冬花、生甘草清热润肺；白果收敛肺气，甘草和中。如痰鸣息涌不得卧，加地龙、葶苈子；痰吐黄稠加鱼腥草；肺热内盛可加生石膏；舌苔黄燥伴便秘者可用大黄、芒硝通腑以利肺；痰热津伤可配知母、南沙参、天花粉。

（二）缓解期

1. 肺虚哮

证候：喘促短气，语声低微，自汗畏风，痰清稀色白，面色㿠白，舌苔薄白，质淡，脉细弱或虚大。

治法：补肺固卫，益气平喘。

方药：玉屏风散加味。

方中黄芪益气固表；白术健脾补肺；防风祛风以助黄芪实表固卫，并加入桂枝、白芍、生姜、大枣以调和营卫。若气阴两虚，出现咳呛、痰少黏稠、口咽干、舌质红，可选用生脉散加味，加入沙参、玉竹、川贝、石斛以清热化痰。若食少便溏，肺脾同病，中气下陷，宜用补中益气汤补益肺脾，升提下陷之气。

2. 脾虚哮

证候：喘咳痰多而黏稠，咯吐不爽，痰鸣，胸脘满闷，恶心纳呆，大便不实，舌苔白滑或腻，脉滑。

治法：健脾化痰，降逆平喘。

方药：六君子汤合三子养亲汤。

方中党参、白术、茯苓、甘草补气健脾；陈皮、半夏理气化痰；苏子降逆定喘；白芥子下气除痰，莱菔子消食化痰，加苍术、杏仁以燥湿豁痰理气。

3. 肾虚哮

证候：喘促日久，呼长吸短，动则喘息更甚，形瘦神疲，心悸腰酸，或畏寒，自汗，面青，舌质淡，脉沉细；或颧红、烦热，汗出黏手，舌红少苔，脉细数。

治法：补肾纳气。

方药：肾气丸加味。

方中以干地黄滋补肾阴；山萸肉、山药滋补肝脾，辅助滋补肾中之阴，并少量桂枝、附片温补肾中之阳。阳虚明显加补骨脂、仙灵脾、鹿角片；阴虚者去温补之品，配麦冬、龟板胶；肾虚不纳气加核桃肉、冬虫夏草、紫石英，或予参蛤散。若属气阴俱竭可用生脉散合七味都气丸以滋阴纳气。

五、医案举例

（一）案一

蓝某，女，44 岁。

初诊：2001 年 8 月 28 日。

主诉：胸闷气急 2 年，加剧 3 天。

病史：患者近两年来感冒后即易引起胸闷气急，喉间哮鸣，求医诊为支气管哮喘，常规解痉平喘药物疗效不佳，寻求中医治疗。3 天前贪凉感冒后又觉胸闷气急，喉中哮鸣音，阵咳，痰白黏量少，畏寒肢冷，面目虚浮，纳便调，夜寐不安。

舌脉：舌质暗，舌苔薄白，脉沉细。

辨证：哮证（寒饮伏肺）。

治则：温肺化饮。

处方：川桂枝 6g，赤芍 18g，白芍 18g，细辛 4.5g，嫩射干 9g，胡颓叶 9g，青皮 9g，陈皮 9g，姜半夏 9g，炙枇杷叶（包）9g，藿香 9g，佛耳草 12g，蚤休 9g，江剪刀草 15g。7 帖。

二诊：2001 年 9 月 4 日。诉咳嗽剧烈，痰少白黏，气急，舌脉如前。以温肺化饮，开窍祛痰治之。

处方：炙麻黄 9g，川桂枝 6g，麻黄根 9g，黄荆子 9g，赤芍 18g，白芍 18g，细辛 4.5g，嫩射干 9g，胡颓叶 12g，淮小麦 30g，炙甘草 9g，炒枣仁 9g，炙款冬 9g，玄参 12g，沙参 12g，藿香 9g，辛夷 4.5g，黄芩 12g，路路通 9g。14 帖

三诊：2001 年 9 月 18 日。诉喘平，胃纳增加，大便多，痰少。舌暗红，舌苔薄白，脉细。原方继续服用 14 帖。

医嘱：平素勿贪凉饮冷，适当运动，提高机体免疫力，减少感冒发作次数。建议夏天入伏后，可配合冬病夏治辅助治疗。中成药可服用玉屏风散以益气固表。

随访三个月，症状明显缓解，哮喘未发。

按：自从《症因脉治》首揭哮证之病因："哮病之因，痰饮留伏，结成窠臼，潜伏于内，偶有七情之犯，饮食之伤，或外有时令之风寒束其肌表，则哮喘之症作矣。"后世多在引起哮喘的各种原因中，肺有伏饮即陈修园所谓"膈上伏饮"和风寒外束最为常见。外寒里饮，即仲景所谓小青龙汤证，用桂枝、麻黄散其表寒，选干姜、细辛、半夏化其里饮，白芍药、五味子、甘草等散中有收，此选方用药已成治疗寒哮、寒饮伏肺的验方。本案症见胸闷、气急、哮鸣、咳嗽、痰白黏、畏寒肢冷，与典型小青龙汤证略有出入。证由症立，法由证出，药随法转，故本案药选川桂枝、麻黄散其表寒；选细辛、半夏化其肺中伏饮；赤白芍药散中有收；另选胡颓叶、枇杷叶、佛耳草、江剪刀草等温肺化痰平喘。用药组方虽较小青龙汤有较大变化，但仍可见其用药思路不离膈上伏饮和外束风寒之方向，用药层次、结构分明，未失名家风范。更为精妙的是，在此基础上，考虑发病季节为夏秋，一诊、二诊方中可见藿香、沙参、玄参之类，与前药互佐，更见辨证用药之细腻周到。

（二）案二

张某，男，28 岁。

初诊：主诉反复哮喘 26 年。

病史：2 岁哮喘，每年 10～11 月发作，胸闷为主，易感冒，自汗，喷嚏，涕多，口干喜热饮，咽痒，头晕，偶有腰酸，纳平，便调，夜寐安。患有慢性咽喉炎，过敏性鼻炎。

舌脉：舌尖红，苔薄白，脉细。

辨证：肺表不固，营卫不和。

治则：温肺和营。

处方：黄苗 15g，防己 9g，白术 15g，黄荆子 9g，川桂枝 6g，荆防风（各）9g，黄芩 18g，辛夷 4.5g，路路通 9g，藿香 9g，焦六曲 9g，谷麦芽（各）9g。14 帖。

二诊：哮喘发作，咽痛。

处方：麻黄根 9g，黄荆子 9g，川桂枝 6g，黄芩 18g，辛夷 4.5g，路路通 9g，淮小麦 30g，炙甘草 9g，炒枣仁 9g，黄芪 15g，防风己（各）9g，白术 15g，孩儿参 12g，蝉衣 4.5g，玉蝴蝶 4 对。14 帖。

三诊：哮喘平，一般情况好。

处方：麻黄根 9g，川桂枝 6g，黄芪 15g，防风己（各）9g，苍白术（各）12g，苍耳子 9g，辛夷 4.5g，黄芩 18g，路路通 9g，蝉衣 4.5g，玉蝴蝶 4 对，女贞子 12g，杜仲 9g，孩儿参 15g。14 帖。

四诊：停药数日，又感鼻塞，痰多黄，头晕，稍畏寒肢冷，自汗。

处方：荆防风（各）9g，柴前胡（各）9g，细辛 4.5g，赤白芍（各）18g，川桂枝 6g，平地木 15g，青陈皮 9g，姜半夏 9g，佛耳草 12g，蚤休 9g，江剪刀草 15g，冬瓜仁 12g，徐长卿 15g，焦六曲 9gg，谷麦芽（各）9g，炙鸡金 4.5g，石菖蒲 9g。14 帖

五诊：前方服后，停药两周。现无咳喘，口干，一般情况好。舌质红，舌苔薄白，脉滑。

处方：川楝子 12g，炒延胡 12g，广郁金 9g，青陈皮（各）9g，姜半夏 9g，辛夷 4.5g，蝉衣 4.5g，玉蝴蝶 4 对，女贞子 12g，杜仲 9g，孩儿参 12g，苡仁 18g，补骨脂 12g，炙甘草 9g。14 帖。

六诊：去年服药后，咳喘未作。近一周少量咳痰，无喘息，舌质淡红，舌苔薄白，脉弦。

处方：柴前胡（各）9g，佛耳草 12g，平地木 30g，功劳叶 15g，女贞子 12g，杜仲 9g，孩儿参 l2g，蝉衣 4.5g，玉蝴蝶 4 对，五味子 4.5g，广郁金 9g，炙甘草 9g，苡仁 12g，云茯苓 12g。14 帖。

七诊：自行停药。近日又颈淋巴结肿大，稍胸闷，咽痛，脉小弦。

处方：柴前胡（各）9g，平地木 15g，功劳叶 15g，青陈皮 9g，姜半夏 9g，佛耳草 12g，蝉衣 4.5g，玉蝴蝶 4 对，川楝子 9g，炒延胡 9g，广郁金 9g，冬瓜仁 9g。14 帖。

按：急者治其标，缓则治其本。从诊疗过程来看，对该型哮喘选用药的基本框架清晰可见，条理分明。由桂枝、麻黄、荆芥、防风作为第一组；黄芪、白术、防风、孩儿参作为第二组；藿香、辛夷、路路通、蝉衣、玉蝴蝶作为第三组；女贞子、杜仲、补骨脂作为第四组；青皮、陈皮、半夏、细辛、苡仁、茯苓作为第五组；川楝子、延胡索、郁金作为第六组。六组药物犹如作战之军队，根据形势，排兵布阵。例如发作时选用第一组、第三组解表平喘，第五组温肺化饮，如果兼有郁闭则另加第六组疏理气机。逐渐由治标转向固本，则选第二组合第四组共同益肺固表、健脾补肾。治疗上，开合有度，变化灵活，层次分明，标本缓急尽在掌握之中。

第十一节　急、慢性支气管炎

急、慢性支气管炎在临床上主要表现为咳、痰、喘、炎四大主症。在这四大主症中，咳嗽不仅是最先出现，而且也是最突出的临床表现。

一、病因病机

咳嗽的病因有外感、内伤两大类。外感咳嗽为六淫外袭于肺；内伤咳嗽为脏腑功能失调，内邪干肺。不论邪从外入，或自内而发，均可引起肺失宣肃，肺气上逆作咳。

外感咳嗽属于邪实，为六淫外邪犯肺，肺气壅遏不畅所致。内伤咳嗽，病理因素主

要为"痰"与"火"。而痰有寒热之别，火有虚实之分。痰火可互为因果，痰可郁而化火（热），火能炼液灼津为痰。多由脏腑功能失调，内邪上干于肺所致。常反复发作，迁延日久，脏气多虚，故属邪实与正虚并见。

外感咳嗽与内伤咳嗽可相互为病。外感咳嗽如迁延失治，邪伤肺气，更易反复感邪，而致咳嗽屡作，肺脏益伤，逐渐转为内伤咳嗽。内伤咳嗽，肺脏有病，卫外不强，易受外邪引发或加重，在气候转冷时尤为明显。久则肺脏虚弱，阴伤气耗，由实转虚。因此，咳嗽虽有外感、内伤之分，但两者尤可互为因果。

二、诊断与鉴别诊断

（一）诊断

急性支气管炎根据病史、症状和体征并结合外周血常规和胸部 X 线检查可诊断。

1. 临床表现　先有上呼吸道感染症状，继之出现干咳，且症状逐渐加剧，痰量随之增多，甚至胸闷、气急，咳嗽和咳痰可延续 2～3 周才消失。全身症状不严重，或可见发热，但体温不高，多在 3～5 天后降至正常。

2. 体征　可无明显体征或两肺呼吸音粗糙，或可闻及散在的干、湿性啰音。

3. 实验室辅助检查

（1）血常规：一般多无明显改变；少数细菌感染严重者，白细胞总数和中性粒细胞增多。

（2）痰液检查：涂片和培养可发现致病菌。

（3）X 线检查：多数表现为肺纹理增粗，少数无异常发现。

慢性支气管炎诊断主要根据病史和症状。临床上凡有慢性或反复发作的咳嗽、咳痰或伴喘息，每年发病至少持续三个月，并连续两年或以上者，在排除其他心、肺疾病（如肺结核、哮喘、支气管扩张、肺癌、心脏病等）后即可诊断慢性支气管炎。此外，若每年发病不足三个月，而有明确的客观检查依据（如 X 线、呼吸功能测定等）者亦可诊断为慢性支气管炎。

（二）鉴别诊断

1. 急性支气管炎

（1）流行性感冒：呼吸道症状较轻，全身中毒症状较重，如高热、全身肌肉酸痛、头痛、乏力等，常有流行病史，须根据病毒分离和血清学检查结果确诊。

（2）急性上呼吸道感染：鼻咽部症状较为突出，咳嗽、咳痰一般不明显，肺部无异常体征，胸部 X 线正常。

2. 慢性支气管炎

（1）肺结核：活动性肺结核患者常有结核中毒症状或局部症状，如低热、乏力、盗汗、咯血等。X 线检查可发现肺部病灶，痰结核菌检查阳性。

（2）支气管哮喘：哮喘患者常有个人或家族过敏史，发病的季节性强，一般无慢性咳嗽、咳痰史，临床上以发作性喘息为特征，两肺满布哮鸣音。

（3）支气管扩张：多继发于儿童或青年期麻疹、肺炎或百日咳后，有反复咳嗽、大量脓痰和咯血症状。肺下部一侧可听到部位固定的湿啰音，并可见杵状指（趾）。胸部 X 线检查常见肺下部肺纹理粗乱，病变严重者可见卷发状阴影。CT 和支气管碘油造影示支气管呈柱状或囊状扩张。

（4）肺癌：多见于 40 岁以上长期吸烟者，咳嗽性质发生改变，出现刺激性干咳，持续性痰中带血。胸部 X 线检查示肺部有块影或阻塞性肺炎，经正规抗菌治疗未能完全消散，应考虑肺癌可能。痰找脱落细胞、CT 或纤维支气管镜检查一般可以明确诊断。

（5）矽肺及尘肺：有粉尘接触史，X 线检查可见矽结节，肺门阴影扩大，网状纹理增多。

（6）其他：如高血压患者服用血管紧张素转换酶抑制剂亦可引起慢性咳嗽，仔细询问服药史可以鉴别。

（三）类证诊断

中医临床以咳嗽、咳痰为主要表现。应询查病史的新久、起病的缓急、是否兼有表证来判断外感咳嗽和内伤咳嗽。外感咳嗽，起病急，病程短，常伴肺卫表证。内伤咳嗽，常反复发作，病程长，多伴其他兼证。

三、辨证论治

咳嗽的治疗应分清邪正虚实。外感咳嗽，多为实证，应祛邪利肺，按病邪性质分风寒、风热、风燥论治。内伤咳嗽，多属邪实正虚。标实为主者，治以祛邪止咳；本虚为主者，治以扶正补虚。并按本虚标实的主次酌情兼顾。同时除直接治肺外，还应从整体出发，注意治脾、治肝、治肾等。

（一）风寒袭肺证

证候：咳嗽声重，气急，咽痒，咳痰稀薄色白；常伴鼻塞，流清涕，头痛，肢体酸楚；或见恶寒发热，无汗等表证，舌苔薄白，脉浮或浮紧。

治法：疏风散寒，宣肺止咳。

方药：三拗汤合止嗽散加减。

两方均能宣肺止咳化痰，但前方以宣肺散寒为主，用于风寒闭肺；后方以疏风润肺为主，用于咳嗽迁延不愈或愈而复发者。麻黄宣肺散寒；杏仁、桔梗、前胡、甘草、橘皮、金沸草等宣肺利气，化痰止咳。若胸闷、气急等肺气闭实之象不著，而外有表证者，可去麻黄之辛散，加荆芥、苏叶、生姜以疏风解表；若夹痰湿，咳而痰黏，胸闷，苔腻，加半夏、川朴、茯苓以燥湿化痰；咳嗽迁延不已，加紫菀、百部温润降逆，避免过于温燥辛散伤肺；表寒未解，里有郁热，热为寒遏，咳嗽音哑，气急似喘，痰黏稠，口渴，心烦，或有身热，加生石膏、桑白皮、黄芩以解表清里。

（二）风热犯肺证

证候：咳嗽频剧，气粗或咳声嘶哑，喉燥咽痛，咳痰不爽，痰黏稠或黄，咳时汗出；常伴鼻流黄涕，口渴，头痛，身楚；或见恶风，身热等表证；舌苔薄黄，脉浮数或浮滑。

治法：疏风清热，宣肺止咳。

方药：桑菊饮加减。

本方功能疏风清热，宣肺止咳，用于咳嗽痰黏、咽干、微有身热者。桑叶、菊花、薄荷、连翘疏风清热；前胡、牛蒡子、杏仁、桔梗、大贝母、枇杷叶清肃肺气，化痰止咳。若肺热内盛，身热较著，恶风不显，口渴喜饮，加黄芩、知母清肺泄热；热邪上壅，咽痛，加射干、山豆根、挂金灯、赤芍清热利咽；热伤肺津，咽燥口干，舌质红，加南沙参、天花粉、芦根清热生津；夏令夹暑加六一散、鲜荷叶清解暑热。

（三）风燥伤肺证

证候：干咳，连声作呛，喉痒，咽喉干痛，唇鼻干燥，无痰或痰少而黏，不易咯出，或痰中带有血丝，口干；初起或伴鼻塞，头痛，微寒，身热等表证；舌质后干而少津，苔薄白或薄黄，脉浮数或小数。

治法：疏风清肺，润燥止咳。

方药：桑杏汤加减。

本方清宣凉润，用于风燥伤津，干咳少痰，外有表证者。桑叶、薄荷、豆豉疏风解表；杏仁、前胡、牛蒡子肃肺止咳；南沙参、大贝母、天花粉、梨皮、芦根生津润燥。若津伤较甚，干咳，咳痰不多，舌干红少苔，配麦冬、北沙参滋养肺阴；热重不恶寒，心烦口渴，酌加石膏、知母、黑山栀清肺泄热；肺络受损，痰中夹血，配白茅根清热止血。

另有凉燥证，乃燥证与风寒并见，表现干咳少痰或无痰、咽干鼻燥，兼有恶寒发热、头痛无汗、舌苔薄白而干等症。用药当以温而不燥、润而不凉为原则，方取杏苏散加减。药用苏叶、杏仁、前胡辛以宣散；紫菀、款冬花、百部、甘草温润止咳。若恶寒甚，无汗，可配荆芥、防风以解表发汗。

（四）痰湿蕴肺证

证候：咳嗽反复发作，咳声重浊，痰多，因痰而嗽，痰出咳平，痰黏腻或稠厚成块，色白或带灰色，每于早晨或食后则咳甚痰多，进甘甜油腻食物加重，胸闷，脘痞，呕恶，食少，体倦，大便时溏，舌苔白腻，脉象濡滑。

治法：燥湿化痰，理气止咳。

方药：二陈平胃散合三子养亲汤加减。

二陈平胃散燥湿化痰，理气和中，用于咳而痰多、痰质稠厚、胸闷脘痞、苔腻者。三子养亲汤降气化痰，用于痰浊壅肺、咳逆痰涌、胸满气急、苔浊腻者。两方同治痰湿，前者重点在胃，痰多脘痞者适用；后者重点在肺，痰涌气急者较宜。法半夏、陈皮、茯苓、苍术、川朴燥湿化痰；杏仁、佛耳草、紫菀、款冬花温肺降气。若咳逆气急，痰多胸闷，加白前、苏子、莱菔子化痰降气；寒痰较重，痰黏白如沫，怯寒背冷，加干姜、细辛、白芥子温肺化痰；久病脾虚，神疲，加党参、白术、炙甘草。症状平稳后可服六君子丸以资调理，或合杏苏二陈丸标本兼顾。

（五）痰热郁肺证

证候：咳嗽，气息粗促，或吼中有痰声，痰多质黏厚或稠黄，咯吐不爽，或有热腥味，或咯血痰，胸胁胀满，咳时引痛，面赤，或有身热，口干而黏，欲饮水，舌质红，舌苔薄黄腻，脉滑数。

治法：清热肃肺，豁痰止咳。

方药：清金化痰汤加减。

本方功在清热化痰，用于咳嗽气急、胸满、痰稠色黄者。黄芩、山栀、知母、桑白皮清泄肺热；杏仁、贝母、瓜蒌、海蛤壳、竹沥、半夏、射干清肺化痰。若痰热郁蒸，痰黄如脓或有热腥味，加鱼腥草、金荞麦根、象贝母、冬瓜子、苡仁等清热化痰；痰热壅盛，腑气不通，胸满咳臌，痰涌，便秘，配葶苈子、大黄、风化硝泻肺通腑逐痰；痰热伤津，口干，舌红少津，配北沙参、天冬、花粉养阴生津。

（六）肝火犯肺证

证候：上气咳逆阵作，咳时面赤，咽干口苦，情绪烦躁，常感痰滞咽喉而咳之难出，量少质黏，胸胁胀痛，咳时引痛，症状可随情绪波动而增减，舌红或舌边红，舌苔薄黄少津，脉弦数。

治法：清肺泻肝，顺气降火。

方药：黛蛤散合泻白散加减。

黛蛤散清肝化痰，泻白散顺气降火、清肺化痰，二方相合，使气火下降，肺气得以清肃，咳逆自平。桑白皮、地骨皮、黄芩清肺热；山栀、丹皮泻肝火；青黛、海蛤壳化痰热；粳米、甘草和胃气，使泻肺而不伤脾胃；苏子、竹茹、枇杷叶降逆气。若肺气郁滞，胸闷气逆，加瓜蒌、桔梗、枳壳、旋覆花利气降逆；胸痛，配郁金、丝瓜络理气和络；痰黏难咳，加海浮石、知母、贝母清热豁痰；火郁伤津，咽燥口干，咳嗽日久不减，酌加北沙参、麦冬、天花粉、诃子养阴生津敛肺。

（七）肺阴亏耗证

证候：干咳，咳声短促，痰少黏白，或痰中带血丝，或声音逐渐嘶哑，口干咽燥，或午后潮热，颧红，盗汗，日渐消瘦，神疲，舌质红少苔，脉细数。

治法：滋阴润肺，化痰止咳。

方药：沙参麦冬汤加减。

本方有甘寒养阴，润燥生津之功。沙参、麦冬养阴生津；贝母、甜杏仁润肺化痰；桑白皮、地骨皮清肺泻热。若肺气不敛，咳而气促，加五味子、诃子以敛肺气；阴虚潮热，酌加功劳叶、银柴胡、青蒿、鳖甲、胡黄连以清虚热；阴虚盗汗，加乌梅、瘪桃干、浮小麦收敛止涩；肺热灼津，咳吐黄痰，加海蛤粉、知母、黄芩清热化痰；热伤血络，痰中带血，加丹皮、山栀、藕节清热止血。

四、医案举例

（一）案一

张某，女，53岁。患慢性咳喘病已7年。近因受凉，旧病复发，咳嗽气喘，不能平卧，痰多色白而稀薄，舌苔白而腻，脉浮紧。证属风寒犯肺，寒饮咳喘。法当问肺散寒，化痰平喘，小青龙汤出入：炙麻黄、桂枝、白芍、制半夏、杏仁、紫菀各9g，炙甘草。干姜、五味子各6g，细辛3g。连服3剂，咳嗽、吐痰、气喘症状均缓解。

（二）案二

张某，男，32岁。咳嗽十余年，时法时愈，每逢秋冬较甚。近因受寒，遂发咳嗽，咳吐黏稠浓痰，气急，夜难平卧，周身酸痛，纳食减少，舌红口干，苔黄，脉滑数。素体肺热，痰恋肺络，复感寒邪，宣肃失常，治宜宣肺散寒，清肺化痰，方用大青龙汤加减：炙麻黄6g，生甘草5g，生石膏30g，前胡、桑白皮、蒸百部、陈皮、川贝母、杏仁各9g，蒌仁、炙紫菀各12g。服药5剂，咳嗽、吐痰、气急缓解。

（三）案三

王某，男，46岁。咳喘已十多年。每逢秋冬复发，近1月较甚。咳嗽气急，痰多色白而粘，喉中作响，胸肋满闷，夜难平卧，脉沉滑，舌苔白腻。此为痰浊壅肺而致。方用葶苈大枣泻肺汤出入：制半夏、陈皮、炙麻黄、杏仁、枳实、胆南星各9g，葶苈子、茯苓各12g，甘草6g，生姜3片，大枣4枚。服药5剂，咳痰减少，气喘稍平，继上方出入服20剂，咳喘基本控制。

（四）案四

谭某，女，22岁，咳喘十年余，发作频繁，近一月咳喘加剧，痰多气急，夜难平卧，容易出汗，胸闷乏力，头晕目眩，脉弦细，舌淡，苔薄白而滑。此为脾阳不健，痰饮内停。治宜健脾温化痰饮，方用苓桂术甘汤加味：桂枝、白术、制半夏、陈皮、白芥子、莱菔子、杏仁、炙苏子、炙紫菀、党参各9g，茯苓12g，炙甘草6g。服药15剂，咳喘基本控制，给予六君子汤调理善后。

（五）案五

薛某，女，67岁。患慢性气管炎十年余，自入冬以来发作较甚，喘促无休，动则尤甚，腰酸肢冷，胸满胁胀，兼有恶心，呕吐痰涎，头晕目眩，脉沉细滑，舌淡薄白。此为肾阳不足，痰浊上泛所致，方用肾气丸加味：肉桂6g，淮山药15g，茯苓、炒白果、生白术各12g，山萸肉、泽泻、熟附片、五味子、干地黄、补骨脂、陈皮、制半夏各9g。服药5剂，咳喘渐缓，余症减轻。按上方出入，调治月余，而达临床控制。

（六）案六

徐某，男，63岁。咳喘8年，遇寒则发，以秋冬为甚。此次发作已有2月，咳喘胸满，不能平卧，咳痰呈白沫状、量多，形寒怯冷，面目虚浮，舌淡、苔白微腻，脉滑小弦。曾经本地医院诊断为慢性支气管炎、肺气肿，选用多种抗生素及止咳平喘药物，疗效不著而延余诊治。拟温阳补气、化痰蠲饮、止咳平喘法，宗阳和汤加减。处方：炙麻黄6g，干姜8g，肉桂6g，白芥子6g，鹿角胶10g，炙甘草6g，生炙黄芪各15g，白术12g，杏仁10g，葶苈子10g，炙苏子10g。

上方服3剂后，形寒好转，咳喘亦减，唯时有目眩，予原方加茯苓12g，以增化饮之功，即合苓桂术甘汤之意。服前方10剂，患者咳喘平，食纳增，已能从事一般家务劳动。随访年余，未见复发。

第十二节　冠心病心绞痛

冠状动脉粥样硬化性心脏病，简称冠状动脉性心脏病或冠心病，指由于冠状动脉粥样硬化致管腔狭窄或阻塞，引起冠状动脉血流和心肌需求之间的不平衡，导致心肌缺血缺氧性损害的心脏病。

心绞痛是冠状动脉供血不足，引起急剧的、暂时性心肌缺血缺氧而出现的发作性胸痛为主要特征的临床综合征。

本病多见于40岁以上男性与绝经期后的女性。发病的危险因素主要为血脂异常、糖尿病和高胰岛素血症、肥胖、血同型半胱氨酸增高、高血压、吸烟、遗传，以及感染肺炎衣原体、巨细胞病毒和单纯疱疹病毒等。动脉粥样硬化的机制，多数学者是脂质浸润、血栓形成、内皮损伤反应及炎症反应等病理变化所致。

根据其临床特点，1979年WHO将本病分为五型：无症状性心肌缺血、心绞痛、心肌梗死、缺血性心肌病、猝死。

一、诊断要点

（一）症状

心绞痛是患者的自觉症状，典型心绞痛有五方面特点：

1. 部位　疼痛或不适感常位于胸骨后上段或中段，也有在心前区或上腹区，常放射至左肩背、左臂内侧达无名指和小指，或至颈、咽或下颌部。范围约手掌大小。

2. 性质　为钝痛，多为压榨、憋闷、紧缩等不适感。重者发作时常伴出汗、焦虑、濒死感。

3. 持续时间　一般持续3～5分钟，重度发作可达10～15分钟；超过30分钟者极少见，应注意与心肌梗死鉴别。

4. 诱因　劳力性心绞痛常为体力活动引起，情绪激动、寒冷、饱餐、排便、吸烟等皆可诱发；卧位心绞痛常在平卧后1～3小时内，严重者可于平卧数十分钟后发生；自发性心绞痛发作常无明显诱因，可在大量吸烟后发作；变异性心绞痛常在夜间或清晨定时发作。

5. 缓解方式　体力活动时发生的心绞痛在立刻停止活动数分钟后即可缓解；舌下含硝酸甘油1～3分钟后，疼痛即缓解，一般不超过5分钟；卧位心绞痛需立即坐起或站立后逐渐缓解。

（二）体征

一般无阳性体征。部分患者心绞痛发作时可出现血压升高，心率增快；心尖部可听到收缩期前（房性）奔马律，是病理性第4心音（S_4）；因缺血乳头肌功能失调，心尖部可听到第1心音（S_1）亢进，二尖瓣关闭不全引起的收缩期杂音，并且杂音随缺血的改善而消退；少数患者在主动脉瓣听诊区可听到主动脉瓣关闭延迟所致的第二心音（S_2）逆分裂音。

（三）实验室辅助检查

1. 心电图检查

（1）静息心电图：心绞痛不发作时，静息心电图检查，正常者占3/4，少部分患者可见缺血性ST－T改变；心绞痛发作时，80%以上病例静息心电图可见缺血部位相应导联 ST – T 的缺血性改变，如 S – T 段的水平或下斜形下移≥0.075mV，或 S – T 段抬高提示变异性心绞痛或急性心肌梗死早期。部分患者心绞痛发作时仅表现 T 波倒置，少数患者表现为原有的 T 波倒置变为直立（伪改善）。部分患者心绞痛发作时可出现心律失常，如室上性心动过速、心动过缓、房颤、期前收缩等。少数患者心绞痛发作时的心电图完全正常，故不能以胸痛发作时心电图正常而排除心绞痛的诊断。

（2）心电图负荷试验：当心绞痛发作时，静息心电图完全正常，可采用心电图负荷试验检查，常用次极量运动试验，如活动平板心电图检查，以 S – T 段水平型或下垂型下移≥0.1mV，持续 2 分钟作为阳性标准。

（3）动态心电图（Holter 监测）：全天 24 小时监测，观察日常活动中心肌缺血发作的频率、持续时间及心搏节律的变化，有无心律失常的改变。如动态心电图记录的缺血性 ST – T 改变总是在胸痛发作时出现，具有重要的诊断价值。

2. 超声心动图检查　心绞痛的超声心动图及其负荷试验检查主要能够提示左室壁节段性的收缩运动减弱、不运动或反向运动及左室顺应性低下；其次，用于鉴别与冠心病心绞痛相似的一些疾病，如肥厚型心肌病、主动脉瓣疾患等。

3. 放射性核素检查

（1）运动放射性核素心肌灌注显像：心肌显像剂使用 ^{201}TI 或 ^{99m}Tc – MIBI 标志的化合物，心肌摄取这些核素的浓度与冠状动脉的血流量成正比。在运动负荷下诱发心肌缺血时，立即静脉注射上述核素，缺血的心肌节段摄取核素明显减少，此时进行心肌显像（即刻显像），该节段心肌呈放射性减淡或缺损。运动停止后心肌缺血逐渐改善，心肌细胞不断将核素洗脱出去，核素经冠脉血流重新分布，此时显像（延迟显像）不再有放射性缺损（称再分布现象），根据放射性核素减淡区域的部位，即可诊断某支冠状动脉狭窄致心肌缺血；如果冠脉阻塞，延迟后心肌缺血仍无改善，心肌显像仍有某节段区域心肌放射缺损，无再分布现象，呈不可逆性缺损图像，示为心肌梗死。借此诊断冠心病，鉴别心绞痛与心肌梗死。

（2）放射性核素心血池显像：放射性核素心血池显像用于心脏功能检查，其依据是示踪剂在心腔内的浓度与时间的变化不受心脏几何形状的影响，结果比较准确。可测定心室收缩功能、评价室壁运动、测定舒张功能、准确测定左室容积、射血分数及每搏量等。对于判别冠心病，特别是心肌梗死患者的预后有重要价值。

4. 冠状动脉造影检查　冠状动脉造影检查是应用动脉插管技术将特制的导管送至冠状动脉口，通过导管向冠脉内注射造影剂，同时摄取 X 线电影，以观察冠状动脉的形态、狭窄部位、狭窄程度及病变范围，是诊断冠心病的"金指标"。此外，该检查可排除不典型胸痛、不明原因心脏扩大、心律失常、心力衰竭等疾病，有利于治疗方案的选择和预后的判断。

5. 生化及血流变检查

（1）心脏标志物检测：随着心脏病学和临床化学的快速发展，心肌酶谱的特异性不高，新的指南已不再提用酶谱。心脏标志物学已成为一门独立的新兴学科应用于心脏病学的临床诊断中，现简介于后，供临床诊断参考。

1）肌酸激酶同工酶（CK – MB）：是心肌缺血损伤和坏死的早期标志物。CK – MB

单克隆抗体质量检测方法，在胸痛发生的 0~3 小时内连续检测，能够早期诊断或排除急性心肌梗死（AMI）和急性冠状动脉综合征（ACS），为判断 AMI 溶栓后血管是否再通提供依据。

2）肌红蛋白（Mb）：是心肌缺血损伤和坏死的早期标志物，在胸痛发生后 1~2 小时，血清 Mb 即异常升高，敏感性高，心脏特异性差，与心电图同时应用，对 AMI 和 ACS 有早期诊断价值；同时也是判断溶栓治疗成功的最佳标志物。

3）心肌肌钙蛋白 I（cTnI）、心肌肌钙蛋白 T（cTnT）：是理想的心肌缺血缺氧细胞损伤、坏死的敏感和高度特异的标志物。当心肌损伤 4~6 小时测值达高峰，持续升高可达 4~7 天。可在心肌损伤早期和后期检测血清 cTn，以明确诊断和判断心肌损伤程度；亦是确诊急性心肌梗死（AMI）的金标准。

4）C - 反应蛋白（CRP）：是血管炎症标志物。大量研究表明 CRP 的增高是冠心病的独立危险因素。CRP 水平与 ACS 近期和远期预后相关，其水平增高是预测 ACS 心血管不良事件的良好指标。CRP > 3mg/L 时，强烈预示不良心脏病事件。

（2）血脂及脂蛋白检查

1）血脂测定：胆固醇（TC）和甘油三酯（TG）。

2）血清脂蛋白测定：高密度脂蛋白胆固醇（HDL - c）、低密度脂蛋白胆固醇（LDL - c）、极低密度脂蛋白胆固醇（VLDL - c）。

3）载脂蛋白测定：载脂蛋白 AI（ApoAI）、载脂蛋白 B（ApoB）。

胆固醇、三酰甘油、低密度脂蛋白胆固醇及极低密度脂蛋白胆固醇的测值增高；高密度脂蛋白胆固醇的测值降低；载脂蛋白 AI 降低；载脂蛋白 B 升高等对预测冠心病发病的风险度有很大的意义。

（3）血流变检查：血浆黏度、全血黏度、血小板黏附率、血小板聚集率、红细胞刚性指数等各项测值增高，使血管内血流速度缓慢，为诱发血栓形成，预示急性冠状动脉综合征发病的高度危险。凝血酶原时间（PT）缩短、血栓素 B_2（TXB_2）增高均预示血液高凝状态，血栓形成的危险性极高。

综合患者的心绞痛症状和体征特点，结合实验室辅助检查提示的心肌缺血缺氧的阳性指标，并除外其他原因引起的心绞痛，如非粥样硬化性冠状动脉病及非冠状动脉心脏病后，冠心病心绞痛的诊断即可成立。

（四）心绞痛分型

按照 1979 年世界卫生组织和国际心脏病学会联合会 "缺血性心脏病的命名及诊断标准"，将心绞痛分为劳力性和自发性两大类，并提到有两者混合发生者。

1. 劳力型心绞痛 是由运动或其他心肌需氧量增加所诱发的心绞痛。

（1）初发劳力型心绞痛：指以前从未发生过心绞痛或心肌梗死，在一个月内新发生的劳力型心绞痛。

（2）稳定劳力型心绞痛：指心绞痛病程在 1 个月以上，发作的诱因、疼痛程度、发作次数、硝酸甘油用量稳定不变。

（3）恶化劳力型心绞痛：原为稳定劳力型心绞痛，近 1 个月内疼痛加重，活动耐力显著降低，发作次数增加，程度加重，持续时间延长，含硝酸甘油量增多，但可排除心肌梗死。

（4）卧位型心绞痛：指平卧休息或熟睡中发生的心绞痛，多发生在半夜（平卧位后1~3小时内），偶尔发生在午睡，其发作时间较长，症状也较重，含硝酸甘油的疗效不明显，发作时需立即坐起，或站立尚能缓解。本病系由于多支冠状动脉严重硬化性狭窄，冠脉循环贮备力明显降低，平卧时由于回心血量增加，导致心肌耗氧量增加而致，属于劳力型心绞痛范畴，多见于重度劳力型心绞痛患者。

2. 自发型心绞痛　本型与劳力型心绞痛相比，疼痛持续时间一般较长，程度较重，且不易为硝酸甘油所缓解。

（1）变异型心绞痛：本型心绞痛是由于冠状动脉痉挛所致，多发生在冠状动脉狭窄的基础上，发作时心电图显示有关导联的 S－T 段暂时性抬高，常并发各种类型心律失常。其临床特点表现为发作呈周期性且有定时发作的倾向，多固定于凌晨或午休时发作，可从睡眠中痛醒，疼痛持续时间短则几秒，长可达 20~30 分钟，程度较重。可于半年内发生心肌梗死。

（2）中间综合征：亦称冠状动脉功能不全，其心绞痛常发生在休息或睡眠中，疼痛时间长达 30 分钟到 1 小时以上，但心电图、放射性核素和血清酶学检查无心肌坏死的表现。疼痛性质介于心绞痛与心肌梗死之间，常是心肌梗死的前奏。

（3）梗死后心绞痛：指在急性心肌梗死后不久或数周后发生的心绞痛。本型心绞痛的发生是由于心肌梗死相关动脉再通后的残余段严重狭窄，致心肌梗死区尚存活的心肌严重缺血缺氧而出现的病理生理反应。对急性心肌梗死患者的近期预后有不良影响，易发生梗死延展。

3. 混合型心绞痛　劳力型心绞痛合并自发型心绞痛，或合并变异型心绞痛，或伴冠状动脉收缩时，称为混合型心绞痛。它是冠状动脉不同程度的机械性或动力性狭窄共同作用的结果。心绞痛可单独由心肌耗氧量增加引起，也可单独由心肌供血的突然减少引起，或同时兼有两种因素参与引起。

（五）心绞痛分级

根据诱发心绞痛的体力活动量分级。

1. 劳力型心绞痛分级

（1）Ⅰ级：日常活动时无症状。较日常活动重的体力活动，如平地小跑步、快速或持重物上三楼、上陡坡等即引起心绞痛。

（2）Ⅱ级：日常活动稍受限制。一般体力活动如常速步行1.5~2km、上三楼、上坡等即引起心绞痛。

（3）Ⅲ级：日常活动明显受限。较日常活动轻的体力活动，如常速步行0.5~1km、上二楼、上小坡等即引起心绞痛。

（4）Ⅳ级：轻微体力活动（如在室内缓行）即引起心绞痛。

2. 不稳定型心绞痛分级

（1）Ⅰ级：初发的、严重或加剧性心绞痛。发生在就诊前 2 个月内，无静息时疼痛。每日发作 3 次或 3 次以上，或稳定型心绞痛患者心绞痛发作更频繁或更严重，持续时间更长，或诱发体力活动的阈值降低。

（2）Ⅱ级：静息型亚急性心绞痛。在就诊前 1 个月内发生过 1 次，或多次静息型心绞痛，但近 48 小时内无发作。

（3）Ⅲ级：静息型急性心绞痛。在 48 小时内有 1 次或多次静息型心绞痛发作。

（六）心绞痛分度

1. 稳定型劳力型心绞痛

（1）轻度：Ⅰ、Ⅱ级。

（2）中度：Ⅲ级。

（3）重度：Ⅳ级。

2. 不稳定型心绞痛

（1）轻度：每周有 2～3 次，或每日有 1～3 次较典型的心绞痛发作，每次持续 1～5 分钟，疼痛较轻。

（2）中度：每日有 4 次以上较典型心绞痛发作，每次持续 6～10 分钟，疼痛较重。

（3）重度：每日有 10 次左右典型心绞痛发作，每次持续 10 分钟以上，疼痛影响日常生活（如穿衣、大便）。

二、鉴别诊断

（一）急性心肌梗死

本病疼痛部位与心绞痛相似，但疼痛程度较心绞痛剧烈，持续时间长，一般在 30 分钟以上，甚至长达数小时，含用硝酸甘油多不能缓解。常伴有心律失常、心力衰竭，甚或休克，多有急性心肌梗死的心电图改变，血生化检测可有 CK - MB 及 cTnI、cTnT 等心肌损伤、坏死标志物。

（二）心肌桥

冠状动脉通常行走于心外膜下的结缔组织中，若一段冠状动脉行走于心肌内，这束心肌纤维被称为心肌桥，这段冠状动脉被称为壁冠状动脉。由于壁冠状动脉在每一个心动周期的收缩期中被挤压，从而产生远端心肌缺血，临床上可表现出类似心绞痛的胸痛，甚至心肌梗死或猝死。做冠状动脉造影可以鉴别诊断。

（三）心脏神经官能症

多见于中年女性，主诉左前胸针刺样、触电样锐痛，呈点状或线状分布，持续时间短则数秒，长则数小时以上，疼痛与劳累无关，舌下含硝酸甘油无效，反复间断发作，叹气后感觉舒适，常伴多梦、失眠。诊断中注意与心绞痛临床特征比较，不难鉴别。

（四）其他疾病引起的心绞痛

包括严重的主动脉瓣病变、风湿热或其他原因引起的冠状动脉炎、梅毒性主动脉炎引起的冠状动脉口狭窄或闭塞、肥厚性心肌病心肌相对缺血、先天性冠状动脉畸形等引起的心绞痛，要根据其他疾病的临床表现特点及实验室辅助检查的资料进行综合分析鉴别。

（五）食管疾病

反流性食管炎、弥散性食管痉挛、食管裂孔疝常发生胸痛，位于胸骨后，呈烧灼样，或紧缩感，或锐痛，放射至背部、上肢及下颌，持续数分钟或数小时，胸痛与心绞痛相似。但常于饭后、平卧时发生，进食酸性食物加重，含硝酸甘油缓解。食管镜、食道造影可以明确诊断。

（六）颈胸疾病

颈椎、胸椎退行性病变、颈肋综合征所致疼痛与心绞痛类似，可累及左侧前胸和左上肢，常由于颈、胸、上肢活动而诱发，舌下含硝酸甘油无效。颈椎、胸椎 X 线摄影可以鉴别。

三、中医证候学特征

冠心病心绞痛属中医胸痹心痛范畴，病机性质属本虚标实，病位在心，涉及肺、脾、肝肾四脏。因患者体质的差异，证候演变的不同，病程长短不一，临床表现十分复杂。但是，分析证候时只要紧扣病机，仍然可以找出证候规律性的特征。

（一）主症特征

胸痛、胸闷呈阵发性发作，疼痛性状呈压榨样钝痛，胸闷性状呈窒塞憋闷，持续时间短则 3～5 分钟，一般不超过 15 分钟。这是诊断冠心病心绞痛的症状依据。

（二）次症特征

1. 标实表现　疼痛程度剧烈，分三种特征：

（1）血瘀特征：痛处固定，入夜更甚；舌质紫暗或有瘀斑，舌下脉络青紫迂曲，脉弦涩或结代。

（2）痰浊壅塞特征：肥胖痰多，纳呆恶心，咳唾痰浊清稀，舌质淡紫，苔浊腻，脉弦滑者属寒饮痰浊特征；脘痞纳呆，气短喘促，咳痰黄稠，大便秘结，舌质红暗，苔黄厚腻，脉滑数者属痰火结滞特征。

（3）寒凝特征：胸痛感寒易发或加剧，形寒肢冷，面色苍白，舌质淡紫，苔白润，脉沉紧。

2. 本虚表现　疼痛程度较轻，隐痛时作时止，分为四种特征：

（1）心阳不振的特征：神怯畏寒，手足清冷，舌质淡红，苔白润，脉沉细或缓。兼脾虚失运者，纳呆食少，大便溏稀；兼肾阳不足，温摄失调者，腰膝凉软，夜尿频数。

（2）气阴两虚的特征：倦怠乏力，心悸气短，口干潮热，心烦失眠，舌暗红苔薄白少津，脉象细弱或濡促。兼肺阴损伤、痰瘀内停者夜间咳喘，胸闷憋气；兼脾气虚弱，胃阴损伤者脘闷纳呆，食少恶心。

（3）心肾阴虚的特征：心悸盗汗，心烦不寐，腰膝酸软，舌红黯少苔，脉沉细数。

（4）心肾阳虚的特征：心悸自汗，气短喘促，畏寒肢冷，舌质淡紫暗，苔白滑，脉微或结代。

次症的七种特征，是心绞痛证候分类的依据。

四、据证析因，推断病机

本病临床主症为胸骨后、心前区压榨样疼痛，胸部憋闷。要辨析病因需在临床症状群中找出具有表述主症病性（寒、热、虚、实）特征的次症或兼症，结合舌象、脉象分析推求。主症伴见神怯畏寒，手足清冷，舌质淡红苔白润，脉濡缓，多为心阳不振；主症伴见心悸气短，倦怠乏力，口干潮热，心烦失眠，舌黯红苔薄白少津，脉细弱或濡促，多为心气阴两虚；主症伴见心悸盗汗，心烦不寐，腰膝酸软，舌暗红少苔，脉沉细数者，多为心肾阴虚；主症伴见心悸自汗，气短喘促，畏寒肢冷，舌淡紫暗，苔白滑，脉微或结代者，多为心肾阳虚；主症伴见痛处固定，入夜更甚，舌质紫暗或有瘀斑，舌下脉络青紫迂曲，脉弦涩或结代者，多为血瘀痹阻心脉；主症伴见肥胖痰多，咳唾稀痰，舌淡紫苔白腻，脉弦滑者，多为寒痰壅塞；主症伴见脘痞喘促，咯痰黄稠，大便秘结，舌质暗红苔黄厚腻，脉滑数者，多为痰火结滞；主症伴见胸痛遇寒加剧，形寒肢冷，舌质淡紫苔白润，脉沉紧者，多为寒凝心脉。

综上所述，本病病位在心，其发病与肺、脾、肝、肾密切相关。多因年迈肾虚，或因七情所伤，或为寒邪内侵，或为饮食失节而发病。病机属本虚标实，本虚为心、肺、脾、肝、肾亏虚，气血阴阳虚损；标实为气滞、血瘀、痰阻、寒凝交互为患。心失荣养则痛，心脉不通则痛。证候多见虚中夹实，实中兼虚，虚实夹杂，寒热错杂。

五、辨证论治

（一）辨证要点

1. 辨主症特征　胸部憋闷疼痛，轻者胸闷如窒，重者痛势剧烈，牵引左侧肩背、前臂内侧直至左手无名指、小指，汗出，唇舌发绀。

2. 辨标本虚实缓急　本病属本虚标实，标实为寒凝、气滞、血瘀、痰阻，痹遏胸阳，阻滞心脉；本虚为心、肺、脾、肝、肾亏虚，心脉失养。发病时以标实为急，本虚为缓；缓解期以本虚为主，标实为次。

3. 辨虚实夹杂　本病属本虚标实，证候表现多为虚中夹实，实中兼虚，必须分清正虚与邪实孰轻孰重。

（二）治疗原则

本病的治疗应急则治标，缓则治本，发作时以治标为急，治标宜祛邪通脉为主，常用辛温通阳、活血化瘀、泄浊豁痰以取通脉止痛之效。缓解期以治本为主，治本宜扶正补虚，常用甘温益气、甘寒滋阴、温补肾阳以取培补化源，生化气血，煦濡心脉。本病虚中夹实，实中蕴虚，治宜权衡补通之度。通不伤正，通中寓补；补不碍邪，补中寓通可为适度。

（三）分类论治

1. 发作时的治疗　冠心病心绞痛急性发作，是因心肌急性短暂缺血缺氧而致。中医这类患者多为年老肾虚，五脏阳气之生发、阴精之化生机能显著衰减，心脉受阳气温煦、阴血濡养之力显著减弱，致使心血营运无力，其抗御寒邪、防止七情伤害的能力降低。所以，每遇寒冷，或七情伤害时，心脉易发生寒凝血瘀或气滞血瘀而疼痛。心痛急性发作时，宜急则治标，急用辛温散寒、活血化瘀、通阳豁痰、行气散滞等治法及时疏通心脉，改善心血营运灌注，以缓解疼痛，防止变生危症。

（1）寒凝血瘀证

1）主症：胸部紧缩性压榨样剧痛，胸闷憋胀。

2）兼次症：胸痛遇寒易发或加剧，形寒肢冷，面色苍白，心悸，气短。

3）舌象：舌淡紫，苔白润。

4）脉象：沉紧。

5）病机概要：寒凝血瘀，心脉痹阻。

6）治法：芳香开痹，温通散寒。

7）方药：苏合香丸等。作为急救，每服1丸，温开水送服，疼痛缓解即停服用。因辛香耗气，不能久服，孕妇忌用。本方出自《太平惠民和剂局方》，由苏合香、安息香、麝香、檀香、丁香、乳香、冰片等药组成。具有芳香温通，理气定痛之功效。同类药有冠心苏合丸、宽胸气雾剂等皆可选用。

（2）气滞血瘀证

1）主症：胸部憋闷剧痛，因郁怒而发。

2）兼次症：喘息胁胀，善太息。

3）舌象：舌紫暗，苔白。

4）脉象：弦涩。

5）病机概要：气滞血瘀，心脉痹阻。

6）治法：辛散开结，行气活血。

7）方药：速效救心丸，发作时一次用6粒，舌下含服。本方出自《中医心病诊断疗效标准与用药规范》，主要成分为川芎、冰片等。具有行气活血，散结开痹镇痛作用。多用于心绞痛发作时的抢救。同类药有麝香保心丸、益心丸等可以选用。

2. 缓解期的治疗　缓解期以治本为主，因其病机为"本虚标实"，故治本即应补虚为主。因其证候虚实夹杂，故应补通兼施，扶正固本，祛邪通脉。

（1）心血瘀痹证

1）主症：胸部压榨样剧痛，憋闷如窒。

2）兼次症：痛处固定，入夜更甚，牵引肩背，心择气短。

3）舌象：舌紫暗或有瘀斑，舌下脉络青紫迂曲，苔白。

4）脉象：弦涩或结代。

5）病机概要：血瘀气滞，心脉痹阻。

6）治法：活血化瘀，通脉止痛。

7）方药：血府逐瘀汤加减。本方出自《医林改错》。方中用当归、赤芍、川芎、桃仁、红花等活血化瘀；柴胡疏肝，桔梗、枳壳开胸理气，升降气机，取气为血帅，气行则血行之意。舌尖红为心经有热者，加生地、丹皮凉血化瘀；舌尖色淡为心经有寒者，加桂枝温通血脉；胸憋闷窒甚者，加檀香、降香行气散滞；痛甚者，酌加炙乳香、延胡索、三七祛瘀止痛。

（2）痰浊壅塞证

1）主症：胸部憋闷钝痛，胸闷如窒。

2）兼次症：肥胖痰多，纳呆恶心，咳唾痰浊，痰多清稀；或脘痞纳呆，气短喘促，咳痰黄稠，大便秘结。

3）舌象：舌淡紫，苔浊腻；或舌质暗红，苔黄厚腻。

4）脉象：弦滑或滑数。

5）病机概要：痰浊壅塞，心脉阻滞。

6）治法：豁痰开结，泄浊通脉。

7）方药：瓜蒌薤白半夏汤加味。本方出自《金匮要略》。方中用瓜蒌开胸中痰结，半夏祛痰降逆；薤白辛通散结，豁痰下气。寒痰清稀者，加干姜、白豆蔻、桂枝、茯苓温阳化饮，泄浊通脉；热痰黄稠，大便秘结者，加黄连、天竺黄、大黄、厚朴清热涤痰，豁痰下气；两种证型均可加川芎、赤芍、三七，以增强化瘀通脉之效。

（3）寒凝心脉证

1）主症：胸部紧缩样压榨性剧痛，胸闷憋胀。

2）兼次症：胸痛受寒易发或加剧，形寒肢冷，面色苍白，心悸气短。

3）舌象：舌淡紫，苔白润。

4）脉象：沉紧。

5）病机概要：阴寒凝滞，心脉痹阻。

6）治法：辛温散寒，开痹通阳。

7）方药：瓜蒌薤白白酒汤合当归四逆汤加减。两方分别出自《金匮要略》和《伤寒论》。方中用桂枝、北细辛、生姜辛温散寒，散结止痛；桂枝伍赤芍、当归温经活血，通脉止痛；通草、甘草通经利节；瓜蒌、薤白、白酒宣痹通阳，开结止痛。两方合用治疗寒凝心脉而致心绞痛疗效确切。若阳虚寒甚，痛剧脉微细者，加制附片、蜀椒；夹瘀痛剧者加桃仁、红花、炙乳香、三七。

（4）心阳不振证

1）主症：心痛时作，胸部满闷。

2）兼次症：神怯畏寒，手足清冷，心悸怔忡；或纳呆食少，大便溏稀；或腰膝凉软，夜尿频数。

3）舌象：舌淡红，苔白润。

4）脉象：沉细或缓。

5）病机概要：心气不足，心阳不振，心脉血运滞缓，气血阻滞不畅。

6）治法：温补心阳，活血通脉。

7）方药：保元汤合丹参饮加减。两方分别出自《博爱心鉴》和《医宗金鉴》。方中用人参、黄芪、炙甘草补益心气，肉桂温补心肾元阳，合用振奋心阳；檀香辛温芳香，调理胸气，散滞宣痹；丹参、川芎、三七活血通脉。全方具有温补心阳，通脉宣痹的功效。若兼脾阳虚，纳呆食少，大便溏稀者，加炒白术、干姜等；若兼肾阳不足，腰膝凉软，夜尿频数者，加制附片、巴戟天、仙灵脾、山茱萸等。

（5）气阴两虚证

1）主症：胸膺隐痛阵作，胸闷憋胀。

2）兼次症：心悸气短，倦怠乏力，口干潮热，心烦失眠；或夜间咳喘，胸闷憋气；或脘闷纳呆，食少恶心。

3）舌象：舌暗红，苔薄白少津。

4）脉象：细弱或濡促。

5）病机概要：气阴两虚，心失煦濡，失荣则痛。

6）治法：益气养阴，活血通脉。

7）方药：复脉汤合当归补血汤加减。两方分别出自《伤寒论》和《内外伤辨惑论》。方中用人参、黄芪、炙甘草补益心脾之气；生地、麦冬、阿胶养阴补血；当归、川芎养血活血以通脉；桂枝辛甘温通，既可助阳化气，又可强心通脉。本方甘温补气与甘寒补阴并施，补气以生血，补血以养气，不燥不腻，气阴双复。补与通并用，补而不滞腻，通而不伤正，正复而脉通，心痛自除。若兼肺阴损伤，痰瘀内阻，胸闷憋气，夜间咳喘者，加炒葶苈子、川芎、桔梗、枳壳祛痰化瘀，调肃肺气而治之。若兼脾气虚弱，胃阴损伤，脘闷纳呆，食少恶心者，原方去生地、阿胶、桂枝滋腻甘温之品；加瓜蒌、半夏、川黄连、生姜辛开苦降之药，健脾益胃，消痞和中以治之。

（6）心肾阴虚证

1）主症：胸痛阵作，胸闷憋胀。

2）兼次症：心悸盗汗，心烦不寐，腰膝酸软。

3）舌象：舌质暗红，少苔。

4）脉象：沉细数。

5）病机概要：心肾阴虚，心失濡养，不荣则痛。

6）治法：滋补心肾，疏通心脉。

7）方药：左归饮合四物汤加减。两方分别出自《景岳全书》和《太平惠民和剂局方》。方中用熟地、山茱萸、枸杞子滋阴补肾；当归、白芍补养心血；山药、茯苓、炙甘草健脾以助生化之源；川芎活血通脉。两方合用有滋补心肾，疏通心脉之功效。血虚者营运滞缓，必兼瘀阻，故再加入檀香、桃仁、三七以增强宽胸理气，化瘀镇痛之功。心悸、盗汗、心烦不寐者加麦冬、五味子、远志、炒枣仁、柏子仁养心安神；腰膝酸软、面部烘热者，加龟板、鳖甲、杜仲、牛膝滋肾强腰。

（7）心肾阳虚证

1）主症：胸痛阵作，胸闷憋胀。

2）兼次症：畏寒肢冷，心悸自汗，气短喘促，唇甲淡紫。

3）舌象：舌淡紫黯，苔白滑。

4）脉象：微或结代。

5）病机概要：心肾阳虚，心失温煦，心血不畅。

6）治法：温补心肾，活血通脉。

7）方药：参附汤合右归饮加减。两方分别出自《正体类要》和《景岳全书》。方中人参大补元气；附子、肉桂温补心肾阳气；熟地、山茱萸、枸杞子滋补肾精；益气温阳与滋肾填精并用，取其"善补阳者必于阴中求阳"之意，温阳而不燥，滋阴而不腻，阴阳互根，相依互长。心阳虚则胸气不展，心脉瘀阻，故宜加入檀香、薤白理气开痹；川芎、红花、三七活血通脉。元阳得复，心脉得通，胸痛胸闷主症自愈。若心悸、自汗者，加黄芪、柏子仁、锻龙牡益气固表，安镇心神；气短、喘促者，加炒葶苈子、姜半夏、沉香肃肺祛痰，降气平喘。

六、医案举例

（一）案一

张某，男，57岁。

2007年8月10日初诊。患者以胸骨后及心前区发作性压榨样剧痛，伴心悸气短4年，近1月加重之主诉来院门诊。

2006年1月突然发作胸骨后及心前区压榨性剧痛，伴胸憋，气短，冷汗，含服硝酸甘油不能缓解，疼痛持续40分钟以上，急诊入住宿州某医院经心电图、生化检查被诊断为冠心病急性广泛前壁心肌梗死，治疗半年好转出院。近一月因受寒病情复发，心绞痛发作频繁，每日4~5次，尤以凌晨、午夜为甚，持续时间多在20分钟左右，舌下含硝酸甘油无效，常用哌替啶暂时缓解疼痛。由单位医生和家属搀扶走进诊室。

查体：血压130/80mmHg，口唇轻度发绀，面色灰暗，呼吸稍短促，颈静脉充盈较明显。心界向左下扩大，心率82次/分，律齐，心尖区第I心音亢进，可听到II级柔和吹风样收缩期杂音，$A_2 < P_2$，双肺（−），腹部平软，肝大，可触及右锁骨中线肋缘下2cm，剑突下4cm，脾未扪及，双足内踝下侧可见轻度压陷性水肿。休息状态下心电图检查提示：QRS_{V1-V4}呈QR形，Q波时限>0.04s，$ST_{1、aVL、V5、V6}$水平下移0.2mV，$T_{1、aV1、V5、V6}$倒置，$R_{V5}=2.6mV$；胸部正位X线摄影提示：主动脉型心影，左室增大；血脂检查提示：胆固醇6.7mmol/L，三酰甘油2.8mmol/L。

舌象：舌紫暗，苔薄白润；脉象：沉细涩。

诊断：冠心病心绞痛、陈旧性广泛前壁心肌梗死、心功能不全II°。

证属年老肾虚，寒凝血瘀，心脉痹阻，胸气不畅，心失濡养。治宜温肾散寒，化瘀通脉。用舒心汤（经验方）加减。药用：仙灵脾15g，制附片6g，北细辛3g，黄芪30g，丹参15g，赤芍15g，三七5g（冲服），檀香15g，川芎15g，生山楂15g。7剂，每日1剂，先用开水煎煮附片20分钟，余药温水浸泡1小时，再混合文火煎煮40分钟，滤出药液，如法煎煮两次，取两次滤液混匀约400mL，分两次于早晚温服。心绞痛发作时并用硝酸甘油、氨茶碱以缓解疼痛，若不能缓解时可用派替啶50mg静脉注射，连续治疗7日。

8月18日二诊：心绞痛发作次数显著减少，仅于午夜偶发1次，疼痛持续时间缩短至1分钟左右，舌下含硝酸甘油1片（0.3mg）即可缓解，胸闷显著减轻，呼吸平稳，即停用氨茶碱、派替啶，查其舌质紫而不暗，苔薄白，脉细。继用前方治疗1周。

8月25日三诊：心绞痛未再发生，停用硝酸甘油；胸闷消除，呼吸平稳，面唇转红润，患者出现笑容。查其舌质转红，苔薄白少津，脉弦。前方去附片、细辛，加西洋参6g，麦冬15g，远志10g，炒枣仁30g，连续服用两周。

9月12日四诊：患者在家属陪同下轻松步入诊室，笑容满脸，躬身致谢，自言病愈，要求复查，再作善后巩固治疗。复查心电图示：QRSV、V4呈QR形，示陈旧性广泛前壁心肌梗死；S－T段已复正常，T1、aVL已复正常，TV5V6已由倒置转变为平坦。血脂复查测值已正常。舌质淡红苔薄白润，脉弦。即用后方改为散剂，每日冲服，连用半年。随访两年，未再发病，能参加较轻的体育活动和家务劳动。

按：本案辨证抓住年老肾虚，久病伤心，寒凝血瘀，心失煦濡的特点；施治紧扣本虚，兼顾标实，药用仙灵脾温补肾气为君；制附片、北细辛温心散寒，黄芪、三七益心通脉，四药为臣；丹参、檀香、川芎、赤芍理气行滞，活血化瘀为佐；山楂开胃健脾，斡运中洲为使。为什么治心绞痛以温补肾气为主呢？明代著名医学家张景岳指出："心本乎肾，所以上不宁者，未有不由乎下，心气虚者，未有不因乎精。"这为老年胸痹心痛治以温补肾气为主做了精辟的论述。所以，本案重视补肾固本，以复心气；再辅以散寒宣痹，活血通脉的治疗，服用7剂而获显效，基本控制主症，又服14剂即获临床治愈，显示出中医辨证论治治疗冠心病心绞痛的特色优势。

（二）案二

白某，男，47岁。

2007年8月27日初诊．患者于1998年偶发胸闷心悸，可自行缓解。今年4月以来，胸闷心悸频发，伴气短乏力、头昏失眠诸症，于某医院检查，心电图提示：左前束支传导阻滞，电轴左偏－51%眼底检查：动脉硬化Ⅱ级，胆固醇6.5mmol/L。X线胸片检查：心脏呈主动脉瓣型，主动脉球突出。西医诊断为冠心病。诊时见其面色欠华，查血压110/60mmHg，心率72次/分，律齐，$A_2 > P_2$，心音正常，肺（－），肝、脾均（－），腹不胀，自觉神瘁乏力，舌质暗红少苔，脉象弦细。

辨证：气阴两虚，心血瘀阻，心神不宁。

治法：益气养阴，化瘀安神。

方药：党参10g，黄芪12g，炙甘草6g，五味子5g，生地黄12g，炒枣仁10g，茯神10g，夜交藤30g，玄参10g，麦门冬10g，丹参12g，6剂。

9月12日二诊：药后胸闷、心悸基本控制，劳累后易复发，仍头昏，失眠，梦多，脉舌同前。上方药物剂量不变，再加生牡蛎30g，朱砂1.5g重镇安神，6剂。

9月25日三诊：药后精神好转，夜眠转安，胸部舒畅，心悸未再发作，取得近期较好疗效，为了巩固疗效，守原方出入配丸药以善后。

按：本案西医诊断为冠心病，董师辨证紧扣"心悸胸闷、面色欠华、头昏"属气虚，"睡眠不实、舌暗红少苔"属心阴不足，证属气阴两虚，故治以党参、黄芪、甘草补心气，地黄、麦门冬、五味子养心阴，气阴双补为主，观其舌暗，故加丹参以活血化瘀、疏通血脉；加茯神、炒枣仁、夜交藤以养心安神，胸闷心悸诸症很快缓解。后因失眠、多梦、头昏不减，又加入生牡蛎、朱砂以镇心安神而获全效。

第十三节　冠心病心肌梗死

心肌梗死是指冠状动脉突然发生闭塞，冠脉血供急剧减少或中断，使相应的心肌严重而持久地急性缺血所致的部分心肌急性坏死。临床表现为剧烈而持久的胸痛、急性循环功能障碍、心律失常，反映心肌急性缺血、损伤和坏死的一系列特征性心电图以及血清心肌酶和心肌结构蛋白的变化。这里主要介绍于冠状动脉粥样硬化病变基础上继发血栓形成而致的心肌梗死，非冠状动脉粥样硬化的其他原因所致的心肌梗死在此不做介绍。

一、诊断要点

（一）症状

1. **先兆**　2/3 患者在发病前数日有乏力、胸憋不适、活动时心悸、气促等前驱症状。其中以新发生心绞痛（初发型心绞痛）或原有心绞痛加重（恶化型心绞痛）最为突出。心绞痛发作较以前频繁，疼痛程度加剧，持续时间延长，硝酸甘油疗效差，应警惕近期内可能发生心肌梗死，积极治疗以避免心肌梗死的发生。

2. **疼痛**　是最早出现的症状，常发生在安静或睡眠时。症状表现差异极大，可归纳为以下三种类型：

（1）症状典型者，约占 70%，表现为胸骨后或心前区突发性压榨样憋闷性剧烈疼痛，可放射至左侧肩背、上肢前臂内侧直至无名指；多伴大汗、恐惧、濒死感；持续时间大于 30 分钟，可长达数小时或更长；休息或含硝酸甘油不能缓解。

（2）症状不典型者，约占 10%，疼痛可首先表现在上腹部（尤以下壁心肌梗死多见）、颈部、下颌部。

（3）无痛性心肌梗死，约占 20%，多见于老年人、糖尿病患者或服用 β - 受体阻滞剂者。少数患者一开始即表现为休克或急性心力衰竭。

3. **全身症状**　主要是发热，在疼痛发生后 24～48 小时内出现，体温一般在 38℃上下，持续 1 周左右；多伴有心动过速、白细胞增高和红细胞沉降率增快，由坏死物质吸收所引起。

4. **胃肠道症状**　约有 1/3 疼痛的患者，发病早期伴有恶心、呕吐和上腹胀痛，与迷走神经受坏死心肌刺激和心排血量降低而致组织灌注不足有关。重症者可发生呃逆。

5. **心律失常**　见于 75%～95% 的患者，多发生于发病后 1～2 周内，尤以 24 小时内最多见。各种心律失常中以室性心律失常为最多，尤其是室性期前收缩；前壁心肌梗死易发生室性心律失常；下壁（膈面）心肌梗死易发生房室传导阻滞，阻滞部位多在房室束以上处，预后较好。前壁心肌梗死发生房室传导阻滞时，往往是多个束支同时发生传导阻滞的结果，其阻滞部位在房室束以下处，且常伴有休克或心力衰竭，预后较差。

6. **低血压和休克**　疼痛期血压下降多见，未必是休克。若疼痛缓解而收缩压低于 80mmHg，患者烦躁不安，面色苍白，皮肤湿冷，甚或大汗淋漓，脉细而快，尿量减少（<20mL/h），神志迟钝，甚至昏厥者，则为休克的表现。休克多在起病后数小时至 1 周内发生，常见于大面积心肌梗死、右室心肌梗死出汗过多致低血容量的患者，主要是心源性，约占心肌梗死患者的 20%。严重的休克在数小时内致死，一般持续数小时至数天，可反复出现。

7. 心力衰竭　主要是急性左心力衰竭，患者多表现出呼吸困难、咳嗽、发绀、烦躁等症状，严重者可发生肺水肿。右心室心肌梗死者，可出现右心力衰竭，表现出颈静脉怒张、肝肿痛和水肿等。心力衰竭多在心肌梗死起病的最初数日内发生，或在疼痛、休克好转阶段出现。由于心肌梗死后心脏舒缩力显著减弱或不协调所致，发生率为20%～48%。

（二）体征

急性心肌梗死患者的阳性体征，取决于梗死范围大小及有无并发症存在。如梗死范围小且无并发症，体征可正常。

1. 血压　除发病最早期可出现一过性血压增高外，几乎所有患者在病程中都会有血压降低。

2. 心脏体征

（1）约半数病例心脏有轻中度增大。前壁心肌梗死早期，可能在心尖部和胸骨左缘之间扪及收缩期膨出，是由心室壁反常运动所致。

（2）心动过速或心动过缓；早期心肌梗死患者出现各种心律失常较多，以期前收缩最常见。

（3）第一心音减弱，是心肌收缩力减弱或血压降低所致。

（4）第四心音奔马律，多数病例在发病第3、第4天出现，是左心室顺应性降低所致。少数病例可出现第三心音奔马律，提示左心功能不全，或可能有室壁瘤形成。

（5）心包摩擦音，有10%～20%病例出现，提示透壁性心肌梗死。

（6）心尖区收缩期杂音，提示二尖瓣乳头肌功能失调。若胸骨左缘出现粗糙响亮收缩期杂音，提示室间隔穿孔。

（三）实验室辅助检查

1. 心电图检查　急性心肌梗死的心电图诊断包括三个方面的内容：①坏死性Q波、损伤性S-T段和缺血性T波的特征性改变；②上述心电图特征性改变的动态演变；③通过心电图一定导联上的改变特征确定心肌梗死的部位。现扼要分述于下：

（1）基本特征

1）急性Q波性心肌梗死：冠状动脉闭塞引起心肌缺血、损伤和坏死，面向心肌梗死区的心电图导联表现出特征性的改变：①坏死性Q波：波形宽而深，时限>0.04秒，振幅≥同导联R波的1/4；②损伤性S-T段：S-T段抬高>0.1mV，呈弓背向上型；③缺血性T波：T波倒置，宽而深，两肢对称。背向心肌梗死区的心电图导联表现出R波增高，S-T段压低和T波直立并增高。

2）急性非Q波性心肌梗死：面向心肌梗死区的心电图导联上不出现病理性Q波，持续出现S-T段压低≥0.1mV，但aVR导联（有时还有V_1导联）S-T段抬高，或有对称性T波倒置。

（2）动态性演变

1）急性Q波性心肌梗死：①超急性期：起病数小时至1天，心电图多表现为T波高尖，两肢不对称；②急性期：数小时后，S-T段呈弓背向上形抬高，与直立的T波前肢连接，形成单向曲线；T 波后肢开始倒置并逐渐加深，呈对称的箭头样；数小时至 2 天内出现坏死性 Q 波，同时 R 波减低；③亚急性期：S－T 段抬高持续数日至 2 周左右逐渐回复到等电位线，T 波对称箭头样倒置加深，以后又逐渐变浅。此期约持续数周至数月；④陈旧期（或称愈合期）：坏死性 Q 波长期存在，部分病例可以变窄变浅，个别病例的病理性 Q 波可完全消失。R 波电压较梗死前略降低。S－T 段在等电位线上；T 波可恢复至正常，也可有程度不等的慢性缺血性倒置。

2）急性非 Q 波性心肌梗死：面向心肌梗死区的心电图导联表现出 S－T 段普遍压低 >0.1mV（除 aVR、有时 V$_1$ 导联外），或 S－T 段轻度抬高，继而显示 T 波倒置，但始终不出现 Q 波，相应导联的 R 波电压进行性降低，S－T 段和 T 波的改变常持续存在。

（3）定位和定范围：根据面向梗死区导联所显示的特征性改变，可做出心肌梗死的定位诊断（表 5－1）。

表 5－1 心肌梗死心电图的定位诊断

导联	前间壁	前壁	前侧壁	广泛前壁	下壁	下间壁	下侧壁	高侧壁	后壁
V$_1$	+			+		+			
V$_2$	+			+		+			
V$_3$	+	+		+		+			
V$_4$		+		+					
V$_5$		+		+			+		
V$_6$				±			+		
V$_7$							+		+
V$_8$									+
I		±	+	+				+	
II					+		+		
III					+	+	+		
aVR									
aVL		±	+	+				+	
aVF					+	+	+		

注：+梗死图形；±可能有梗死图形。

2. 一般检查

（1）白细胞计数：发病的 24～48 小时内出现白细胞计数增高，计数在（10～20）×10^9/L，中性粒细胞多在 75%～90%，嗜酸细胞减少或消失，常与体温升高平行发展，持续 1 周左右。

（2）红细胞沉降率：血沉增快在发病的 24～48 小时内出现，持续 1～3 周，反映坏死组织被吸收的过程。

3. 生化检查

（1）心脏标志物检测

1）心肌肌钙蛋白 I（cTnI）、心肌肌畠白 T（cTnT）：是理想的心肌缺血缺氧细胞损伤、坏死的敏感和高度特异的标志物，可反映微型梗死，是确诊急性心肌梗死（AMI）的金标准。发生急性心肌梗死 3 小时后，两者均升高，持续 4～7 天。

2）肌红蛋白（Mb）：是心肌缺血、损伤和坏死的早期标志物，在胸痛发生后 1～2 小时，血清 Mb 即异常升高，敏感性高，但心脏特异性差，故需与 ECG 同时应用，对 AMI 有早期诊断价值。同时也是判断溶栓治疗成功的最佳标志物。

（2）肌酸激酶同工酶（CK－MB）检测：是心肌缺血、损伤和坏死的早期标志物。CK－MB 单克隆抗体质量检测方法，在胸痛发生 0～3 小时内连续检测，能够早期诊断或排除急性心肌梗死（AMI），还可为判断 AMI 溶栓后血管是否再通提供依据。

4. 放射性核素检查

（1）^{99m}Tc－焦磷酸盐热点扫描：在心肌梗死发病 12 小时后，坏死心肌开始摄取核素，并持续 1 周左右，静脉注射 ^{99m}TC－焦磷酸盐，使之聚集于坏死心肌病变区，在心肌显像图上呈现放射性浓集的"热区"扫描或照相。对非 Q 波急性心肌梗死，或原梗死区急性再梗死者，有诊断价值。

（2）^{201}TI 心肌灌注冷点扫描：坏死心肌对放射性核素标记的钾失去摄取能力，静脉注射 ^{201}TI、^{43}K 等放射性核素，在心肌灌注图像上坏死心肌区呈现放射性稀疏或缺失的"冷区"扫描或照相。对心肌梗死诊断的敏感性及特异性较高，并可显示心肌梗死的部位和范围。

5. 冠状动脉造影检查　冠状动脉造影检查，可观察冠状动脉的形态、狭窄的部位、程度或完全闭塞，是确诊冠心病的"金指标"。对不明原因的突然心律失常、心力衰竭，心源性休克，心脏扩大应选择性做冠脉造影检查，有助于明确诊断，确定或除外心肌梗死。

综上所述，急性心肌梗死的诊断主要根据严重而持续的胸痛、特征性心电图演变、血清心肌结构蛋白和酶水平的动态改变，三项中具备两项即可确诊。对中老年突然出现上腹痛、咽痛、颈部、下颌或牙痛伴胸闷气短者应观察心电图和血清肌钙蛋白和酶水平的动态改变；不明原因出现胸闷伴恶心、呕吐、出汗，短时间内突然血压降低、休克，或心力衰竭，或严重心律失常者，都应考虑到心肌梗死的可能，应及时进行心电图、血清肌钙蛋白和肌酸激酶同工酶（CK－MB）的动态观察以确定诊断。对心电图有左束支传导阻滞或预激综合征和安装起搏器者，心电图梗死图形被掩盖，对症状不典型者除观察血清酶动态改变外，可做放射性核素心肌"热点"扫描以确定诊断。

二、鉴别诊断

（一）不稳定型心绞痛

本病疼痛部位、性质与心肌梗死相同，但疼痛持续时间一般小于半小时；疼痛时舌下含化硝酸甘油可缓解；发病时不伴有发热、白细胞计数增高，红细胞沉降率增快；不出现血清肌钙蛋白和心肌酶增高。也不出现心电图 ST－T 特征性演变。临床不难鉴别。应该注意的是不稳定型心绞痛若治疗不及时，可演变为急性心肌梗死。

（二）主动脉夹层分离

本病以撕裂样剧烈胸痛起病，持续不缓解，疼痛放射部位极为广泛，包括背、肋、腹、腰和下肢，其特征是两上肢血压及脉搏可见明显差别，少数有主动脉瓣关闭不全。可有下肢暂时性瘫痪或偏瘫。X线胸片示主动脉增宽，CT或磁共振主动脉断层显像、超声心动图探测可见主动脉壁夹层内的血液以确立诊断。

（三）急性心包炎

有剧烈而持久的心前区疼痛，伴S-T段抬高、发热、白细胞增高，疑似急性心肌梗死。但急性心包炎患者胸痛常于深呼吸和咳嗽时加重，座位前倾时减轻；体检可听到心包摩擦音；心电图除aVR导联外，各导联均见到S-T段弓背向下的抬高，而无心肌梗死心电图的特征性演变过程，无异常Q波出现。

（四）急性肺动脉栓塞

突然胸痛、呼吸困难，甚或休克，疑似急性心肌梗死；但有右心负荷急剧增加的表现，如发绀、咯血、肺动脉瓣区第二音亢进、三尖瓣区出现收缩期杂音，颈静脉充盈、肝大、下肢水肿。心电图电轴右偏，顺时针转位，肺性P波、I导联S波加深，III导联出现Q波、T波倒置，aVR导联出现高R波。肌酸激酶同工酶不增高。放射性核素肺灌注扫描、肺动脉造影有助于诊断。

（五）急腹症

急性胰腺炎、消化性溃疡穿孔、急性胆囊炎、胆石症等，患者可有上腹部疼痛及休克，与急性下壁心肌梗死疑似。但仔细询问病史和查体，心电图检查和血清肌钙蛋白、CK-MB测定有助于明确诊断。

三、中医证候学特征

心肌梗死相当于中医的"真心痛""卒心痛"范畴。疾病发展中，由于局部心脉痹闭不通，相应的局域心肌血供乏源，心脉营运脉气不能接续，临床多出现脉律紊乱；心脉不通则痛，心肌失荣亦痛，疼痛难忍，烦躁，汗多如水，伤津耗气，致阴液匮乏，心阳欲脱，或心阳衰微等危候出现。病位在心，病机性质属本虚标实，涉及肝、脾、肺、肾四脏。

（一）主症特征

胸痛，部位在胸骨后或心前区，有时在上腹部或剑突处呈压榨样，憋闷性剧烈疼痛；持续时间大于30分钟至数小时或数天，休息或含硝酸甘油不能缓解，常发生于安静或睡眠时。这是诊断急性心肌梗死的症状依据。

（二）次症特征

1. 标实表现 血瘀、毒热、寒凝、痰浊阻闭心脉，不通则痛的四种证候特征：

（1）气滞血瘀特征：痛处固定，胸部憋胀，口唇爪甲青紫；舌质紫暗或有瘀斑，舌下脉络青紫迂曲，脉弦涩或结代。

（2）毒热瘀结特征：发热（体温多波动在38℃上下，最高不超过39T，多在发病第 2 天出现，发热持续 1 周），面赤烦躁，口苦或口臭，大便秘结，小便短赤，舌质暗红苔黄腻，脉弦滑数。

（3）痰瘀结阻特征：胸憋闷胀，窒塞如堵，口黏呕恶，脘痞纳呆，或头身困重，舌质淡紫苔白腻，脉弦滑或濡。

（4）寒凝瘀痹特征：形寒肢冷，面白唇青，遇寒易发，舌质淡紫苔白润，脉沉紧。

2. 本虚表现　临床多见四种证候特征：

（1）阴阳虚损，脉律紊乱特征：心悸易惊，口干咽燥，烦热盗汗，胸闷气短，神瘀不寐，乏力多汗，恶风畏寒，舌质淡尖红苔薄白少津，脉细促或结代。

（2）心阳衰微，水饮凌心特征：气短喘促，乏力畏寒，腹胀尿少，下肢浮肿，面色苍白，唇甲青紫，舌质淡紫苔白，脉细涩或微。

（3）阴液匮乏，心阳欲脱特征：神昏萎靡，面色苍白，大汗淋漓，烦躁不安，手足逆冷，唇甲青紫，舌质淡紫苔白少津，脉微欲绝。

（4）气阴两虚特征：气短，乏力，自汗，盗汗，口燥咽干，舌红少苔，脉细数无力。

次症的八种特征，是心肌梗死证候分类的依据。

四、据证析因，推断病机

心肌梗死相当于中医的真心痛范畴，临床主症为胸骨后或心前区，有时在上腹部或剑突处呈压榨样、憋闷性剧烈疼痛。要辨析病因需找出临床症状群中能够表述主症病性（虚、实、寒、热）特征的次症或兼症，结合舌象、脉象分析推求。主症伴见痛处固定，胸部憋胀，口唇爪甲青紫，舌质紫暗，脉弦涩或结代特征者，多为气滞血瘀；主症伴见发热，面赤烦躁，口苦或口臭，大便秘结，小便短赤，舌质暗红苔黄腻，脉弦滑数特征者，多为毒热瘀结；主症伴见胸憋闷胀，窒塞如堵，口黏呕恶，脘痞纳呆，或头身困重，舌质淡紫苔白腻，脉弦滑或濡特征者，多为痰瘀结阻；主症伴见形寒肢冷，面白唇青，遇寒易发，舌质淡紫苔白润，脉沉紧特征者，多属寒凝瘀痹；主症伴见心悸易惊，口干咽燥，烦热盗汗，胸憋气短，神瘀不寐，乏力多汗，恶风畏寒，舌质淡尖红苔薄白少津，脉细促或结代特征者，多属阴阳虚损，脉律紊乱；主症伴见气短喘促，乏力畏寒，腹胀尿少，下肢浮肿，面色苍白，唇甲青紫，舌质淡紫苔白，脉细涩或微特征者，多属心阳衰微，水饮凌心；主症伴见神昏萎靡，面色苍白，大汗淋漓，烦躁不安，手足逆冷，唇甲青紫，舌质淡紫苔白少津，脉微欲绝特征者，多属阴液匮乏，心阳欲脱；主症伴见气短，乏力，盗汗，口燥咽干，舌红少苔，脉细数无力特征者，多属气阴两虚。

本病多发生于中老年人群，中年之人工作压力大，操劳过度，易伤情志，肝气郁滞；饮食失调，过食肥甘，脾运损伤，生痰聚浊；过劳纵欲，肾精亏损。老年之人，五脏气血虚损，功能失调；易致心之气血阴阳亏虚，肝、脾、肺、肾功能失调；或因感寒，或伤情志，或过度劳作，致寒邪、痰浊、气滞、血瘀等病理产物壅闭心之脉络，邪不外泄，壅郁生毒化热，灼络腐肉，引发心肌坏死，剧烈疼痛。本病病位在心，病机属本虚标实，本虚属心肝脾肺肾五脏气血阴阳虚损，标实为痰浊、气滞、瘀血，寒凝、毒热交互为患。临床表现出部分心肌无荣则痛，部分心肌因毒热灼腐坏死而痛，其痛剧烈，持续时间较长，常达 30 分钟以上至数小时或数日为主症。疾病发展中因心之气血阴阳虚损，功能失调，常出现脉律紊乱，或心阳衰微，或心阴欲竭，或心阳欲脱的危急证候。

五、辨证论治

（一）辨证要点

1. 辨主症特征　胸痛，部位在胸骨后或心前区，有时在上腹部或剑突处呈压榨样、憋闷性剧烈疼痛；持续时间较长，大于 30 分钟至数小时或数天，休息或含硝酸甘油不能缓解，常发生于安静或睡眠时。

2. 辨标本缓急　本病属本虚标实，寒、痰、瘀实邪壅闭局部心脉，心脉不通则痛，心失血养则痛，而心脉不通是其病理核心。胸痛剧烈难忍为急，故应急则治其标。寒痰瘀壅郁生毒化热，灼络腐肉，耗气伤血，故随病程发展，易出现并发症，如脉律紊乱，阳衰水泛皆属正虚邪实，本标俱急，应本标同治；又有心阳欲脱，本虚危急者，应急治本虚。病情稳定时，应遵照缓则治其本的原则辨证论治。

3. 辨虚实夹杂　在本病病程发展中，始终存在虚中夹实，实中蕴虚，必须注意邪正消长的动态变化，分清正虚与邪实的主次轻重。

（二）治疗原则

本病应按照"急则治其标，缓则治其本"和"间者并行，甚者独行"的原则进行治疗。

心肌梗死发病最突出的症状是胸骨后剧烈疼痛，邪毒闭阻心脉而致，以邪实标急为特点，急则治其标，故解除心痛宜散邪通脉。心脉痹阻，蕴毒化热，灼伤心络，腐蚀心肌，耗气伤血，致使阴阳虚损，夹痰夹瘀，脉气不能接续，临床表现出脉律紊乱，属正虚邪实，本标俱急，应本标同治，治宜扶正散邪，通脉复律。耗气伤阳，心阳衰微，水饮凌心，临床表现出喘促气短、咳唾痰涎、畏寒肢冷等心力衰竭危症，亦属正虚邪实，本标俱急，应本标同治，治宜扶正散邪，温阳化饮。病势加重，阴液匮乏，心阳欲脱，属正虚甚重，本急先治本，治宜扶正固本、回阳固脱。上述四证（心痛、脉律紊乱、心阳衰微、心阳欲脱）属病情急危，应即时急救治疗。

经急救治疗，病情急危得以缓解，即应抓紧时间审视脉证，辨证论治。

（三）分类论治

1. 病情急危的急救治疗　心肌梗死急性期，因冠状动脉局部闭塞，缺血缺氧的心肌变性坏死，临床表现出剧烈疼痛，或并见心律失常，或心力衰竭，或心源性休克等急危重症，变化特快，病死率高，应采取中西医结合方法急救治疗，扬长补短，降低病死率。

（1）急救处理常规

1）监测生命体征：立即进入 CCU 病房，监测心电、血压、呼吸、体温，同时注意观察神志、出入量和末梢循环。

2）吸氧：发病早期用鼻导管或面罩吸氧 2～3 天，3～5L/min，并发心力衰竭、休克者应根据血氧分压适当增大吸氧量。

3）建立静脉通道：保持给药途径畅通。

4）休息和护理：患者应卧床休息 3～5 天，解除焦虑紧张，保持大便通畅。

5）饮食：在最初 2～3 天应以流质饮食为主，以后逐渐增加半流质饮食，宜少量多餐。钠盐和液体的摄入量应根据出汗量、尿量、呕吐量及心功能状况做适当调整。

（2）缓解疼痛

1）舌下喷雾中药心痛气雾剂：可选择应用心痛舒喷雾剂，或复方丹参气雾剂，或寒性心痛气雾剂，每次舌下喷雾 3 次。

2）速效救心丸（含川芎、冰片等）：活血通脉，散邪止痛，10 粒/次，每日 3 次，舌下含服。亦可选用苏合香丸，或冠心苏合丸，或麝香保心丸等中成药。

3）葛根素注射液（含野葛黄酮苷）：活血解肌，增加冠脉流量，降低心肌耗氧量。静脉滴注：每次 200～600mg，用 5% 葡萄糖注射液 250mL 稀释后静脉滴注，每日 1 次。亦可选择川芎嗪注射液，或血塞通注射液，或云南灯盏花注射液。

4）经前处理后，疼痛缓解不满意者，特别是持续疼痛、高血压、急性左心力衰竭者均可应用硝酸酯类药物，先给舌下含服硝酸甘油 0.3～0.6mg，继以静脉滴注，开始 5～10μg/min，每 5～10 分钟增加 5～10μg，直至平均压降低 10%，但收缩压不低于 90mmHg。静脉用药 24～48 小时后，继续口服硝酸异山梨酯或 5 - 单硝酸异山梨酯制剂。还可使用 β 受体阻滞剂，如美托洛尔，每次 5mg 静脉注射，观察 5 分钟，如果心率低于 60 次/分，或收缩压低于 100mmHg 则停止给药，静脉注射美托洛尔总量为 15mg，后可改为口服。若使用硝酸酯类药后心痛不能迅速缓解，即可用吗啡 10mg 稀释成 10mL，每次 2～3mL 静脉注射；或用哌替啶（杜冷丁）50～100mg 肌内注射，4～6 小时可重复应用。对下壁心肌梗死，可疑右室梗死或明显低血压的患者（收缩压低于 90mmHg），尤其合并明显心动过缓或心动过速时，慎用或不用硝酸酯类药，可选用哌替啶 50～100mg 肌内注射为宜。

（3）再灌注治疗

1）溶栓治疗：心肌梗死发病 6 小时以内，无溶栓治疗禁忌证者，可施行溶栓治疗，严格按照施术方法和规定的药量静脉滴注，或冠状动脉内注入溶栓药物，如尿激酶或链激酶做溶栓治疗。

2）经皮腔内冠状动脉成形术（PTCA）和支架置入术：有条件而且符合 PTCA 适应证者，可做 PTCA 并置入支架。

3）外科冠状动脉旁路移植手术：对经溶栓治疗、PTCA 和支架置入术后仍不能缓解心痛者，或有高危冠状动脉病变（左冠状动脉主干病变），或有室间隔穿孔等危急并发症者，可选择冠状动脉旁路移植手术。

（4）消除心律失常

1）室性心律失常：频繁的室性期前收缩或室性心动过速时，应选用利多卡因 50～100mg 静脉注射（如无效，5～10 分钟后可重复），控制后静脉滴注，1～3mg/min 维持（利多卡因 100mg 加入 5% 葡萄糖注射液 100mL 中滴注，1～3mg/min）。情况稳定后改用口服美西律 150 ~ 200mg，每 6 ~ 8 小时一次维持。或选用胺碘酮：静脉注射首剂 75 ~ 150mg 稀释于 20mL 生理盐水中，于 10 分钟内注入；如有效继以 1.0mg/min 维持静脉滴注 6 小时后改为 0.5mg/min，总量 < 1200mg/d；静脉用药 2 ~ 3 天后改用口服胺碘酮，口服负荷量为 600 ~ 800mg/d，7 天后酌情改为维持量 100 ~ 400mg/d。室性心动过速药物治疗不满意时，尽早应用同步直流电复律。发生心室颤动时，立即进行非同步直流电除颤，用最合适的能量（一般 300J），争取一次除颤成功。对心室颤动复苏存活者，若仍有复发者可考虑安装埋藏式心脏复律除颤器（ICD），以预防猝死。

2）缓慢的窦性心律失常：可用阿托品 0.5 ~ 1mg，肌内或静脉注射。若治疗无效或有明显不良反应时可考虑应用人工心脏起搏器。

3）房室传导阻滞：二度 II 型或三度房室传导阻滞见 QRS 波增宽者，或出现过心室停搏，或心率 < 50 次/分且伴低血压，或心力衰竭药物治疗效果差，或合并频发室性心律失常，应安装永久起搏器。

4）室上性快速心律失常：如窦性心动过速、频发房性期前收缩、阵发性室上性心动过速、心房扑动和心房颤动等，可选用 β 受体阻滞剂、洋地黄类、维拉帕米、胺碘酮等药物治疗，若治疗无效可考虑应用同步直流电复律器或人工心脏起搏器复律。

5）心脏停搏：立即作胸外心脏按压和人工呼吸、心腔内注射肾上腺素、异丙肾上腺素、乳酸钠和阿托品等，并施行其他心脏复苏处理。

（5）治疗急性左心力衰竭：应急用吗啡（或哌替啶）和呋塞米为主，静脉注射，若收缩压不低于 100mmHg 者，可选用硝酸甘油，或多巴酚丁胺静脉滴注，口服血管紧张素转换酶抑制剂（ACEI），还可加用 β 受体阻滞剂。梗死发生后 24 小时内，宜尽量避免使用洋地黄制剂；有右心室梗死的患者，应慎用利尿剂。

（6）控制心源性休克：应采用中西医结合方法救治。

1）中医治疗：属心阳脱证，治宜回阳救脱，用四逆注射液，或参附注射液 5 ~ 20mL 加入 25% 葡萄糖注射液 40mL 稀释后缓慢静脉注射。阴竭气脱证，宜救阴益气固脱，用参麦注射液或生脉注射液 40 ~ 60mL 加入 25% 葡萄糖注射液 250mL 内静脉滴注。

2）西医综合救治：①补充血容量：约 20% 的患者由于呕吐、出汗多、发热、使用利尿剂和不进饮食等原因而有血容量不足。若血流动力学监测显示中心静脉压低，在 5 ~ 10cmH$_2$O，肺楔嵌压在 6 ~ 12mmHg 以下，心排血量低，提示血容量不足，可静脉滴注低分子右旋糖酐或 5% ~ 10% 葡萄糖注射液，输液后如中心静脉压上升 > 18cmH$_2$O，肺楔嵌压 > 15 ~ 18mmHg，则应停止；②应用升压药：补充血容量，血压仍不升，而肺楔嵌压和心排血量正常时，提示周围血管张力不足，可选用血管收缩药多巴胺，或多巴酚丁胺，或间羟胺（阿拉明）加入 5% 葡萄糖注射液 100mL 静脉滴注；③应用血管扩张剂：经上述处理，血压仍不升，而肺楔嵌压增高，心排血量低，或周围血管显示收缩，以致四肢厥冷并有发绀时，可用血管扩张药以减轻周围血管阻力和心脏的后负荷，降低左心室射血阻力，增强收缩功能，从而增加心排血量，改善休克状态。在血流动力学监测下，谨慎应用，可选用硝酸甘油（50 ~ 100μg/min 静脉滴注），或二硝酸异山梨酯（30 ~ 100μg/min 静脉滴注）、硝普钠（15 ~ 400μg/min 静脉滴注）、酚妥拉明（0.25 ~ 1mg/min 静脉滴注）；④其他措施：纠正酸中毒、纠正电解质紊乱、避免脑缺血、保护肾功能，必要时应用糖皮质激素和洋地黄制剂。上述治疗无效时，可用主动脉内球囊反搏术（IABP）以增高舒张期动脉压而不增加左心室收缩期负荷，并有助于增加冠状动脉灌流。

2. 急危缓解后辨证治疗

（1）气滞血瘀证

1）主症：胸憋剧痛，持久不解。

2）兼次症：痛处固定，胸闷胁胀，唇爪青紫。

3）舌象：舌质紫暗，或有瘀斑，舌下脉络青紫迂曲，苔白。

4）脉象：弦涩或结代。

5）病机概要：气滞血瘀，心脉闭阻。

6）治法：行气化瘀，通脉镇痛。

7）方药：血府逐瘀汤加减。方中用当归、赤芍、川芎、桃仁、红花活血化瘀；柴胡疏肝解郁，桔梗开胸宣痹，枳壳行气降气，意在调气宣痹，使气行则血行。本证因胸痛剧烈，方中应加三七、水蛭、檀香、薤白，以增行气散滞，通脉镇痛之功。

（2）痰瘀结阻证

1）主症：胸闷剧痛，持久不解。

2）兼次症：胸闷憋胀，窒塞如堵，口黏呕恶，脘痞纳呆，或头身困重。

3）舌象：舌质淡紫，苔白腻。

4）脉象：弦滑或濡。

5）病机概要：痰瘀互结，壅塞心脉。

6）治法：通阳豁痰，化瘀通脉。

7）方药：瓜蒌薤白半夏汤合丹参饮加减。方中用全瓜蒌开胸涤痰，半夏祛痰降逆，薤白通阳泄浊，下气散结；丹参活血化瘀，檀香宣理胸气，散滞止痛；应加入桂枝、茯苓、白豆蔻温阳化饮之品和川芎、赤芍、水蛭、三七化瘀通脉之药，以增豁痰化瘀，通脉镇痛之功。

（3）寒凝瘀搏证

1）主症：胸剧痛有紧缩感，持久不能缓解。

2）兼次症：形寒肢冷，面白唇青，遇寒易发，心悸气短。

3）舌象：舌质淡紫，苔白润。

4）脉象：沉紧。

5）病机概要：寒凝血瘀，心脉痹阻。

6）治法：散寒化瘀，开痹通阳。

7）方药：乌头赤石脂丸加减。本方出自《金匮要略》。方中制附子、干姜、蜀椒辛热散寒，开痹镇痛；赤石脂敛阳养心。应加入人参、桂枝益心气，通心阳；北细辛散寒镇痛；檀香、薤白行气散滞；丹参、川芎、水蛭、三七化瘀通脉，合奏温心散寒，开痹通脉之功。

（4）毒热瘀结证

1）主症：胸痛、发热持久不解。

2）兼次症：面赤烦躁，口苦口臭，大便秘结，小便短赤。

3）舌象：舌质暗红，苔黄腻。

4）脉象：弦滑数。

5）病机概要：痰瘀毒热，壅阻心脉。

6）治法：清热解毒，化瘀祛痰。

7）方药：四妙勇安汤合血府逐瘀汤加减。方中用金银花、黄连清热解毒；玄参、赤芍凉血散结；当归、川芎、水蛭、三七活血化瘀，通脉镇痛；全瓜蒌、薤白涤痰下气，宣痹镇痛；大黄、枳壳通便泻火，行气导滞。合奏清热解毒，化瘀祛痰，通脉镇痛之功。

（5）阴阳虚损，脉律紊乱证

1）主症：胸痛，心悸，持久不解。

2）兼次症：心惊神慌，口干咽燥，烦热盗汗；胸闷气短，神瘁不寐，乏力多汗，恶风畏寒。

3）舌象：舌质淡尖红，苔薄白少津。

4）脉象：细促或结代。

5）病机概要：阴阳虚损，脉不接续。

6）治法：通阳复脉，滋阴养血。

7）方药：炙甘草汤加减。本方出自《伤寒论》。方中以炙甘草、人参、桂枝益心气振心阳；生地、麦冬、阿胶补心血滋心阴；水蛭、三七活血通脉；煅龙骨、锻牡蛎镇惊安神。合奏通阳复脉，滋阴养血之功。

（6）心阳衰微，水饮凌心证

1）主症：胸痛，喘促，持久不解。

2）兼次症：气短喘息，乏力畏寒，腹胀尿少，下肢浮肿，面色苍白，唇甲青紫。

3）舌象：舌质淡紫，苔白。

4）脉象：细涩或微。

5）病机概要：心阳衰微，水饮凌心。

6）治法：温补心阳，化饮利水。

7）方药：真武汤加入参合葶苈大枣泻肺汤。方中附子上温心阳、下暖肾寒，人参补益心气，二药为君；茯苓、肉桂、白术、炒葶苈子温振脾阳，化饮涤痰，四药为臣；芍药和营护阴，生姜、大枣辛甘化阳、散水健脾，生姜又能制约附子之毒性，三药为佐。全方合奏温振心阳，温化寒饮之功，心肾阳复，寒饮得化。

（7）阴液匮乏，心阳欲脱证

1）主症：心痛剧烈，神昏肢冷。

2）兼次症：神昏萎靡，面色苍白，大汗淋漓，烦躁不安，手足逆冷，唇甲青紫。

3）舌象：舌质淡紫，苔白少津。

4）脉象：微欲绝。

5）病机概要：大汗竭阴，心阳欲脱。

6）治法：回阳救逆，益气生津。

7）方药：四逆加入参汤加味。方中用四逆汤回阳救逆，人参大补元气，益气生津，以救欲脱之元阳元阴；应加山茱萸、锻龙骨、煅牡蛎温酸敛汗，镇摄浮阳，以增回阳固脱之效，元阳回复则津液自生。因心阳衰微，必致瘀阻，故应再加桃仁、水蛭、三七化瘀通脉镇痛，以增强回阳救逆之功效。

（8）气阴两虚证

1）主症：胸闷气短。

2）兼次症：乏力，自汗，盗汗，口燥咽干。

3）舌象：舌质红少苔，舌下络脉青紫。

4）脉象：细数无力。

5）病机概要：心气耗伤，心阴亏损，痰瘀互结，心脉痹阻。

6）治法：益气滋阴，化瘀涤痰。

7）方药：生脉散加味。方中用人参、黄芪补益心气；麦冬、玄参生津养阴；五味子敛阴止汗；丹参、桃仁化瘀通脉；葶苈子涤痰，檀香行气。全方具有益气滋阴，化瘀涤痰，散滞通脉的功用。

六、医案举例

（一）案一

黄某，男，48岁。

2014年2月20日一诊。2月19日夜餐后，因左胸疼痛遂来急诊，心电图示：急性前间壁心肌梗死，收入病房。患者胸闷痛，彻背，咳嗽气急，汗出，四肢欠温，苔薄，脉沉细，血压100/60mmHg。胸痹为患，心气极虚，胸阳不宣，血行失畅，有正气暴脱之虑，急宜养心固脱，佐以活血之品。

处方：红参9g（另煎冲服），麦冬9g，五味子3g，炙甘草9g，黄精30g，山茱萸15g，煅龙骨30g（先煎），红花6g，桃仁9g，当归9g。1剂。

2月21日二诊。药后四肢已温，胸闷痛见减，唯气急未平，自汗盗汗尚多，知饥欲食，苔薄腻，脉迟细，血压120/80mmHg。此乃心脏亏损，阳虚卫外失固所致，仍宗益气温阳、固脱活血为法。

处方：党参60g，炙黄芪15g，麦冬9g，五味子3g，熟附片6g（先煎），黄精30g，炙甘草6g，酸枣仁9g，桃仁9g，当归12g，红花6g，煅龙牡各30g，红参9g（隔水蒸服）。8剂。

3月1日三诊。胸中绞痛未作，时有左胸隐痛，发时短暂，胸闷，偶有心悸，头晕，口干，微汗，食欲尚佳，苔薄脉细。凡真心痛为患，本虚标实，药后正气渐复，当宜标本同治。

处方：党参15g，炙黄芪9g，熟附片6g（先煎），炙甘草9g，当归12g，赤芍9g，红花9g，桃仁12g，广郁金9g，麦冬9g，酸枣仁9g，淮小麦30g。15剂。

四诊。3月16日。胸痛未作，左胸尚有闷胀感，两背部疼痛，头晕胀，舌边淡，苔薄白，脉小滑。此乃心阳不振，浊阴痰湿未化，上蒙则晕，非肝热也，宜前法参合瓜蒌薤白桂枝汤，以养阳逐阴，祛邪安正。

处方：党参 15g，熟附片 4.5g（先煎），桂枝 4.5g，全瓜蒌 12g，薤白头 6g，枳实 9g，制半夏 9g，煨天麻 6g，当归 12g，红花 9g，降香 4.5g（后下）。加减连续服至出院。

按：本案杨老一诊紧扣心痛彻背，气急汗出，四肢欠温，苔白，脉沉细，预示心气极虚，急予生脉散加山茱萸、煅龙骨为主，补益心气，生津敛汗，佐以活血之品，收到固脱养心之效。二、三诊虽见一诊收效，但脉见迟细，知心阳损伤未复，故急在前方基础上加熟附片，以温补心阳、益气生津为主，佐以活血之品，服后心阳渐复。四诊胸闷头胀加重，脉现小滑，知心阳不振，痰浊壅盛，故在前法基础上参合瓜蒌薤白桂枝汤，养阳逐阴，化湿降浊，涤痰开痹而收全效。

（二）案二

杨某，男，61 岁。一月前感心前区痛，活动后加重，无放射痛，能自行缓解。1978 年 3 月 4 日，心前区疼痛，发作持续一个半小时，未给药而自行缓解。3 月 5 日凌晨一时许，心前区突发疼痛，持续 7 小时，来院急诊。心电图示急性前壁心肌梗死而收治入院。经西医常规处理后，病情曾一度稳定，但 3 月 9 日中午起胸痛加剧，四肢厥冷，血压下降，心电图复查心肌梗死范围扩大，急邀中医会诊。

2014 年 3 月 9 日初诊．心前区疼痛，四肢厥冷，舌暗淡，苔白腻，脉弦。系心阳衰微，病情危笃，考虑内闭外脱，急宜温阳强心，化瘀止痛。

处方：别直参 9g，附片 15g，丹参 30g，当归 12g，川芎 9g，炒赤芍 12g，桃仁 9g，红花 6g，延胡索 9g，王不留行 12g，全瓜蒌 18g，薤白 9g，毛冬青 30g，云南白药保险珠 2 粒（吞服）。1 剂。

3 月 10 日二诊。心前区痛缓，四肢渐温，但腹部胀满，血压偏低，舌质淡苔厚腻，脉细弦。药症合拍，再予前方加减。

处方：生晒参 9g，附片 6g，桂枝 4.5g，赤芍 9g，全瓜蒌 18g，薤白 9g，炒枳实 6g，毛冬青 30g，川芎 6g，王不留行 9g，云南白药保险珠 1 粒（吞服），生远志 6g，柏子仁 9g。1 剂。

3 月 11 日三诊。心前区疼痛显著改善，腹胀已减，肢末渐温，胸部仍闷，时有腹痛，舌质暗，苔浊腻。此心脉渐通，痰浊尚盛，再拟前方出入。

处方：生晒参 6g，附片 4.5g，全瓜蒌 15g，薤白 9g，枳实 3g，枳壳 6g，毛冬青 30g，炒赤芍 4g，川芎 6g，木香 4.5g，生甘草 3g，丹参 15g，王不留行 9g。2 剂。

3 月 13 日四诊。近来心前区微痛，但胸中郁闷，舌质暗，苔薄腻，脉细略滑。此乃湿浊阻于膈间，清阳失展，症情逐渐向安，其肠鸣辘辘，得矢气则舒，再拟原方出入。

处方：炒党参 15g，附片 6g，全瓜蒌 15g，薤白 9g，毛冬青 30g，川芎 9g，赤芍 9g，丹参 15g，王不留行 9g，桂枝 4.5g，降香 3g，木香 9g，生甘草 9g。2 剂。

药后症情稳定，回劳保医院调理。

按：杨老诊治心肌梗死，注重脉症，紧扣病机，组方用药。一诊抓住胸痛、肢冷、舌暗淡，苔白腻，脉弦，辨为心阳衰微，有阳脱之势；寒凝痰瘀，邪实内闭，急用参附温心回阳，防脱固本；配用瓜蒌、薤白涤痰开闭，丹参、川芎、桃仁、红花等化瘀通脉；妙用云南白药保险珠化瘀镇痛，病情转危为安，疼痛大减。二诊抓住腹部胀满，舌质淡苔厚腻，脉细弦，仍用参柯温补心阳，扶正固本；观其脉证，饮盛气结，胸腹痞胀，则合用《金匮要略》枳实薤白桂枝汤通阳开结，泄满降逆；佐以活血化瘀。药后胸痛、腹胀显著改善，邪祛阳复，药症合拍。三、四诊继宗前法，温阳益气、化饮散瘀，调理胸腹气机，善后治疗而获全效。本案彰显杨老灵活运用张仲景治杂病之法，治疗急性心肌梗死，"观其脉证，知犯何逆，随证治之"，圆机活法，药到病除，为后学以示范，发人深省。

第十四节　高血压病

高血压病是指在静息状态且未用抗高血压药情况下，动脉收缩压≥140mmHg 和/或舒张压≥90mmHg，常伴有脂肪和糖代谢紊乱，以及心、脑、肾和视网膜等器官功能性或器质性改变，以器官重塑为特征的全身性疾病，病因迄今尚未完全阐明。

高血压病是最常见的心血管疾病之一。

一、诊断要点

（一）症状

部分患者起病隐匿，症状不明显；部分患者可出现头晕、头痛、心悸、后颈项强痛不适，后枕部或颞部搏动感，情绪易波动或发怒等。病程后期心脑肾等靶器官受损或有并发症时，可出现相应的症状。

（二）体征

高血压主要依靠测量血压时发现，本身无特殊体征，当合并并发症时有相应体征。高血压病常见并发症有脑血管意外、心功能不全、肾衰竭及主动脉夹层动脉瘤等。

左心室肥厚的可靠体征为抬举性心尖冲动，表现为心尖冲动明显增强，搏动范围扩大及心尖冲动左移，提示左心室增大。主动脉瓣区第二心音可增强，带有金属音调。合并冠心病时可有心绞痛、心肌梗死和猝死，晚期可发生心力衰竭。

脑血管并发症是我国高血压病最常见的并发症，年发病率为 120～180/10 万，是急性心肌梗死的 4～6 倍。早期可有一过性脑缺血发作（TIA），还可发生脑血栓形成、脑栓塞（包括脑腔隙性脑梗死）、高血压脑病及颅内出血等。如病变仅累及一侧大脑半球，对侧肢体出现无力或瘫痪；如病变累及大脑皮层，可出现失语和癫痫样发作；病变累及脑干和小脑，可有双侧肢体无力、感觉缺失、小脑性共济失调、眼球震颤和复视。

眼底血管被累及可出现视力进行性减退；肾脏受累时尿液中可有少量蛋白和红细胞，严重者可出现肾功能减退的表现。

（三）实验室辅助检查

1. 血压的测量　测量血压是诊断高血压和评估其严重程度的主要依据。目前评价血压水平的方法有以下三种。

（1）诊所偶测血压：诊所偶测血压（简称偶测血压）系由医护人员在标准条件下按统一的规范进行测量，是目前诊断高血压和分级的标准方法。应相隔 2 分钟重复测量，以两次读数平均值为准，如两次测量的收缩压或舒张压读数相差超过 5mmHg，应再次测量，并取三次读数的平均值。

（2）自测血压：采用无创半自动或全自动电子血压计在家中或其他环境中患者给自己测量血压，称为自测血压或家庭测压。自测血压通常稍低于偶测血压，其正常上限参考值为 135/85mmHg。自测血压可在接近日常生活的情况下获得多次测量值，从而可提供日常状态下有价值的血压信息，成为偶测血压的重要补充，在诊断单纯性高血压，评价降压治疗的效果，改善治疗的依从性等方面极其有益。

（3）动态血压监测：一般监测的时间为 24 小时，测压时间间隔为 15～30 分钟，白天和夜间的测压时间间隔宜相同。如仅做诊断评价亦可仅监测白天血压。动态血压监测提供 24 小时中白天和夜间各时间段血压的平均值和离散度，可较为客观和敏感地反映患者的实际血压水平，且可了解血压的变异性和昼夜变化节律性，估计靶器官损害与预后，比偶测血压更为准确。动态血压监测的参考标准正常值为：24 小时低于 130/80mmHg，白天低于 135/85mmHg，夜间低于 125/75mmHg。夜间血压均值一般较白天均值低 10%～20%。正常血压波动曲线状如长柄勺，夜间 2～3 时处于低谷，凌晨迅速上升，上午 6～8 时和下午 4～6 时出现两个高峰，尔后缓慢下降。高血压患者的动态血压曲线亦类似，但水平较高，波动幅度较大。

2. 尿液检查　肉眼观察尿的透明度、颜色，有无血尿；测比重、PH、蛋白和糖含量，并做镜检。注意肾损伤变化。尿比重降低（＜1.010）提示肾小管浓缩功能障碍。正常尿液 pH 在 5.0～7.0，原发性醛固酮增多症呈代谢性碱中毒，尿反呈酸性。

3. 血液生化检查　测定血钾、尿素氮、肌酐、空腹血糖和血脂，注意肾功能损伤的变化等。

4. X 线胸片检查　心胸比＞0.5 时，提示心脏受累，多因左心室肥厚和扩大。

5. 心电图检查　可诊断高血压患者是否合并左心室肥厚、左心房负荷过重及心律失常。

6. 超声心动图（UCG）检查　UCG 能更为可靠地诊断左心室肥厚，其敏感性较心电图高 7～10 倍。测定计算所得的左心室重量指数（LVMI），是一项反映左心室肥厚及其程度的较为准确的指标，与病理解剖的符合率和相关性极好。UCG 还可评价高血压患者的心脏功能，包括收缩功能、舒张功能和左心室射血分数。如疑有颈动脉、外周动脉和主动脉病变，应作血管超声检查；疑有肾脏疾病者，应做肾超声图。

7. 眼底检查　可发现眼底血管和视网膜因高血压而发生的病理改变，血管病变包括动脉变细、扭曲、反光增强、交叉压迫及动静脉比例降低。视网膜病变包括出血、渗出、视盘水肿等。高血压眼底病变可分为四级：Ⅰ级：视网膜小动脉出现轻度狭窄、硬化、痉挛和变细；Ⅱ级：小动脉呈中度硬化和狭窄，出现动脉交叉压迫症，视网膜静脉阻塞；Ⅲ级：动脉中度以上狭窄伴局部收缩，视网膜有棉絮状渗出、出血和水肿；Ⅳ级：视神经盘水肿并有 m 级眼底的各种改变。高血压眼底改变与病情严重程度和预后相关，Ⅲ级和Ⅳ级眼底病变是急进型和恶性高血压诊断的重要依据。

（四）血压变化

高血压初期血压呈波动性，血压可暂时性升高，但仍可自行下降和恢复正常。血压升高与情绪激动、精神紧张、焦虑及体力活动有关，休息或去除诱因后，血压便下降，在同一天血压亦可呈明显的变化。随病程迁延，尤其在并发靶器官损害或有并发症之后，血压逐渐呈稳定和持久性升高，此时血压仍可波动，但多数时间血压处于正常水平以上，情绪和精神变化可使血压进一步升高，休息或去除诱因并不能使之满意下降和恢复正常。有的患者在医院或诊所血压持续和明显升高，而回到家或在医院外的环境中血压正常，此种状况称为"白大衣高血压"，现多称为"单纯诊所高血压"。怀疑为单纯诊所高血压，应采取其他测量方法，如家庭自测血压或动态血压监测等加以证实或排除。

（五）高血压的诊断及分级标准

2005 年中国高血压防治指南对高血压的定义见表 5 - 2：

表 5 - 2　血压水平的定义和分类

类别	收缩压（mmHg）	舒张压（mmHg）
正常血压	<120	<80
正常高值	120～139	80～89
高血压：	≥140	≥90
1 级高血压（轻度）	140～159	90～99
2 级高血压（中度）	160～179	100～109
3 级高血压（重度）	≥180	≥110
单纯收缩期高血压	≥140	<90

若患者的收缩压与舒张压分属不同的级别时，则以较高的分级为准。单纯收缩期高血压也可按照收缩压水平分为 1、2、3 级。

以上高血压的诊断必须以非药物状态下 2 次或 2 次以上的非同日多次重复血压测定所得的平均值为标准，偶尔 1 次血压增高不能诊断为高血压，必须重复和进一步观察。

（六）高血压的危险分层

表 5 - 3 列出了危险分层中常用的危险因素、靶器官损害、糖尿病和并存的临床情况。

表 5 - 3　影响预后的因素

心血管病的危险因素	靶器官的损害（TOD）	糖尿病	并存的临床情况（ACC）
收缩压和舒张压水平（1～3 级）	心电图：左心室肥厚	空腹血糖 ≥ 7.0mmol/L（126mg/dL）	脑血管病：
	超声心动图：左心室质量指数升高		缺血性卒中

（续表）

心血管病的危险因素	靶器官的损害（TOD）	糖尿病	并存的临床情况（ACC）
			脑出血
			短暂性脑缺血发作
男性 > 55 岁	或 X 线：心脏摄影扩大	餐后血糖 ≥ 11.1mmol/L（200mg/dl）	
女性 > 65 岁	颈动脉超声：动脉壁增厚或动脉粥样硬化性斑块		
吸烟			心脏疾病：
			心绞痛
			心肌梗死
			冠状动脉血运重建
			充血性心力衰竭
血脂异常	血清肌酐轻度升高		肾脏疾病：
TC ≥ 5.7mmol/L（220mg/dl）；或 LDL − c > 3.6mmol/L（140mg/dl）	男性 115 ~ 133mmol/L（1.3 ~ 1.5mg/dl）		糖尿病肾病
或 HDL − c < 1.0mmol/L（40mg/dl）	女性 > 124mmol/L（1.2 ~ 1.4mg/dl）		肾功能受损
早发心血管病家族史			血清肌酐
	微量白蛋白尿		男性 > 133mmol/L
腹型肥胖	尿白蛋白 30 ~ 300mg/24h		女性 > 124mmol/L
WC 男性 > 85cm，女性 > 80cm	白蛋白/肌酐比：男性 > 22mg/g（2.5mg/mmol）		外周血管疾病
肥胖 BMI > 28kg/m²	女性 > 31mg/g（3.5mg/mmol）		
缺乏体力活动			视网膜病变：
高敏 C 反应蛋白 > 3mg/L			出血或渗出
或 C 反应蛋白 > 10mg/L			视盘水肿

注：TC：总胆固醇；LDC − c：低密度脂蛋白胆固醇；HDL − c：高密度脂蛋白胆固醇；BMI：体重指数；WC：腰围。

高血压的危险分层：见表 5 − 4。

表 5 – 4　按危险分层，量化估计预后

其他危险因素和病史	血压（mmHg）		
	1 级高血压 SBP140 ~ 159 或 DBP90 ~ 99	2 级高血压 SBP160 ~ 179 或 DBP100 ~ 109	3 级高血压 SBP ≥ 180 或 DBP≥110
Ⅰ. 无其他危险因素	低危	中危	高危
Ⅱ. 1 ~ 2 个危险因素	中危	中危	很高危
Ⅲ. ≥3 个危险因素	高危	高危	很高危
Ⅳ 靶器官损害或糖尿病 并存的临床情况	很高危	很高危	很高危

二、鉴别诊断

成人高血压中有 5% ~ 10% 可查出高血压的具体原因。通过临床病史，体格检查和常规实验室检查可对继发性高血压进行简单筛查。以下线索提示有继发性高血压可能：

①严重或顽固性高血压；②年轻时发病；③原来控制良好的高血压突然恶化；④突然发病；⑤合并周围血管病的高血压。

（一）肾实质性高血压

肾实质性高血压是常见的继发性高血压，以慢性肾小球肾炎最为常见，其他包括结构性肾病和梗阻性肾病等。应对所有高血压患者初诊时进行尿常规检查以筛查除外肾实质性高血压。体检时双侧上腹部如触及块状物，应疑为多囊肾，并做腹部超声检查，有助于明确诊断。测尿蛋白、红细胞和白细胞及血肌酐浓度等有助于了解肾小球及肾小管功能。

（二）肾血管性高血压

肾血管性高血压是继发性高血压的第二位原因。国外肾动脉狭窄患者中有 75% 是由动脉粥样硬化所致（尤其在老年人）。大动脉炎是我国年轻人肾动脉狭窄的重要原因之一。纤维肌性发育不良在我国较少见。肾动脉狭窄体征是脐上闻及向单侧传导的血管杂音，但不常见。实验室检查有可能发现高肾素、低血钾。肾功能进行性减退和肾脏体积缩小是晚期患者的主要表现。超声肾动脉检查、增强螺旋 CT、磁共振血管造影、数字减影等都有助于诊断。肾动脉彩色多普勒超声检查是敏感和特异性很高的无创筛查手段。肾动脉造影可确诊。

（三）嗜铬细胞瘤

肾上腺髓质或交感神经节等嗜铬细胞瘤可间歇或持续性分泌过多的肾上腺素和去甲肾上腺素，出现阵发性或持续性血压升高。凡血压波动明显，阵发性血压增高伴心动过速、头痛、出汗、苍白等症状，对一般降压药无效，或高血压伴血糖升高、代谢亢进等表现者均应疑及本病。嗜铬细胞瘤是一种少见的继发性高血压，尿与血儿茶酚胺检测可明确是否存在儿茶酚胺分泌亢进。超声或 CT 检查可做出定位诊断。

（四）原发性醛固酮增多症

本症系肾上腺皮质增生或肿瘤分泌过多醛固酮所致。临床以长期高血压伴顽固的低

血压为特征，可有肌无力、周期性瘫痪、烦渴、多尿等。血压多为轻、中度增高。实验室检查有低血钾、高血钠、代谢性碱中毒、血浆肾素活性降低、尿醛固酮排泄增多等。检测血钾水平可作为筛查方法。停用影响肾素的药物（如 ACEI 等）后，血浆肾素活性显著低下（<1ng/mL·h），且血浆醛固酮水平明显增高可提示该病。血浆醛固酮（ng/dl）与血浆肾素活性（ng/mL·h）比值大于 50，则高度提示原发性醛固酮增多症。CT 及 MRI 检查有助于确定是腺瘤或增生。螺内酯试验阳性具有诊断价值。

（五）柯氏综合征

此病系肾上腺皮质肿瘤或增生分泌糖皮质激素过多所致。除高血压外，有向心性肥胖、满月脸、水牛背、皮肤紫纹、毛发增多、血糖增高等特征。柯氏综合征中有 80% 伴高血压。患者典型体型常提示此综合征。若 24 小时尿氢化可的松水平 >110nmol/L（40ng）时，则高度提示本病。

（六）主动脉缩窄

主动脉缩窄多见于先天性血管畸形，少数为多发性大动脉炎所致。特点为上肢血压增高而下肢血压不高或降低，呈上肢血压高于下肢血压的反常现象。

在肩胛间区、胸骨旁、腋部可有侧支循环动脉的搏动或杂音，腹部听诊有血管杂音，胸部 X 线摄影可显示肋骨受侧支动脉侵蚀引起的切迹，主动脉造影可明确诊断。

（七）药物诱发的高血压

升高血压的药物有甘草、口服避孕药、类固醇、非留体抗感染药、可卡因、安非他明、促红细胞生成素和环孢素等。

三、中医证候学特征

高血压病大多属中医眩晕范畴，多在中年以后发病，临床上常见眩晕、头痛等症状。其病机主要为肝肾阴阳失调、水不涵木，痰瘀阻络，气血亏虚，清浊升降失常。

（一）主症特征

头晕、头痛，甚者肢体麻木。

（二）次症特征

分七种特征：

1. 肝火上炎特征　伴见目赤口苦，烦躁易怒，舌质红苔黄，脉弦数。
2. 痰浊上蒙特征　伴见头重如蒙，头胀昏晕，胸闷脘胀，恶心呕吐痰涎，苔白腻，脉弦滑。
3. 瘀血阻窍特征　伴见眩晕耳鸣，面唇紫暗，舌质紫暗有瘀点或瘀斑，苔白，脉弦涩或细涩。
4. 肝阳上亢特征　伴见眩晕耳鸣，遇劳、恼怒则加重，眼干涩，口干少津，腰膝酸软，肢麻震颤，或颜面潮红，失眠多梦，舌红苔黄少津，脉弦细数。
5. 肾精不足特征　伴见腰膝酸软，健忘早衰，舌质淡红，苔薄白，脉沉细弱。
6. 气血亏虚特征　伴见倦怠懒言，少气自汗，面色无华，心悸不寐，舌质淡嫩，苔薄白，脉细弱。

7. 阴阳两虚特征　伴见眼花，耳鸣，腰膝酸软，遗精阳痿，肢冷麻木，夜尿频数或少尿水肿，舌质淡紫，苔白，脉沉弦细。

四、据证析因，推断病机

本病的发生多由年老肾虚、饮食失节、情志不遂、先天禀赋不足等所致，是本虚标实之证，实指风、火、痰、瘀；虚指气、血、阴、阳之虚。病变脏腑以肝、脾、肾为重点，三者之中又以肝为主。临床表现在头窍，体质的阴阳偏盛偏衰、禀赋不足、脏腑亏损等均为发病的内因，过度精神紧张或强烈精神刺激是发病常见因素。病机主要为阴阳气血失调，病理因素主要为风、火、痰、瘀、虚。临床根据其兼次症可辨别证候的病因病机属风、火、痰、瘀的哪一种，属虚实的哪一类。临床伴见目赤口苦，烦躁易怒，舌质红苔黄腻，脉弦数，多属肝火上炎清空，湿热蕴蒸中焦；伴见头重如蒙，头胀昏晕，胸闷脘胀，恶心，呕吐痰涎，苔白腻，脉弦滑，多属痰浊上蒙，胃失和降；伴见眩晕、耳鸣，面唇紫暗，舌质紫暗有瘀点或瘀斑，苔白，脉弦涩或细涩，多属瘀阻清窍；伴见眩晕耳鸣，遇劳、恼怒则加重，腰膝酸软，肢麻震颤，或颜面潮红，失眠多梦，舌红苔黄，脉弦细数，多属肝肾阴虚，肝阳上亢；伴见腰膝酸软，健忘早衰，舌质淡红，苔薄白，脉沉细弱，多属肾精亏虚，清窍失濡；伴见倦怠懒言，少气自汗，面色无华，心悸不寐，舌质淡嫩，苔薄白，脉细弱，多属气血亏虚，元神失养；伴见眼花，耳鸣，腰膝酸软，遗精阳痿，肢冷麻木，夜尿频数或少尿水肿，舌质淡紫，苔白，脉沉弦细，多属阴阳两虚，髓海失养。

五、辨证论治

（一）辨证要点

本病的辨证当分清标本虚实及虚实兼夹，辨证总为风、痰、虚、火、瘀。本虚多为肝肾阴虚、肾精不足、气血亏虚、阴阳两虚；标实多为风、火、痰、瘀。肝肾阴阳失调、清浊升降失常是本病主要病机。早期以实证为多，晚期以虚证为多，虚、痰、瘀可互为因果，正虚可以导致邪实，邪实亦可加重正虚。本病的病位在肝，涉及肾、脾、心。

1. 辨主症特征　头晕、头痛、肢体麻木。
2. 辨病机要点　结合病史、兼次症及舌脉，分清标本虚实，确定治疗原则。

（二）治疗原则

高血压病多由于阴阳失衡，气血失调，肝之疏泄失常，肝肾子母涵养失职，水不涵木，致使木郁火炎，肝阳上亢，肝胜乘脾，体内环境紊乱，风、火、痰、瘀、虚致清窍失养所致。治疗总则应"平调阴阳，理肝祛邪"。

早期的证候特点，是正气盛而邪气实，治宜理肝祛邪。中期的证候特点，是肝肾阴虚、风阳上扰、阴阳失衡，治宜滋肾平肝，平调阴阳。后期的证候特点，肾精不足，气血亏虚、阴阳两虚，治宜补益阴阳气血之虚，滋补肾精之亏损。虚损者补其不足，以平为期，获其阴阳之平衡。

（三）分类论治

中医治疗高血压病从辨证求因，审因论治着手，类证分为七大证型。其病机无外乎阴阳失衡，故治疗大法应是平调阴阳；病位在肝，或因肝火上炎，或因肝阳亢盛，或因肝肾阴虚等等。本着虚补实泻的原则，清肝、平肝、柔肝、养肝、理肝祛邪，以获阴阳平衡。

1. 肝火上炎证

（1）主症：头痛，头晕。

（2）兼次症：目赤口苦，烦躁易怒。

（3）舌象：舌质红，苔黄腻。

（4）脉象：弦数。

（5）病机概要：肝火上炎清空，湿热蕴蒸中焦。

（6）治法：清肝泻火，清利湿热。

（7）方药：龙胆泻肝汤加减。本方出自《医方集解》。方中用龙胆草、栀子、黄芩、柴胡清肝泻火；木通、泽泻、车前子清利湿热；加草决明、菊花、川牛膝清利头目，引血下行；钩藤、地龙、全蝎平肝息风。若心烦失眠者，加生龙骨（先煎）、生牡蛎（先煎）、磁石（先煎）；若肢体麻木、震颤者，加僵蚕、地龙、全蝎；如大便秘结者，可加大黄以通腑泄热；若阳盛生风眩晕，加天麻息风。

2. 痰浊上蒙证

（1）主症：头重如蒙，头胀昏晕。

（2）兼次症：胸闷脘胀，恶心，呕吐痰涎。

（3）舌象：舌质暗红，苔白腻。

（4）脉象：弦滑。

（5）病机概要：痰浊上蒙，胃失和降。

（6）治法：祛痰降浊，健脾和胃。

（7）方药：半夏白术天麻汤加减。本方出自《医学心悟》。方中姜半夏、胆南星、石菖蒲祛痰降浊，开窍醒脑；天麻、蔓荆子息风平肝，清利头目；白术、茯苓、陈皮、白蔻健脾化湿，和胃止呕。若痰阻血瘀，心胸胁胀痛者加丹参、延胡索以活血止痛；若脘闷腹胀，纳呆便溏者，加砂仁（后下）、藿香以温脾暖胃，行气化浊；若痰浊化热，舌苔黄腻者，加黄连以清热燥湿。

3. 瘀血阻窍证

（1）主症：头痛如劈，午后甚重，眩晕耳鸣。

（2）兼次症：面唇紫暗。

（3）舌象：舌质紫暗有瘀点或瘀斑，苔白。

（4）脉象：弦涩或细涩。

（5）病机概要：瘀阻清窍。

（6）治法：祛瘀生新，通窍活络。

（7）方药：通窍活血汤加减。本方出自《医林改错》。方中用川芎、赤芍、桃仁、红花活血化瘀，祛瘀通络；麝香、老葱开窍醒脑，通阳散结；神疲乏力，少气自汗兼气虚者，加黄芪以补气固表止汗；若兼血瘀化热者，加地骨皮以清虚热。眩晕重者加天麻、钩藤、草决明、川牛膝平肝息风，引血下行。

4. 肝阳上亢证

（1）主症：头痛热胀，眩晕耳鸣。

（2）兼次症：遇劳、恼怒则加重，腰膝酸软，肢麻震颤，或颜面潮红，失眠多梦。

（3）舌象：舌质红苔黄。

（4）脉象：弦细数。

（5）病机概要：肝肾阴虚，肝阳上亢，肝风上翔。

（6）治法：平肝潜阳，滋肾柔肝。

（7）方药：镇肝息风汤加减。本方出自《医学衷中参西录》。方中重用川牛膝以引血下行，平其亢盛之风阳；白芍、龟板、玄参、天冬、龙骨、牡蛎滋阴潜阳，柔肝息风；青蒿、川楝子清泻肝气；代赭石、生麦芽降逆和胃。若肝火过盛者，加丹皮、夏枯草、菊花。

5. 肾精不足证

（1）主症：头痛昏晕，目涩耳鸣。

（2）兼次症：腰膝酸软，健忘早衰。

（3）舌象：舌质淡红，苔薄白。

（4）脉象：沉细弱。

（5）病机概要：肾精亏虚，清窍失濡。

（6）治法：滋肾益精，补脑醒神。

（7）方药：左归丸加减。本方出自《景岳全书》。方中用熟地、山茱萸、枸杞子滋补肾阴；龟甲胶、鹿角胶、菟丝子益精补髓；山药补脾益阴；川牛膝引血下行；石菖蒲、天麻开窍醒脑，息风平晕。若阴损及阳，肾阳虚明显，表现为四肢不温、形寒怕冷、精神萎靡、舌淡脉沉者，可予右归丸温补肾阳，填精补髓。

6. 气血亏虚证

（1）主症：头晕昏痛。

（2）兼次症：遇劳加重，倦怠懒言，少气自汗，面色无华，心悸不寐。

（3）舌象：舌质淡嫩，苔薄白。

（4）脉象：细弱。

（5）病机概要：气血亏虚，元神失养。

（6）治法：补气生血，养脑醒神。

（7）方药：归脾汤加减。本方出自《正体类要》。方中重用黄芪益气生血，当归补血活血，为当归补血汤脉以补气生血；阿胶、紫河车粉（冲服）、龙眼肉补血养心，以增补血之功；白术健脾运化，则气血生化有源；木香调理脾胃气机，茯神、远志、枣仁养心安神；白芍、天麻柔肝息风。若心悸不宁者，加龙眼肉、柏子仁、朱砂；若阴血亏虚者，加枸杞、阿胶、首乌；若气虚湿盛便溏者，加薏苡仁、炒扁豆、怀山；若自汗时出，易于感冒，当重用黄芪；若中气不足，清阳不升，可合用补中益气汤。

7. 阴阳两虚证

（1）主症：头痛头晕，眼花，耳鸣。

（2）兼次症：腰膝酸软，遗精阳痿，肢冷麻木，夜尿频数或少尿水肿。

（3）舌象：舌质淡紫，苔白。

（4）脉象：沉弦细。

（5）病机概要：阴阳两虚，髓海失养。

（6）治法：滋肾益精，温肾补阳。

（7）方药：肾气丸加味。本方出自《金匮要略》。方中用熟地、山茱萸、山药滋肾益精；泽泻、丹皮、茯苓泄浊、清肝、渗湿；补中有泻，寓泻于补，三阴并治，滋肾益精。用肉桂、附子少量温肾药于滋肾药中，取少火生气之义，故名"肾气"，以获温肾益阳的功效，滋阴而不腻，温阳而不燥。真可谓"善补阳者必于阴中求阳"，"善补阴者必于阳中求阴"，以收阴阳双补之功效。加入川牛膝、草决明、天麻、菊花以引血下行，息风平晕。若兼见手足心热、盗汗、咽干、舌红少苔等虚火上炎征象者，加知母、黄柏、龟甲（先煎）以滋阴泻火。若畏寒肢冷甚、小便清长、面色㿠白者，加鹿角胶（烊化）、杜仲，以温阳补肾。

六、医案举例

（一）案一

苑某，女，66 岁，退休工人。2014 年 3 月 14 日初诊。

病史：素有高血压病 10 余年，最高 230/110mmHg，间断服西药降压，病时重时轻，近几天头晕耳鸣、腰酸腿软等症状加重，并出现左侧颜面疼痛、手不敢触及、张口受限，某医院诊为"三叉神经痛"，前来请杨老诊治。主证：头晕耳鸣，口苦心烦，左侧颜面疼痛，手不敢及，张口受限，说话、进食困难，腰酸腿软，舌质红苔白，脉弦。查体：血压 200/110mmHg；辨证：肝肾阴虚，水不涵木，肝阳上亢。治宜：补益肝肾，平肝潜阳；方药：杞菊地黄汤加味。枸杞子 10g，菊花 10g，山茱萸 10g，二地各 10g，茯苓 10g，泽泻 10g，丹皮 10g，山药 10g，白芷 10g，川芎 10g，牛膝 10g，夏枯草 15g，钩藤 15g，桑寄生 20g，灵磁石 30g，每日 1 剂，水煎服。

服上方 14 剂后诸证减轻，左侧面颊仍痛但程度有减，血压降至 170/90mmHg，前方改川芎量至 15g，再服 8 剂，左侧面颊疼痛已全部消失，心烦急躁，头晕耳鸣诸证亦减，睡眠差，血压降至 150/90mmHg，前方加枣仁 15g，最后又服 14 剂，于 5 月 9 日第 5 次复诊时，诸证悉减，血压已恢复正常（140/85mmHg），舌淡红，脉细脉。后以杞菊地黄汤加夏枯草 15g，钩藤 15g，黄芩 10g，川芎 10g，白芍 10g，羌活 10g，7 剂巩固疗效。

按：本案为高血压病合并三叉神经痛。其素有高血压 10 余年加之年老体弱为肝肾阴亏之体，木失水涵，风阳升动，上扰清空而见头晕耳鸣。腰为肾之府，肾主骨，肾阴不足则腰膝酸软，阴虚阳亢，虚火上炎，灼伤脉络，颜面失荣而见面颊疼痛、张口受限、心烦易怒。杨老治疗本案时以杞菊地黄汤补益肝肾之精以固其本，同时加川芎、白芷活血止颜面疼痛；加牛膝、夏枯草、钩藤、灵磁石清肝泄热，平肝潜阳，以降血压；

加桑寄生补益肝肾强壮筋骨。全方配伍，法度严谨，用药精当，标本同治，故不但使血压降至正常，诸证悉减，三叉神经痛亦愈。

（二）案二

艾某，女，41 岁，2015 年 1 月 6 日初诊。症状：素有健忘，精神不集中，俯首则眩，劳动则头部自觉发热，血压随即上升，右胁下时有掣痛，有时胃痛，大便有时稀溏，胃纳尚可，睡眠不佳，脉沉细数，舌红无苔。西医诊断为高血压病，曾服凉药甚多，症未减轻。

辨证：肝郁血热。

治法：平肝清热。

方药：抱木茯苓 9g，酸枣仁 9g，石斛 9g，白芍 9g，香附（炒）9g，栀子 4～5g，石决明（煅）15g，夏枯草 9g，地骨皮 9g，丹皮 45g，荷叶 9g，竹茹 6g，3 剂。

复诊：服药后无大改变，偶有心悸，脉舌同前，前方去香附、地骨皮，加蒺藜 6g，菊花 45g，远志（炒）3g。

三诊：睡眠转佳，诸症均减，轻微感头晕欲吐，原方去栀子、丹皮，加广陈皮 4～5g，炙甘草 3g，兼理胃气，再服 3 剂。

四诊：除有时微感头晕、睡眠不稳固外，余症均减，拟以丸药调理肝脾，兼滋心肾，以资巩固。方药：炙黄芪 24g，当归 9g，吉林参 12g，白术 9g，茯神 15g，远志肉（炒）9g，酸枣仁 18g，炙甘草 6g，木香 6g，白芍 15g，血琥珀 6g，五味子 6g，干生地 15g，珍珠母 15g，龙眼肉 15g。共为细末，炼蜜为丸，每丸重 6g，每晚 1 丸，温开水下，服后诸症悉平。

按：健忘、眠差、胁痛、俯则头眩、劳则血压上升，皆系肝郁血热所致。徒用凉药，而不平肝，则肝愈郁，而脾胃反受其损，所以时有胃痛、便溏之象。杨老先用平肝清热，终用肝脾两调，先后本末，各有兼顾，临床宜掌握此要点。

（张　雷）

第六章 老年常见病症诊疗经验

第一节 阳 痿

一、病因病机

阳痿的发生多与七情所伤、饮食不节、外邪侵袭、劳伤久病等有关，基本病机为肝、肾、心、脾（胃）功能失常，宗筋失用，导致阴茎萎软不举。

（一）病因

1. 七情所伤 情志不遂，郁怒伤肝；或思欲无穷，所愿不得，致肝气郁结，疏泄失职，宗筋所聚无能，发为阳痿。思虑忧郁伤及心脾。心血暗耗，神失所藏，难行君主之令。脾失健运，气血化源不足，无以"散精于肝，淫气于筋"，致宗筋失养而为阳痿，即叶天士所谓"阳明虚则宗筋纵"。惊恐伤肾，肾精破散，作强不能，阳事不举，此即张景岳所谓"阳旺之时，忽有惊恐，则阳道立痿，亦其验也"。

2. 饮食不节 过食醇酒厚味，脾胃运化失常，聚湿生热，湿热下注宗筋，经络阻滞，气血不荣宗筋，乃成阳痿。

3. 外邪侵袭 久居湿地，或酷暑蒸腾，湿热外侵，蕴结肝经，下注宗筋，发为阳痿。

4. 劳伤久病 恣情纵欲，房劳过度，或少年手淫，或早婚多育，均可伤精耗血，损及真阳，或年老久病，以致命门火衰，渐成阳痿。

以上诸因可单一致病，亦可相兼为患，尤以情志和湿热因素最为重要。其中怒、思、忧、恐等情志因素多为阳痿的诱发因素。

（二）病机

阳痿的病变部位在宗筋，与肝肾心脾（胃）关系密切。因脾、胃、肾之经筋皆"聚于阴器"，然前阴与肝最为密切。正如李士材所云："阴器者，宗筋之所系也。而脾胃肝肾之筋，皆结于阴器，然厥阴主筋，故诸筋统属于肝也。"若肝气郁结，肝经湿热，肝经瘀滞，均可致肝失疏泄，经络失畅，宗筋失养，所聚无能，则阳痿由作。阳明者，五脏六腑之海，为多气多血之经，主润宗筋，若阳明气血空虚，宗筋失养而废用，且脾失健运，又可化湿生痰蕴热，湿热痰湿下注宗筋，亦可发为阳痿。"肾者主水，受五脏六腑之精而藏之"，"肾气盛，天癸至，精气溢泻，阴阳和，故能有子"，肾虚精亏，不荣宗筋，作强不能。心乃君主之官，情欲之萌动，阴茎之兴举，必先赖君火先动，心君功能正常，则阴茎兴举如常。如忧虑伤心，心血暗耗，神失所藏或痰热扰心等，则心难行君主之令，从而导致阴茎软而不举，故阳痿与肝肾心脾（胃）关系最为密切。

阳痿有虚实之分，且多虚实互见。阳痿实者多责之于肝，虚者常与心脾肾有关。肝气郁结，肝经湿热，痰湿阻滞，肝经瘀滞，皆属实证；心脾两虚，惊恐伤肾，命门火衰，皆为虚证。病久常可出现虚实夹杂之证。如湿热下注，湿伤阳气，或肝郁化火伤阴，或脾虚化湿生痰，均为临床常见。

二、诊断与病证鉴别

（一）诊断依据

（1）成年男子性交时，阴茎痿而不举，或举而不坚，或坚而不久，无法进行正常性生活者，但须除外阴茎发育不全引起的性交不能。

（2）常有神疲乏力，腰膝酸软，畏寒肢冷，夜寐不安，精神苦闷，胆怯多疑，或小便不畅，滴沥不尽等症。

（3）常有房劳过度、手淫频繁、久病体弱或有消渴、惊悸、郁证等病史。

（二）病证鉴别

阳痿与早泄：阳痿是指欲性交时阴茎不能勃起，或举而不坚，或坚而不久，不能进行正常性生活的病证，而早泄是指同房时，阴茎能勃起，但因过早射精，射精后阴茎萎软的病证。两者在临床表现上有明显差别，但在病因病机上有相同之处，若早泄日久不愈，可进一步导致阳痿，故阳痿病情重于早泄。

（三）相关检查

阳痿在西医学上有精神性与器质性之别，除常规检查尿常规、前列腺液、血脂外，还可做夜间阴茎勃起试验（NPT）、罂粟碱试验、阴茎海绵体造影等，以鉴别精神性与器质性疾病。如属后者应查血糖、睾酮、促性腺激素等，检查有无内分泌疾病。多普勒超声、阴茎动脉测压等可确定有否阴茎血流障碍。肌电图、脑电图可了解是否属神经性疾患。

三、辨证

（一）辨证思路

1. 辨虚实　由七情所伤，饮食不节，外邪侵袭，以致肝气郁结，肝经湿热，痰湿阻络，肝经郁滞者，属实证，多见于中青年；恣情纵欲、思虑惊恐，久病年老，致心脾两虚，惊恐伤肾，命门火衰者，则属虚证，多见于中年；久病入络，肾虚痰瘀，或肾虚恋邪者，多为虚实夹杂。

2. 明寒热　阳痿热证者，其热常与湿热夹杂侵犯肝经有关，临床多见阴囊潮湿，舌苔黄腻，脉弦数，或伴见手足心热，潮热腰酸，舌红苔腻，脉弦细数等热灼肾阴、虚热内生之候。阳痿寒证者，为命门火衰之虚寒，临床上可见腰膝酸冷，肢体畏寒，夜尿频数，舌质淡，脉沉细迟。

3. 察病位　因肝气郁结，肝经湿热，病位在肝；大惊卒恐，房室劳伤，命门火衰者，则病在肾；思虑太过，心脾受损，则病在心脾；内蕴湿热者，往往先犯脾，后犯肝；痰湿血瘀阻滞者，则病在血脉与宗筋。

（二）证候

1. 肝气郁结证

（1）症状：阳痿，伴有胸胁胀满疼痛，精神抑郁，善叹息，或急躁易怒，舌苔薄白，脉弦。

（2）病机分析：肝郁气滞，血行不畅，宗筋所聚无能。肝主宗筋，郁怒伤肝，疏泄伤肝，疏泄失职，气机不畅，则宗筋失用，发为阳痿；胁乃肝之分野，肝气郁结，经气不利，故胸胁胀满疼痛；肝郁疏泄不及，则精神抑郁，善叹息；疏泄太过则急躁易怒；苔薄白，脉弦，亦为肝郁之象。本证久郁不解，气滞不行，水津不布，湿浊留滞，郁久化热，湿热浸淫肝经，可转为湿热证。气滞日久，血滞为瘀，又可形成瘀血阻络。

2. 肝经湿热证

（1）症状：阳痿，伴有阴囊潮湿，瘙痒坠胀，小便黄浊，胸胁、少腹、睾丸胀痛，肢体困倦，厌食，泛恶口苦，脘痞腹胀，舌红苔黄腻，脉滑数。

（2）病机分析：湿热下注肝经，宗筋经络失畅。肝经布胸胁，抵少腹，绕阴器，湿热客于肝经，循经下注阴器，宗筋弛纵，故阳痿，阴囊潮湿，瘙痒坠胀；湿热下注膀胱，则小便黄浊；肝之湿热循经流行，经气不利，故胸胁、少腹、睾丸胀痛；湿热困脾，则肢体困倦，厌食，脘痞腹胀；湿热熏蒸于上，则口苦泛恶；舌红，苔黄腻，脉滑数，均为湿热之征。若湿热留恋，结聚成痰，可致痰湿下注；或湿热久羁于下，灼伤肾阴，或湿盛伤阳，形成肾虚邪恋之虚实夹杂证。

3. 痰湿阻络证

（1）症状：阳痿，伴见形体肥胖，胸闷脘痞，头身困重，痰涎壅盛，头晕耳鸣，舌胖大，有齿痕，苔白腻，脉滑。

（2）病机分析：痰湿阻络，宗筋痿软，精道不畅。体惰脂膏丰腴，痰浊内蕴，或饮食不节伤脾，痰湿内生，或湿热互结日久，结聚成痰，痰湿下注，聚于宗筋，经络受损，气血不荣宗筋，故阳痿；痰湿充斥于肌肉四肢，则形体肥胖；阻于中焦，脾气受困，升降失职，故胸闷脘痞，痰涎壅盛，头身困重；清阳不升，则头晕耳鸣；舌胖大，有齿痕，苔白腻，脉滑，均为痰湿阻滞之象。痰湿久羁，血行不畅，凝滞为瘀，故本证后期多痰瘀互结。

4. 恐惧伤肾证

（1）症状：阳痿，伴有心悸易惊，胆怯多疑，夜多噩梦，舌苔薄白，脉弦细，多有惊吓史。

（2）病机分析：肾精破散，心气逆乱，气血不达宗筋。素来胆虚，多疑善虑，突遭不测，或房事时卒受惊恐，惊则气乱，恐则气下精怯，肾精破散，气乱血无帅而不能运于阴部之宗筋，则阳道立痿；心藏神，主血脉，气血逆乱，心神不宁，则心悸易惊，夜多噩梦；苔薄白，脉弦细，乃情志所伤之象。

5. 心脾两虚证

（1）症状：阳痿，伴见心悸健忘，失眠多梦，食少腹胀，便溏，神倦乏力，面色萎黄，舌淡，苔白，脉细弱。

（2）病机分析：心脾两虚，气血乏源，宗筋失养。思虑忧郁损伤心脾，运化失司，气血化源不足，宗筋失养，发为阳痿；气血不足，心神失养，则心悸健忘，失眠多梦；脾胃纳运失职，则食少腹胀，便溏。气血无以充养肌肤，故神疲乏力，面色萎黄；舌淡苔白，脉细弱，均为心脾气血亏虚之象。本型久延，脾虚不复，气虚及阳，中虚及下，易致肾阳不足，命门火衰。

6. 命门火衰证

（1）症状：阳痿势重，伴精神萎靡，头晕耳鸣，健忘，腰膝酸软，畏寒肢冷，面色㿠白，小便清长，夜尿频作，舌淡，苔白，脉沉细迟。

（2）病机分析：命门火衰，精气虚冷，宗筋失养。命门内藏真火，乃元阳之本，生命之根，肾精气不足，命门火衰，宗筋失于温煦，则阳事不举；肾精亏耗，髓海空虚，故见头晕耳鸣，健忘，精神萎靡；腰府失养，故腰膝酸软；阳虚失于温煦，则畏寒，面色㿠白；肾阳虚，膀胱气化无权，则小便清长，夜尿频作；舌质淡，苔白，脉沉细迟，均为命门火衰之象。本证久虚不复，阳虚血寒，凝滞为瘀，或肾阳虚衰，气不化水，水湿凝聚为痰，终致瘀血阻络或痰瘀互结，而成虚中夹实之证。

7. 瘀血阻络证

（1）症状：阳痿，伴有少腹、睾丸刺痛，病程较长，或有局部外伤史，舌紫暗，或有瘀斑瘀点，脉涩。

（2）病机分析：瘀血阻络，精道失养。久病入络致瘀，或局部外伤，瘀血阻于宗筋络脉，致宗筋失养，发为阳痿；瘀滞不通，故少腹、睾丸刺痛不移；舌紫暗或有瘀斑，脉涩，亦是瘀血阻络征象。久病入络而夹瘀，故本证型往往与其他各型兼夹并见，如肝郁夹瘀、痰瘀互结、阳虚夹瘀等。

四、治疗

（一）治疗思路

1. 虚者，重在心脾肾，兼顾祛邪　阳痿属虚者居多，命门火衰，心脾两虚，肾精亏损，均宜补益为主，但对于刚热燥烈温补之品，不可妄用。此外，尚要在补虚的同时，依其夹痰夹湿夹瘀的不同，佐以化痰、怯湿、活血、通络，补虚泻实。

2. 实者，重在治肝，并辨肝郁、湿热、痰瘀　以实为主者，重在治肝。依其肝经自病、邪客肝脉和他脏相病之不同，木郁者宜达之，湿热者宜清利，痰瘀者宜通化。

（二）基本治法

1. 疏肝解郁法

（1）适应证：肝气郁结证。

（2）代表方：柴胡疏肝散加减。

（3）常用药：柴胡、郁金疏肝解郁；白芍、当归柔肝和血；白术、茯苓、甘草健脾，实土御木；白蒺藜、合欢花入肝经，通阳气，起阳痿。

（4）加减：肝郁化热加丹皮、栀子、龙胆草、黄芩；夹瘀加露蜂房、蜈蚣、川芎、赤芍活血化瘀。

2. 清利湿热法

（1）适应证：肝经湿热证。

（2）代表方：龙胆泻肝汤加减。

（3）常用药：龙胆草、黄芩、栀子清肝泻火；柴胡疏肝达郁；车前子、泽泻清利湿热；当归、生地养阴活血凉血，与清热泻火药配伍，泻中有补，不致苦燥伤阴；蛇床子燥湿以助阳，为治痿之要药。

　　（4）加减：盗汗，口干咽燥，手足心热，腰膝酸软，选用左归丸加苦参、黄柏、龙胆草、蛇床子；腰膝冷而酸重，尿清便溏，用右归丸加薏苡仁、蛇床子、苍术、砂仁、茯苓；阴部瘙痒加地肤子、苦参。

　　3. 化痰祛湿通络法

　　（1）适应证：痰湿阻络证。

　　（2）代表方：僵蚕达络饮加减。

　　（3）常用药：僵蚕化痰散结，活血通络；防己、苍术、半夏、陈皮、茯苓、瓜蒌、薏苡仁祛湿化痰；黄芪健脾益气；露蜂房、生蒲黄、九香虫散瘀通络；桂枝、路路通理气通阳化痰。

　　（4）加减：腹胀加乌药、降香温通理气，肌肤甲错，刺痛，舌有瘀点瘀斑者，加香附、蜈蚣、鸡血藤、穿山甲活血通络。

　　4. 益肾壮胆宁神法

　　（1）适应证：恐惧伤肾证。

　　（2）代表方：启阳娱心丹加减。

　　（3）常用药：人参、菟丝子、山萸肉、当归、白芍、山药益肾补肝壮胆；远志、茯神、龙骨、石菖蒲、酸枣仁宁心安神；砂仁、白术、神曲健脾胃，益后天，柴胡、橘红、郁金理气以疏惊恐所致之气郁。

　　（4）加减：惊惕重加生龙齿、生龙骨、牡蛎镇惊安神。

　　5. 补益心脾，佐以兴阳法

　　（1）适应证：心脾两虚证。

　　（2）代表方：归脾汤加减。

　　（3）常用药：党参、白术、茯苓、炙甘草补气健脾；黄芪、当归补养气血；龙眼肉、酸枣仁、远志养心安神；木香理气醒脾，补而不滞；生姜、大枣调和营卫，露蜂房温肾壮阳，九香虫健脾益肾，善治阳痿。

　　（4）加减：失眠重加夜交藤、合欢皮宁心安神；胸脘痞满，纳呆烦恶，苔腻脉滑，加平胃散。

　　6. 温补下元法

　　（1）适应证：命门火衰证。

　　（2）代表方：寒谷春生丹加减。

　　（3）常用药：鹿茸、淫羊藿、巴戟天、肉苁蓉、韭菜子、杜仲、仙茅、鹿角胶、肉桂温补命门之火；熟地、当归、枸杞子、山萸肉滋阴益肾补肝，取"善补阳者，必阴中求阳"之意；人参、白术健脾益气，以助生化之源；蛇床子燥湿以助阳；露蜂房通络以兴阳。

　　7. 化瘀通络法

　　（1）适应证：瘀血阻络证。

　　（2）代表方：还少饮子加减。

　　（3）常用药：当归、地龙、桃仁、露蜂房、红花、丹参、益母草、水蛭活血化瘀；

苍术、橘红消痰理气，以共同涤痰逐瘀；黄精、仙灵脾、制首乌、怀牛膝、九香虫补肝肾，益精气，兴阳道，鼓舞血运。

（4）加减：外伤所致，局部青紫，加血竭、全蝎；伴有肾虚加肉苁蓉、川断、冬虫夏草补肾。

五、医案举例

（一）案一

吕某，男，41岁，机关干部。5年前即觉小便无力，常常余沥不尽，腰脊酸痛，小腹胀痛，症状渐趋加重。近3年来，又增阳痿不起、尿黄、大便偏干。苔黄薄腻，舌质偏暗，边尖有瘀斑，脉细。患者曾摄腹部X线平片，疑有泌尿系结石。辨证属久病肾虚，下焦湿热瘀阻。先从标实治疗。处方：制大黄5g，桃仁10g，知母10g，黄柏10g，虎杖15g，萆薢12g，石韦15g，肉桂（后下）1g，沉香（后下）3g，乌药10g，生地15g，先后加用仙灵脾、公丁香、炮山甲等，3年顽疾，服药1月而愈，再以益肾填精之剂善后。

按：阳痿一证，病机有虚有实，或虚实夹杂，本病例属本虚起于前，日久导致阳痿。然刻下见有尿黄、苔薄黄腻，兼有湿热之象，舌有瘀斑，病程日久，久病入络，乃属合并瘀血内阻，口干、大便干结则似属有湿热瘀浊伤阴。本虚标实，但先以治标为主，方中制军、虎杖、桃仁活血化瘀，而前二味又有清热利湿之效；萆薢、石韦、知母、黄柏助大黄、虎杖之力；沉香、乌药行气以利血行，助湿化；生地养阴滋而不腻；妙在肉桂一味，仅用1g，功在助气化，引诸药入肾经。

（二）案二

王某，男，32岁，干部。1996年9月13日诊。阳痿4个月，曾服补肾壮阳方药20余剂无效。追述病史，患者于1990年元旦结婚，婚后夫妻感情甚好，性生活正常，生有一子。不料，其妻子1994年10月病逝，遂致精神抑郁，胸闷常太息，口干苦，眠差乏力，纳食不香。今年5月1日继弦，婚后即出现阳痿。刻诊脉沉细稍弦，舌质淡红、苔薄黄。此非肾虚所致，乃属肝郁阳痿。拟丹栀逍遥散化裁调治。处方：丹皮、栀子、炙甘草、远志各9g，柴胡、当归、白芍、茯苓、白术、白蒺藜、合欢皮、麦冬各12g，水煎服，每日1剂。并嘱患者重视精神调养，养心除忧。上方继续服用20剂，自感心情欣快，纳食增加，睡眠尚可，阴茎勃起如故。

按：阳痿一证，一般多以肾虚，湿热论治。本案乃因情志抑郁，木失调达，气不得伸展而致阳事不举。如清·沈金鳌《杂病源流犀烛·前阴后阴源流》中说："又有失志之人，抑郁伤肝，肝木不能疏达，亦致阴痿不起。"且日久肝郁化火，伤阴耗液，心脾血虚，故治用丹栀逍遥散疏肝清热、养血健脾，加白蒺藜、合欢皮、麦冬、远志疏肝解郁、养心安神、开通心气。尤其白蒺藜，苦泄温通，轻扬疏达，据《古今医案按》载："白蒺藜一名旱草，能通人身真阳，解心经火郁，炒香为末，每服三钱，治心情郁结之阳痿甚效。"可见肝郁阳痿治验是有先例的。

第二节　消　渴

一、病因病机

消渴的病因有禀赋不足、饮食失节、情志失调、劳欲过度，病机主要在于阴津亏损，燥热偏胜，而以阴虚为本，燥热为标。

（一）病因

1. 禀赋不足　先天禀赋不足，脏腑虚弱是导致本病发生的重要内在因素。《灵枢·五变》说："五脏皆柔弱者，善病消瘅。"其中尤以阴虚体质最易罹患。

2. 饮食失节　长期过食肥甘，或嗜食醇酒厚味，辛辣香燥，损伤脾胃，致脾胃运化失健，积热内蕴，化燥伤津，消谷耗液，发为消渴。

3. 情志失调　长期过度的精神刺激，郁怒伤肝，肝气郁结，或劳心竭虑，营谋强思等，以致郁久化火，火热内燔，消灼肺胃阴津，而发为消渴。正如《临证指南医案·三消》说："心境愁郁，内火自燃，乃消证大病。"

4. 劳欲过度　房事不节，劳欲过度，肾精亏损，虚火内生，则火因水竭益烈，水因火烈而益干，终致肾虚肺燥胃热俱现，发为消渴。如《外台秘要·消渴消中》说："房劳过度，致令肾气虚耗，下焦生热，热则肾燥，肾燥则渴。"

（二）病机

消渴的病机主要为阴虚燥热，以阴虚为本，燥热为标。燥热与阴虚往往互为因果，燥热愈盛则阴愈虚，阴愈虚则燥热愈盛。若进一步发展，阴虚火旺，耗灼阴血，热郁血瘀；或阴伤及气，气阳不足，气血运行失畅成瘀，瘀阻气滞，水津失布则口渴而多饮。如《血证论·发渴》说："瘀血发渴者，以津液之生，其根出于肾水……胞中有瘀血，则气为血阻，不得上升，水津因不能随气上布。"

病变脏腑关系到肺、胃、肾，但以肾为主。燥热在肺，肺燥津伤则口渴多饮；热郁于胃，消灼胃液，则多食善饥；虚火在肾，肾精亏虚，肾失封藏，则尿多而浑。肺、胃、肾三脏又互有影响。如肺燥津伤，津失敷布，则胃失儒润，肾失滋源；胃热盛者，既可上灼肺津，又能下耗肾阴；而肾阴不足，水亏火旺，亦可上炎肺胃，终致肺燥、胃热、肾虚同病，多饮、多食、多尿兼见。故《临证指南医案·三消》说："三消一证，虽有上中下之分，其实不越阴虚阳亢，津涸热淫而已。"三脏之中，以肾为主。这是由于肾为水脏，内藏真阴，为脏腑阴液的根本。肾阴亏虚，必然影响肺胃之阴不足；而肺燥胃热，津液亏耗，久必及肾。

病久可致阴伤气耗，甚则出现阴竭阳亡之变。本病迁延日久，阴伤及气，可见气阴两虚；进一步气虚及阳可为阴阳两虚或肾阳虚衰。若素质气虚阳虚者，得病之初即可兼有气虚或阳虚证候，临床虽属少见，但亦不可不知。若阴津极度耗损，阴不敛阳，阴虚阳浮，可见头痛目赤烦躁、唇干舌红、目眶内陷的严重证候，甚至出现昏迷、肢冷、脉微细欲绝等阴竭阳亡的危象。

消渴病久，阴虚燥热，常见变证百出。如肺失滋润，肺燥阴伤，瘵虫乘虚侵袭而成肺痨;病久肾阴亏损,水不涵木,精血不能上承耳目,可致白内障、雀育、耳聋等疾;若气营两虚,燥热内结,脉络瘀阻,则蕴毒酿成疮疖、痈疽;阴虚阳亢,内风暗动,炼液成痰,风痰阻络或蒙蔽神机,可见中风、偏瘫;病久阴伤及阳,脾肾衰败,不能化气行水,水液潴留,泛溢肌肤,则发为水肿。

二、诊断与病证鉴别

(一)诊断依据

(1)口渴多饮、多食易饥、尿频量多、形体消瘦或尿有甜味等具有特征性的临床症状,是诊断消渴病的主要依据。

(2)有的患者初起时"三多"症状不著,但若于中年之后发病,且嗜食膏粱厚味、醇酒炙煿,以及病久并发眩晕、肺痨、胸痹心痛、中风、雀目、疮痈等病证者,应考虑消渴的可能性。

(3)由于本病的发生与禀赋不足有较为密切的关系,故消渴病的家族史可供诊断参考。

(二)相关检查

查空腹、餐后 2 小时血糖和尿糖,尿比重,葡萄糖耐量试验,糖化血红蛋白(HbAIC)等,有助于明确辨病诊断。病情较重时,尚需查血尿素氮、肌酐,以了解肾功能情况;查血酮,以了解有无酮症酸中毒;查二氧化碳结合力及血钾、钠、钙、氯化物等,以了解酸碱平衡及电解质情况。

有条件时可查胰岛素及 C 肽释放试验、免疫学检查 [包括胰岛细胞(ICA)、谷氨酸脱羧酶抗体(GADA)、胰岛素自身抗体(IAA)、HLA 型别鉴定],用于观察胰岛 β 细胞功能状态,协助判断糖尿病类型。尿白蛋白测定、眼底检查、B 超、UCG、神经传导速度、肾血流量测定、心功能检查等可进一步明确有无糖尿病急慢性并发症。

三、辨证

(一)辨证思路

消渴辨证应先区别上、中、下三消。上消为肺燥津亏,症见口渴饮多,溲多而频。中消胃火燔灼者,症见消谷善饥,溺赤便闭;脾虚火运者,能食而瘦,神瘀倦怠。下消为肾虚,症见随饮随溲,小便稠浊如膏,甚至消瘦脱形。

其次当辨虚实。本病初起以燥热为主,阴虚为次;病程较长,阴虚与燥热互见,而以阴虚为本,燥热为标;病久以阴虚为主,或兼燥热;后期,阴伤及阳(气),可见气阴两虚或肾阳虚衰,甚则导致阴阳俱虚。

三要辨病势轻重。一般病史较短,正气尚盛,并发症少者较易治疗。病史较久,正气大虚,并发症多者,治疗较难。后期元气衰败,阴竭阳亡,则属危象。清代高鼓峰《医宗己任编·消渴》指出:"三消中,中上可治,下消难治,饮一溲一犹可治,饮一溲二不可治。"

（二）证候

1. 上消 肺热津伤证

（1）症状：口渴多饮，口舌干燥，尿频多，烦热多汗，舌边尖红，苔薄黄，脉洪数。

（2）病机分析：此证为肺脏燥热，津液失布。肺热炽盛，耗液伤阴，故口干舌燥，烦渴多饮；肺主治节，燥热伤肺，治节失职，水不化津，直趋于下，故尿频量多；烦热多汗，舌边尖红，苔薄黄，脉洪数，是内热炽盛之象。

2. 中消

（1）胃热炽盛证

1）症状：多食易饥，口渴，尿多，形体消瘦，大便干燥，舌苔黄，脉滑实有力。

2）病机分析：此证为胃火内炽，胃热消抖，耗伤津液。胃火炽盛，腐熟水谷力强，故多食易饥；阳明热盛，耗伤津血，无以充养肌肉，故形体消瘦；胃津不足，大肠失其濡润，故大便干燥；舌苔黄，脉滑实有力，是胃热炽盛之象。

（2）气阴亏虚证

1）症状：口渴引饮，能食与便溏并见，或饮食减少，精神不振，四肢乏力，舌质淡，苔白而干，脉弱。

2）病机分析：此证为气阴不足，脾失健运。气阴不足，无以濡养肺胃，故口渴引饮，能食善饥；脾运不健，水谷精微不能濡润周身，则食少倦怠，精神不振，大便溏；舌质淡苔白而干，脉弱，均为气阴亏虚之象。

3. 下消

（1）肾阴亏虚证

1）症状：尿频量多，混浊如脂膏，或尿甜，腰膝酸软，乏力，头晕耳鸣，则口干唇燥，皮肤干燥、瘙痒，舌红苔少，脉细数。

2）病机分析：此证为肾阴亏虚，肾失间摄。肾虚无以约束小便，故尿频量多；肾失固摄，水谷精微下注，故小便混浊如脂膏，有甜味；阴虚火旺，消烁肺津，则口干舌燥；肾阴亏虚，水不涵木，则头晕目眩；虚火上炎而为烦热；肾虚精亏，不能充养肾府，故腰酸腿软无力；舌红苔少，脉细数，是肾阴亏虚，虚火妄动之象。

（2）阴阳两虚证

1）症状：小便频数，混浊如膏，甚至饮一溲一，面容憔悴，耳轮干枯，腰膝酸软，四肢欠温，畏寒肢冷，阳痿或月经不调，舌苔淡白而干，脉沉细无力。

2）病机分析：此证为阴损及阳，肾阳衰微，肾失同摄。肾失固藏，肾气独沉，故小便频数，混浊如膏；下元虚惫，约束无权，而饮一溲一，肾主骨，开窍于耳，腰为肾之府，肾精亏虚，故耳轮干枯，腰膝酸软，命门火衰，宗筋弛缓，故见四肢欠温，畏寒肢冷，阳痿不举，女性则见月经不调，污淡苔白，脉沉细无力，是阴阳俱虚之象。

四、治疗

（一）治疗思路

本病的基本病机是阴虚为本，燥热为标，故清热润燥、养阴生津为本病的治疗大法。《医学心悟·三消》说"治上消者，宜润其肺，兼清其胃"、"治中消者，宜清其胃，兼滋其肾"、"治下消者，宜滋其肾，兼补其肺"，可谓治疗消渴之要旨。

由于本病常发生血脉瘀滞及阴损及阳的病变，以及易并发痈疽、眼疾、劳嗽等症，故还应针对具体病情，及时合理地选用活血化瘀、清热解毒、健脾益气、滋补肾阴、温补肾阳等治法。

（二）**基本治法**

1. 清热润肺，生津止渴法

（1）适应证：肺热津伤证。

（2）代表方：消渴方加减。

（3）常用药：天花粉、葛根、麦冬、生地、藕汁生津清热，养阴增液；黄连、黄芩、知母清热降火。

（4）加减：口渴多饮显著者，加天冬、地骨皮等养阴生津；燥热耗气，气短懒言，动则汗出，加太子参、黄芪益气。亦可选用白虎加入参汤。

2. 清胃泻火，养阴增液法

（1）适应证：胃热炽盛证。

（2）代表方：玉女煎加减。

（3）常用药：生石膏、知母、黄连、栀子清胃泻火，玄参、生地黄、麦冬滋肺胃之阴，川牛膝活血化瘀，引热下行。

（4）加减：大便秘结不行，可用增液承气汤润燥通腑，"增水行舟"。

3. 益气健脾，生津止渴法

（1）适应证：气阴亏虚证。

（2）代表方：七味白术散加减。

（3）常用药：黄芪、党参、白术、茯苓、怀山药、甘草益气健脾；木香、藿香醒脾行气散津；葛根升清生津；天冬、麦冬养阴生津。

（4）加减：肺有燥热加地骨皮、知母、黄芩清肺；口渴明显加天花粉、生地养阴生津；气短汗多加五味子、山萸肉敛气生津，食少腹胀加砂仁、鸡内金健脾助运。

4. 滋阴补肾，润燥止渴法

（1）适应证：肾阴亏虚证。

（2）代表方：六味地黄丸加减。

（3）常用药：熟地黄、山萸肉、枸杞子、五味子固肾益精；怀山药滋补脾阴，同摄精微；茯苓健脾渗湿，泽泻、丹皮清泄火热。

（4）加减：阴虚火旺，烦躁，五心烦热，盗汗，失眠者，加知母、黄柏滋阴泻火；尿量多而混浊加益智仁、桑螵蛸益肾缩尿；气阴两虚，困倦，气短乏力，舌质淡红，加党参、黄芪、黄精益气。

若烦渴，头痛，唇红舌干，呼吸深快，阴伤阳浮者，用生脉散加天门冬、鳖甲、龟板等育阴潜阳；如见神昏、肢厥、脉微细等阴竭阳亡危象者，合参附龙牡汤益气敛阴，回阳救脱。

5. 滋阴温阳，补肾固涩法

（1）适应证：阴阳两虚证。

（2）代表方：金匮肾气丸加减。

（3）常用药：熟地黄、山萸肉、枸杞子、五味子固肾益精；怀山药滋补脾阴，固摄精微；茯苓健脾渗湿；附子、肉桂温肾助阳。

（4）加减：尿量多而混浊者，加益智仁、桑螵蛸、覆盆子、金樱子益肾收摄；身体困倦，气短乏力，加党参、黄芪、黄精补益正气广阳痿加巴戟天、淫羊藿、肉苁蓉；阳虚畏寒，加鹿茸粉0.5g冲服，以启动元阳，助全身阳气之生化。

五、医案举例

（一）案一

施某，男，48岁。

初诊（2005年8月22日）。患者1993年8月出现尿频、尿急、小便不畅，经检查诊为前列腺增生、尿潴留，合并糖尿病，服格列本脲、二甲双胍等药控制血糖。2004年曾患直肠炎，检查食道、胃均有慢性炎症。今年5月开始使用胰岛素，检查尿蛋白阳性、尿素氮（BUN）偏高，空腹血糖（FBG）7.5mmol/L。形体日渐消瘦，腿软乏力，三多（多饮、多食、多尿）症状不显，口干唇燥，咳嗽痰多，小便不畅，尿黄有沫，大便溏薄，每日3次，舌暗紫中有裂纹，苔黄腐腻，脉弦。B超检查示：肾、输尿管、前列腺无明显异常，诊为消渴。证属肾虚阴伤，湿热内郁，久病络瘀。治宜滋肾养阴，化湿清热，活血通络。处方：生地黄12g，山茱萸10g，山药15g，茯苓10g，泽兰泻各12g，玉米须15g，地骨皮15g，桑白皮15g，牡丹皮9g，南沙参10g，北沙参10g，桑叶10g，玄参10g，炙僵蚕10g，天花粉10g，黄柏10g，鬼箭羽20g，炙水蛭3g，知母6g，炒苍术6g。14剂，每日1剂，水煎服。

二诊（2005年9月12日）。药后小便通畅，大便溏薄，咽痛，背痛，咳嗽，痰多成块，色白，口干，胃脘嘈杂，腿软乏力，舌暗紫，苔黄薄腻，脉细弦。检查FBG6.7mmol/L，餐后2小时血糖（F2BG）8.6mmol/L，BUN8.1mmol/L。前方加蒲公英15g，麦冬10g，桔梗5g。14剂，每日1剂，水煎服。

三诊（2005年9月26日）。二便通畅，咳嗽痰多、胃嘈杂基本缓解，腰酸，腿软无力，舌暗红，苔薄黄腻，脉细滑。P2BG7.1mmol/L，BUN6.8mmol/L。上方续服4周，热减，气阴本虚渐复，血糖基本控制，守方再进。8月22日方去泽泻，玄参改为15g，加丹参12g，鸡血藤15g，继续服用以善其后。

按：本例以下消为主，治疗当抓住气阴两虚之本，湿、瘀、燥热之标，标本同治。选用六味地黄丸滋阴固肾；合南沙参、北沙参补养肺阴以治本；桑叶、天花粉、知母、黄柏、地骨皮、桑白皮滋阴清热润燥；炒苍术、泽兰、泽泻、玉米须清中化湿，醒脾利湿；鬼箭羽、炙水蛭（仅用3g，旨在活血）、炙僵蚕、鸡血藤、丹参活血化瘀通络；山萸肉、山药温补肾阳，以阳中求阴，并藉肾阳温化之力，化中焦之湿热。用药仅月余，气阴同补，湿热、燥热、瘀热同治，既有效控制了血糖，且咳嗽痰多、小便不畅、大便溏、腿软乏力等症亦明显好转，标本兼治，体现了辨证论治的优势。

（二）案二

唐某，女，47 岁。1988 年 11 月 21 日诊。患者口渴、乏力、消瘦 4 个月，曾经某医院诊断为糖尿病。服苯乙双胍、消渴丸、六味地黄丸治疗数月余无效。追问病史，患者 5 年前痛失爱子，抑郁寡欢，悲伤太过，随后出现口干渴多饮，疲乏无力，头晕，心悸不宁，嗳气脘痞，小便频数，舌淡红、苔薄黄，脉弦细。查空腹血糖 13.1mmol/L，尿糖（＋＋＋）。余思忖，情志郁结是病缘所在，证系肝郁不舒，气郁化火，耗津损液。治拟疏肝解郁，清火生津，方拟丹栀逍遥散化裁：柴胡、白芍、当归、白术、茯苓、丹皮、栀子各 12g，生龙骨、生牡蛎、生石膏、生山药各 30g，北沙参、麦冬、知母、酸枣仁各 15g。水煎服，日 1 剂。7 剂后，诸症减轻，原方去生石膏，加太子参、生地黄各 15g。续服 15 剂，查空腹血糖为 6.1mmol/L，尿糖（－），上方倍量做丸以巩固疗效。

按：消渴根据症状可有上、中、下三消之别，多与肺、胃、肾三脏相关。然而本案却因情志抑郁，肝失疏泄，气郁化火，以致火性炎上，消烁肺阴，扰乱中宫，胃燥津亏，亢阳耗液，下损肾阴，多饮、多食、多尿之消渴因之而起。正如《灵枢·五变》说："怒则气上逆，胸中蓄积，血气逆流，……转而为热，热则消肌肤，故为消瘅。"故治以丹栀逍遥散疏肝解郁、清泄肝火、健脾养血，加龙骨、牡蛎滋阴潜阳，酸枣仁养心安神，沙参、麦冬、知母、石膏清热养阴生津。标本兼顾，肝郁所致消渴，不期而愈。

第三节　痹　证

一、病因病机

（一）病因

风寒湿热之邪，乘虚袭入人体，引起气血运行不畅，经络阻滞；或痰浊瘀血，阻于经隧，深入关节筋脉，皆可以发病。同时痹证的发生，与体质的盛衰以及气候条件、生活环境都有着密切的关系。因此，本病的病因可分外因与内因两个方面。

1. 外因　感受风寒湿热之邪，其中以风为主，常夹杂他邪伤人，如风寒、风湿、风热，或寒湿、风湿热等多邪杂感。

（1）风寒湿邪：由于居处、劳动环境寒冷潮湿，如坐卧湿地，涉水淋雨，或长期水下作业，或出入于冷库，或阴雨潮湿季节感受寒湿之邪。此外还可因地区条件影响，如北方多寒冷，东南多潮湿，均可因风寒湿邪入侵而致病。如张子和《儒门事亲·痹论》说："此疾之作，多在四时阴雨之时及三月九月，太阴湿土用事之月，或凝水之地，劳力之人，辛苦过度，触冒风雨，寝处浸湿，痹从外入。"

（2）风湿热邪：外感风热，与湿相并，或风寒湿痹，郁久化热，而致风湿热合邪，痹阻经络、关节为患。

2. 内因

（1）劳逸不当：劳倦过度，耗伤正气，机体防御功能低下，或劳后汗出当风，或汗后用冷水淋浴，外邪乘虚入侵。

（2）体质亏虚：素体虚弱，平时缺少体育锻炼，或病后、产后气血不足，腠理空疏，卫外不固，外邪乘虚而入。正如严用和《济生方·痹》所云："皆因体虚，腠理空疏，风寒湿气而成痹也。"

（二）病机

痹证病机主要为外邪痹阻肢体经络，气血运行失畅。风寒湿热外邪，侵袭肢节、肌肉、经络之间，以致气血运行失畅，而为痹证。由于感邪性质有偏胜，症状表现亦不一。如风邪偏胜者为行痹，疼痛游走不定、痛位偏上；寒邪偏胜为痛痹，疼痛剧烈而有定处，经脉拘急挛缩，感寒则甚，得温则减；湿邪偏胜为着痹，可见肿胀、重着、酸楚疼痛，病位多偏于下；热邪偏胜为热痹，故关节红肿灼热，痛不可近。其中风湿痹阻更是病情迁延反复的重要因素，因痹证常以风为主导，而湿无定体，为病缠绵，若风湿与寒热之邪相合，互为搏结，更难速化。

病理性质病初以邪实为主，病久邪留伤正可致虚实夹杂。因病变初起是感受风寒湿或风湿热邪，病程短，发病快，来势急，正气未伤，故以邪实为主。病若不解，寒热之间每易转化。如阴虚阳盛之体感受风寒湿邪，寒从热化或邪郁化热，则可转为湿热痹阻证，甚至热毒痹阻；而湿热痹阻证，经治热去湿留，或阳虚阴盛之体，热从寒化可转为风湿痹阻或寒湿痹阻之证。若病邪偏寒，而机体阳气偏盛，或病邪偏热，而机体阴气偏盛，则易产生寒热错杂之证。风寒湿热之邪，经久不去，势必伤正。因于风寒湿者，易伤人之阳气。阳虚则寒湿之邪稽留关节，迁延不愈，且因正虚而反复感邪，日久则损伤气血，表现气血不足之候。因于风湿热邪者，热从火化，则易伤阴耗液，表现为肝肾亏虚之候。此时，邪未尽而正气已伤，体虚邪实而呈虚实夹杂之候。此外，由于风寒湿热之邪阻痹经络关节，影响气血津液的运行，可导致痰、瘀的形成；也可因肝肾亏虚，气血不足，使气血津液运行无力，痰阻成瘀。痰瘀互结者，可表现为关节肿大强直变形，功能障碍，病情更为缠绵难治。

病位初在肌表经络，久则深入筋骨。若病邪留恋或反复感邪，久病不愈，或受邪较重，病邪由表及里，由经入脏，即可形成顽固而难愈的"五脏痹"。如表现为心悸、心悸、气喘的心痹；或肢软、肌瘦无力的脾痹；腰背偻曲不能伸直，或关节变形的肾痹等。其中尤以心痹多见，如《素问·痹论》指出："脉痹不已，复感于邪，内舍于心。""心痹者，脉不通，烦则心下鼓，暴上气而喘。"

二、诊断与病证鉴别

（一）诊断依据

（1）临床表现为肢体关节肌肉疼痛，屈伸不利，或疼痛游走不定，甚则关节剧痛、肿大、强硬、变形。

（2）发病及病情的轻重常与劳累以及季节、气候的寒冷、潮湿等天气变化有关，某些痹证的发生和加重可与饮食不当有关。

（3）本病可发生于各年龄，但不同年龄的发病与疾病的类型有一定的关系。

（二）病证鉴别

痹证与痿证：痿、痹虽同是肢体疾患，但两者临床表现和病因病机都不同。痿证以手足软弱无力，患肢肌肉枯萎瘦削为特征，严重者甚至手不能握物，足不能任地，但肢体关节一般不痛，且多发于下肢。痹证则以四肢躯体关节肌肉疼痛为主要临床特征，其发病并不仅仅限于四肢，还包括肩、背、脊、腰等躯体部位，但后期关节失用时也可见肌肉瘦削。

（三）相关检查

病变相关部位的骨关节 X 线和 CT 等影像学检查常有助于本病的诊断和了解骨关节疾病的病变部位与病变程度。实验室检查如抗溶血性链球菌"O"、红细胞沉降率、C反应蛋白、免疫球蛋白、类风湿因子、抗核抗体、蛋白电泳、血尿酸以及关节镜等检查，有助于西医相关疾病的诊断与鉴别诊断。心电图、有关血清酶及心脏彩色超声多普勒等检查可提示痹证是否内舍入心。

三、辨证

（一）辨证思路

1. 明辨寒热病性及邪正虚实　大凡热证以红肿灼痛、骨蒸烦热为特征，寒证以冷痛彻骨、自觉寒从骨髓中来为特征。其虚者无非阳气、阴血损伤，肝肾不足，其实者乃风寒湿热滞留不去，兼夹痰瘀。

2. 分清邪正虚实的兼夹主次　一般来说，痹证新发，风、寒、湿、热之邪明显者为实；痹证日久，耗伤气血，损及脏腑，肝肾不足为虚；病程缠绵，日久不愈，常为痰瘀互结，肝肾亏虚之虚实夹杂证。

（二）类证鉴别

辨风、寒、湿、热、痰、瘀的偏盛：痹痛游走不定者为行痹，属风邪盛；痛势较甚，痛有定处，遇寒加重者为痛痹，属寒邪盛；关节酸痛、重着、漫肿者为着痹，属湿邪盛；关节肿胀，肌肤掀红灼热疼痛为热痹，属热邪盛。关节疼痛日久，肿胀局限，或见皮下结节者为痰；关节肿胀，僵硬，疼痛不移，肌肤紫暗或瘀斑等为瘀。

（三）证候

1. 风寒湿痹证

（1）症状：关节肌肉疼痛、酸楚、重着，游走不定，可伴关节肌肉肿胀、屈伸不利，亦可有肌肤麻木不仁，阴雨天诸症加重，舌苔薄白或薄腻，脉弦紧或濡缓。

（2）病机分析：本证为风寒湿邪留滞经脉，痹阻气血。风寒湿邪侵袭，留着关节、肌肉，痹阻经络，气血运行不畅，故关节肌肉疼痛、酸楚、重着；风者善行而数变，故风邪侵袭而痛无定处；湿性重浊而黏滞，故湿邪留着而肿胀重着；风湿相搏，经络失和，故关节不利，肌肤不仁；阴雨天寒湿偏重，故诸症加重；苔薄白，脉弦紧为风寒偏重；苔薄腻，脉濡缓为寒湿偏盛之象。

2. 风湿热痹证

（1）症状：肌肤或关节红肿热痛，屈伸不利，步履艰难，或有红斑结节，或伴有发热，口渴不欲饮，小便赤黄，舌质红，苔黄腻，脉濡数或滑数。

（2）病机分析：本证为风湿热邪壅阻于经络、关节，气血郁滞不通。热为阳邪，与风湿相合，交阻于经络关节，故局部红肿灼热疼痛，屈伸不利，步履艰难；邪热偏重，则见红斑结节，发热等；湿热为患，虽口渴而不欲饮；舌质红，苔黄腻，脉濡数或滑数，皆为湿热之象。

3. 痰瘀痹阻证

（1）症状：肌肉、关节刺痛，固定不移，或关节肌肤紫暗、肿胀，按之稍硬，肢体顽麻或重着，或关节僵硬变形，屈伸不利，有硬结、瘀斑，舌质紫暗或瘀斑，苔白腻，脉弦涩。

（2）病机分析：本证为气滞血瘀，津凝为痰，痰瘀互结，深入骨骼、经隧。痰瘀留阻经络、关节、肌肉，瘀阻脉络，故肌肉关节肿胀刺痛；痰瘀留于肌肤，则见痰核、硬结或瘀斑；邪气深入筋骨，致骨变筋缩，关节僵硬变形，难以屈伸；痰瘀阻滞，经脉肌肤失去气血荣养，故肢体肌肤顽麻不仁；舌质紫暗或有瘀斑，舌苔白腻，脉弦涩，为痰阻血瘀之征象。

4. 久痹正虚证

（1）症状：痹证日久不愈，肌肉、关节疼痛肿大，僵硬畸形，肌肉瘦削，兼见腰膝酸软，脊以代头，尻以代踵，畏寒喜暖，手足不温，或骨蒸劳热，自汗盗汗，口渴不欲饮或饮不多，舌质红或淡，苔薄或少津，脉沉细弱或细数。

（2）病机分析：本证为邪恋正虚，肝肾亏损，筋骨失养。肝主筋，肾主骨，肝肾两虚，筋骨失于濡养，故肌肉、关节疼痛，久则僵硬畸形，甚则脊以代头，尻以代踵。偏阳虚者，则畏寒喜暖，手足不温，自汗；偏阴虚者，则骨蒸劳热，盗汗；舌脉所见，亦为肝肾亏虚之象。

从痹证的病变过程来看，风寒湿痹证、风湿热痹证多见于病之初起，病之日久不愈，则可见痰瘀痹阻证和正气虚痹证。体虚者亦可起病即见风寒湿痹证、风湿热痹证与正气虚痹证相兼。病之较久，因病邪随体质从化或郁化，可呈现寒热错杂证。

四、治疗

（一）治疗思路

1. 以宣痹通络，扶正补虚为治疗原则　痹证的治疗原则为宣痹通络，扶正补虚。宣痹通络是治疗痹证的基本原则，临证可根据具体情况，施以祛风、散寒、清热、除湿、活血、化痰诸法。病久正虚者，则配伍益气养血，培补肝肾，以扶助正气。

2. 寒热既应分治，也须相机合伍　风寒湿偏盛，治宜祛风、散寒、除湿；内寒明显者，应温经助阳散寒。风湿热偏盛，治宜祛风、清热、除湿；湿遏热伏者，当疏散宣化，分消三气。至于寒热错杂者，又当温清并施；寒初化热者，应温中有清；寒湿已趋热化，则宜清热之中兼有宣通。

3. 久痹治本顾标，益肾补气养血　久痹寒伤阳气，热耗阴血，伤筋损骨，病及肝肾，正虚邪留，可见肝肾不足、气血亏虚证候，故当扶正祛邪，治本顾标，如外邪触发，又须标本兼顾。

痹证日久，反复消长，可见筋痿骨弱废用，胫瘦腿软而膝部肿大，腰脊酸痛，脉细，治当培补肝肾，强壮筋骨。肝肾同源，补肾即可益肝，故扶正蠲痹尤重益肾。益肾当以温养精气，平补阴阳，强壮肾督为基础。

（二）**基本治法**

1. 祛风散寒，除湿通络法

（1）适应证：风寒湿痹证。

（2）代表方：薏苡仁汤加减。

（3）常用药：羌活、独活、威灵仙祛风除湿；桂枝、川乌温经散寒；苍术、薏苡仁苦温燥湿；当归、川芎活血通络。

（4）加减：偏于风盛，关节疼痛游走，重用羌活，加防风、秦艽、青风藤等祛风以胜湿，或以防风汤加减；偏于寒盛，关节疼痛固定，拘急冷痛，加细辛、制草乌等温经散寒，或以乌头汤加减；湿邪偏盛，关节肿胀，重着不利，加防己、茯苓、猪苓、蚕沙等除湿；关节疼痛较甚，加伸筋草、透骨草、寻骨风温经通络。

2. 清热通络，祛风除湿法

（1）适应证：风湿热痹证。

（2）代表方：白虎加桂枝汤合宣痹汤加减。前方祛风清热通络，用于风热偏盛，高热口渴，汗出烦闷，脉数者；后方清热除湿通络，用于湿热阻络，下肢关节肿痛，舌苔黄腻者。

（3）常用药：桂枝、防风解表散邪，通阳宣痹；知母、石膏甘寒清热；黄柏、防己、薏苡仁、蚕沙、滑石、赤小豆清热利湿；金银花藤、连翘、栀子清泄郁热，清利湿热。

（4）加减：皮肤出现红斑结节者，加生地黄、赤芍；丹皮、丹参、凌霄花清热凉血；表证明显，恶风，发热，咽痛等，可加用清热解表之品，如牛蒡子、桑叶、虎杖等。邪热化火，壮热烦渴，关节红肿热痛，舌红少津，治当清热凉血通络，用犀角散加减，药如水牛角、黄连、栀子、升麻、茵陈、金银花、连翘、生地、防己等。

3. 化痰祛瘀，搜风通络法

（1）适应证：痰瘀痹阻证。

（2）代表方：双合汤合桃红饮加减。前方养血活血，健脾化痰，标本兼顾，用于痰瘀阻络之证；后方活血化瘀，祛风通络，用于痹证日久，瘀血阻络之证。

（3）常用药：桃仁、红花、当归、川芎活血化瘀，通络止痛；白芍养血和营；半夏、陈皮、白芥子燥湿化痰；茯苓健脾除湿；威灵仙祛风通络。

（4）加减：痰留关节，皮下有结节，加胆南星化痰散结；痰瘀不散，疼痛不已，加炮穿山甲、白花蛇、全蝎、蜈蚣、地龙搜剔络道；痰瘀化热，局部红赤，加连翘、金银花藤、黄柏、丹皮清热；关节、脊柱僵硬、强直、变形，疼痛较甚，加乳香、没药、血竭、苏木、延胡索活血祛瘀止痛；关节屈伸不利，加油松节祛风化湿，舒筋活络；如关节漫肿而有积液，可加用小量控涎丹祛痰消肿，每日服1.5g，连服7~10天，为1个疗程，可分2次在餐后服下。

4. 培补肝肾，通络止痛法

（1）适应证：久痹正虚证。

（2）代表方：独活寄生汤加减。

（3）常用药：独活、桑寄生祛风湿，补肝肾，强筋骨，除痹痛；防风、秦艽祛风化湿止痛；桂枝、细辛温经通络；牛膝、杜仲补益肝肾；人参、茯苓、甘草健脾益气；当归、川芎、生地黄、白芍养血活血；甘草调和诸药。

（4）加减：偏于肾阴虚者，加枸杞子、山萸肉、首乌、桑葚、女贞子、墨旱莲等滋补肾阴；阴虚内热，低热不净，加青蒿、鳖甲、地骨皮等养阴退热；偏于肾阳虚者，加鹿角片、仙灵脾、仙茅、肉苁蓉温肾助阳。痹证久治不愈，迁延日久，致气血两虚，气短乏力，面色少华，易于汗出，舌质淡，脉细弱者，治当益气养血，和营通络，可用黄芪桂枝五物汤加减，药如黄芪、人参、当归、白芍、桂枝、大枣、甘草等。久病迁延，加鹿衔草、石楠藤、金雀根、徐长卿祛风湿，强筋骨。

五、医案举例

陈某，男，57岁，教师。四肢关节反复肿痛1年，曾住本市某医院诊断为类风湿性关节炎，迭进中西药治疗效果不佳，已全休半年，长期服用地塞米松0.75mg，每日2~3片。刻下四肢关节疼痛不已，上肢为著，腕、指小关节尤甚，红肿灼热，手指梭形肿胀，局部色素加深，形体消瘦，步履困难，口干苦，舌苔黄厚腻，前半中空，舌质暗，脉小弦滑。检查：类风湿因子阳性，血沉140mm/h。从风湿热毒留着，痰瘀互结治疗。投清热化湿、解毒宣痹之剂。处方：秦艽、防己、鬼箭羽、白薇各12g，防风、黄柏、苍术、炙僵蚕、广地龙各10g，苍耳草20g，炮山甲6g。

服药8剂，肿势减轻，疼痛好转，原方加生地12g，炙全蝎3g，乌梢蛇3g以养阴除痹，再投30剂。

经治病情稳步好转，肿痛显减，但觉酸楚，关节活动恢复正常，苔化未尽，舌红中空，脉小弦数。证属湿热不净，阴伤气耗之候。处方：生黄芪、生地、土茯苓、透骨草各15g，石斛、木防己、漏芦各12g，广地龙、乌梢蛇、黄柏、知母、当归各10g，炙全蝎3g，炒苍术6g，炮山甲5g。25剂。地塞米松减至每日0.75mg。

药后关节肿痛基本消失，精神亦振，纳佳，寐安，唯上午觉肢体酸楚，苔脉如前。久痹正虚，湿毒不净，气血瘀阻，前方去透骨草、木防己、漏芦，加五加皮、鬼箭羽强筋通络，停用激素。药服20剂，肢体酸楚减轻，查血沉25mm/h，予原法巩固。尔后2年，间断服用培本除痹之剂，并能恢复工作。

按：本案证属热痹、顽痹，因风湿热毒留着，痰瘀互结，伤阴耗气所致，为实中夹虚之候，故先从标治，予祛风、化湿、清热解毒、化痰、祛瘀之剂，病邪渐退，正虚较显时分步加入养阴益气之品扶正，若起手即大剂补益恐有助邪之弊。

第四节　便　秘

一、病因病机

便秘的发病，多因饮食不节、情志失调、外邪入里、劳倦久病、年老体弱等，导致脏腑功能失调，气血津液紊乱，大肠传导功能失常。

（一）病因

1. 饮食不节　饮酒过多，过食辛辣肥甘厚味，肠胃积热，大便干结；或恣食生冷，致阴寒凝滞，胃肠传导失司，造成便秘。

2. 情志失调　忧愁思虑过度，或久坐少动，每致气机郁滞，不能宣达，通降失常，传导失职，糟粕内停，不得下行，而致大便秘结。

3. 年老体虚　素体虚弱，或病后、产后及年老体虚之人，气血两亏，气虚则大肠传导无力，血虚则津枯肠道失润，甚则致阴阳两虚。阴亏则肠道失荣，以致大便干结，便下困难；阳虚则肠道失于温煦，阴寒内结，便下无力，大便艰涩。

4. 感受外邪　外感寒邪入里，阴寒内盛，凝滞胃肠，失于传导，糟粕不行而成冷秘。热病之后，肠胃燥热，耗伤津液，大肠失润，亦可使大便干燥。

（二）病机

基本病理为大肠传导失常，同时与肺、脾、胃、肝、肾等脏腑的功能失调有关。如胃热过盛，津伤液耗，则肠失濡润；脾肺气虚，则大肠传导无力；肝气郁结，气机壅滞，或气郁化火伤津，则腑失通利；肾阴不足，则肠道失润；肾阳不足，则阴寒凝滞，津液不通，皆可影响大肠的传导，发为本病。各种原因造成的失血、失液、血虚失养、津液不足亦可致便秘。

病理性质可概括为寒、热、虚、实四个方面。燥热内结于肠胃者，属热秘；气机郁滞者，属实秘；气血阴阳亏虚者，为虚秘；阴寒积滞者，为冷秘或寒秘。四者之中，以虚实为纲，热秘、气秘、冷秘属实，阴阳气血不足的便秘属虚。寒、热、虚、实之间，常有相互兼夹或相互转化。如热秘久延不愈，津液渐耗，可致阴津亏虚，肠失濡润，病情由实转虚；气机郁滞，久而化火，则气滞与热结并存；气血不足者，如受饮食所伤或情志刺激，则虚实相兼；阳气虚衰与阴寒凝结可以互为因果，见阴阳俱虚之证。

二、诊断与病证鉴别

（一）诊断依据

（1）排便间隔时间超过自己的习惯1天以上，或两次排便时间间隔3天以上，或1周排便次数少于3次。

（2）大便粪质干结，排出困难，或有排便不尽感，或有肛门直肠梗阻和肛门阻塞感。

（3）常伴腹胀、腹痛、口臭、食欲缺乏及神疲乏力、头眩心悸等症。

（4）常有饮食不节、情志内伤、劳倦过度等病史。

（二）病证鉴别

便秘与肠结：肠结多为急症，因大肠通降受阻所致，表现为腹部疼痛拒按，大便完全不通，且无矢气和肠鸣音，严重者可吐出粪便。便秘多为慢性久病，因大肠传导失常所致，表现为腹部胀满，大便干结艰行，可有矢气和肠鸣音，或有恶心欲吐，食纳减少。

（三）相关检查

对于便秘患者，大便常规、隐血试验应是常规检查内容。直肠指检有助于发现直肠癌、痔、肛裂、炎症、狭窄及外来压迫、肛门括约肌痉挛等。腹部平片可有助于确定肠梗阻的部位，对假性肠梗阻的诊断尤有价值。全消化道钡餐透视可了解钡剂通过胃肠道的时间、小肠与结肠的功能状态，能区分慢通过性便秘和排出道阻滞性便秘。结肠镜检查是排除大肠器质性病变的常用方法。对于排出道阻滞性便秘，进行直肠排便摄片可以了解肛门、直肠的结构和功能，排除直肠膨出、肠套叠、直肠脱垂、会阴异常下降等器质性疾病。

三、辨证

（一）辨证思路

便秘应分虚实，实者当辨热秘、气秘和冷秘，虚者当辨气虚、血虚、阴虚和阳虚的不同。热秘症见大便干结，伴腹胀腹痛，口干心烦，面红身热等；气秘症见大便干结，或不甚干结，欲便不得出，伴肠鸣矢气，腹中胀痛，嗳气频作等；冷秘症见大便艰涩，伴腹痛拘急，胀满拒按，手足不温等；气虚证可见大便并不干硬，虽有便意，但排便困难，用力努挣则汗出短气，并伴便后乏力，神疲懒言等；血虚证可见大便干结，面色无华，头晕目眩，心悸气短等症；阴虚证可见大便干结，如羊屎状，伴头晕耳鸣，心烦少眠，潮热盗汗等；阳虚证可见大便不干，排出困难，伴小便清长，四肢不温，腹中冷痛等症。

（二）证候

1. 实秘

（1）热秘

1）症状：大便干结，腹胀腹痛，口干口臭，面红心烦，或有身热，小便短赤，舌红，苔黄燥，脉滑数。

2）病机分析：素体阳盛，或喜食辛辣燥热，好食肥甘厚味，或过饮烈酒，多服温热滋补之品，或外感热证，热邪伤肺，肺胃之津不能下达大肠，致使胃肠积热，耗伤津液，肠道干涩，故大便秘结。热盛于内，积热上蒸，故见面红身热，口干烦渴；热移膀胱，故见小便短赤；舌苔黄燥，脉象滑实为热结津伤之象。本证热结日久伤阴或耗伤正气，可合并阴虚、气虚之证。

（2）气秘

1）症状：大便干结，或不甚干结，欲便不得出，或便而不爽，肠鸣矢气，腹中胀痛，嗳气频作，纳食减少，胸胁痞满，舌苔薄腻，脉弦。

2）病机分析：多因情志不畅，忧愁多虑，气郁不畅，肝失条达，气机阻塞，肝木侮土，胃肠失和所致。气郁化火，腑气不通，浊气不降，大肠气机不畅，传导不利而致便秘。气滞于内，故见胸胁满闷，脘腹胀痛；腑气不降，故见肠鸣矢气，排便不畅；苔白，脉细弦为气滞之象。本证气郁日久化火，或耗伤正气，或推行乏力，可并见热结、气虚、血瘀之证。

（3）冷秘

1）症状：大便艰涩，腹痛拘急，腹满拒按，胁下偏痛，手足不温，呃逆呕吐，舌苔白腻，脉沉迟。

2）病机分析：多因外感阴寒之邪，或内伤久病，阳气耗伤，或过服生冷寒凉、伐伤阳气，阴寒内盛所致。寒凝于内，糟粕固于肠间，而失去正常传导功能，故见排便困难，发为冷秘。阴寒内盛，温煦失权，故见小便清长，喜热怕冷，少腹冷痛；舌淡苔白润，脉沉迟为寒凝之象。阳虚为寒凝之根本，故寒凝证多伴阳虚之证。

2. 虚秘

（1）气虚秘

1）症状：大便并不干硬，虽有便意，但排便困难，用力努挣则汗出短气，便后乏力，面白神瘁，肢倦懒言，舌淡苔白，脉弱。

2）病机分析：脾主运化，脾气虚弱，运化失职，糟粕内停，大肠传导无力，故虽有便意而临厕努挣；肺气虚弱，固摄无权，故汗出气短；脾气虚弱，化源不足，故见神瘁气怯，肢倦懒言；舌淡苔薄白，脉弱为气虚之象。本证若气虚日久，阳气耗伤，可见并见阳虚之证。

（2）血虚秘

1）症状：大便干结，面色无华，头晕目眩，心悸短气，健忘，口唇色淡，舌淡苔白，脉细。

2）病机分析：妇女产后，或大失血者，阴血丢失，络脉失养，不能下润大肠，肠道干涩，故见大便干结；血虚亦可致气虚，气血双虚，大肠推动乏力，以致大肠失去正常的传导功能，无力使大肠糟粕排出，也可致便秘。血虚则面色淡白无华，唇甲淡白，脉细涩；心血不足，故有心悸健忘；肝血不足，故头晕目眩。本证多与气虚、阴虚并存。

（3）阴虚秘

1）症状：大便干结，如羊矢状，形体消瘦，头晕耳鸣，两颧红赤，心烦少眠，潮热盗汗，腰膝酸软，舌红少苔，脉细数。

2）病机分析：年老体弱，或久病之后，阴液耗伤，尤其形体干瘦阴精亏虚者，使全身脏腑失去濡养，其阴精亏虚，肠燥失养，干涩不畅，可致大便干结，状如羊屎。阴液不能上承，则口干少津；阴虚火旺，可见颧红面赤；肾阴不足，故见潮热盗汗，腰膝酸软，眩晕耳鸣；舌红苔少，脉细小数均为阴虚之象。阴虚日久，阴血暗伤，可伴有血虚便秘之证。

（4）阳虚秘

1）症状：大便干或不干，排出困难，小便清长，面色㿠白，四肢不温，腹中冷痛，或腰膝酸冷，舌淡苔白，脉沉迟。

2）病机分析：气虚阳虚之体，或过食寒凉，损伤脾阳，脾阳不足，运化失职，津液不能正常运化输布，故见大便秘结。脾阳不振，阳气不能达于四末，故见畏寒肢冷；或年老体弱，命门火衰，下焦虚寒，故见少腹冷痛，或腰脊冷重，面色青淡；肾阳亏损，下焦温煦失权，阴液不得温而不能蒸发，故见小便清长，大便干或不干。本证多伴有寒凝证和气虚证。

四、治疗

（一）治疗思路

便秘的治疗应用通下为主，但绝不可单纯用泻下药，应针对不同的病因采取相应的治法。实秘为邪滞肠胃，壅塞不通所致，故以祛邪为主，给予泄热、温散、通导之法，使邪去便通；虚秘为肠失润养，推动无力而致，故以扶正为先，给予益气温阳、滋阴养血之法，使正盛便通。如《景岳全书·秘结》曰："阳结者邪有余，宜攻宜泻者也；阴结者正不足，宜补宜滋者也。知斯二者即知秘结之纲领矣。"

（二）基本治法

1. 泄热导滞，润肠通便法

（1）适应证：热秘。

（2）代表方：麻子仁丸加减。

（3）常用药：大黄、枳实、厚朴通腑泄热；麻子仁、杏仁、白蜜润肠通便；芍药养阴和营。

（4）加减：津液已伤，加生地、玄参、麦冬滋阴生津；肺热气逆，咳喘便秘，加瓜蒌仁、苏子、黄芩清肺降气以通便；兼郁怒伤肝，易怒目赤，加服更衣丸以清肝通便；燥热不甚，或药后大便不爽者，可用青麟丸以通腑缓下，以免再秘；若兼痔疮、便血，可加槐花、地榆清肠止血；热势较盛，痞满燥实坚，可用大承气汤急下存阴。

2. 顺气润肠，导滞通下法

（1）适应证：气秘。

（2）代表方：六磨汤加减。

（3）常用药：木香调气；乌药顺气；沉香降气；大黄、槟榔、枳实破气行滞。

（4）加减：腹部胀痛加厚朴、大腹皮、莱菔子以助理气；便秘腹痛，舌红苔黄，气郁化火，加黄芩、栀子、龙胆草清肝泻火；气逆呕吐加旋覆花、代赭石、郁金、枇杷叶；若七情郁结，忧郁寡言者，加白芍、柴胡、合欢皮疏肝解郁；若跌仆损伤，腹部术后，便秘不通，属气滞血瘀者，可加红花、赤芍、桃仁活血化瘀。

3. 温里散寒，通便止痛法

（1）适应证：冷秘。

（2）代表方：温脾汤合半硫丸加减。前方温中散寒，导滞通便，用于冷积便秘，腹痛喜温喜按者；后方温肾祛寒散结，适用于老年虚冷便秘，怯寒，四肢不温者。

（3）常用药：附子温里散寒；大黄荡涤积滞；党参、干姜、甘草温中益气；当归、肉苁蓉养精血，润肠燥；乌药理气。

（4）加减：便秘腹痛加枳实、厚朴、木香助泻下之力；腹部冷痛，手足不温，加高良姜、小茴香增散寒之功。

4. 益气健脾，润肠通便法

（1）适应证：气虚秘。

（2）代表方：黄芪汤加减。

（3）常用药：黄芪补脾肺之气；麻仁、白蜜润肠通便；陈皮理气。

（4）加减：乏力汗出加白术、党参补中益气；排便困难，腹部坠胀，可合用补中益气汤升提阳气；气息低微，懒言少动，加用生脉散补肺益气；肢倦腰酸，可用大补元煎滋补肾气；脘腹痞满，舌苔白腻，加白扁豆、生薏苡仁健脾祛湿；脘胀纳少加炒麦芽、砂仁和胃导滞。

5. 养血润燥法

（1）适应证：血虚秘。

（2）代表方：润肠丸加减。

（3）常用药：当归、生地滋阴养血；麻仁、桃仁润肠通便；枳壳引气下行。

（4）加减：面白、眩晕甚，加玄参、何首乌、枸杞子养血润肠；手足心热，午后潮热，加知母、胡黄连清虚热；阴血已复，便仍干燥，可用五仁丸润滑肠道。

6. 滋阴通便法

（1）适应证：阴虚秘。

（2）代表方：增液汤加减。

（3）常用药：玄参、麦冬、生地滋阴生津；当归、石斛、沙参滋阴养血，润肠通便。

（4）加减：口干面红，心烦盗汗，加白芍、玉竹助养阴之力；便秘干结如羊屎状，加火麻仁、柏子仁、瓜蒌仁增润肠之效；胃阴不足，口干口渴，可用益胃汤；若肾阴不足，腰膝酸软，可用六味地黄丸；阴亏燥结，热盛伤津，可用增液承气汤增水行舟。

7. 温阳通便法

（1）适应证：阳虚秘。

（2）代表方：济川煎加减。

（3）常用药：肉苁蓉、牛膝温补肾阳；附子、火麻仁润肠通便，温补脾阳；当归养血润肠；升麻、泽泻升清降浊；枳壳宽肠下气。

（4）加减：寒凝气滞，腹胀较甚，加肉桂、木香温中行气止痛；胃气不和，恶心呕吐，加半夏、砂仁和胃降逆。

五、医案举例

（一）案一

王某，女，59岁。

初诊：2011年5月19日。

主诉：便秘间作10年。

现症：大便干，数日一行。平素靠泻药排便，伴腹胀，嗳气，口干、口苦，口中有异味。纳少，眠安，手足心热。

辅助检查：结肠镜：未见异常。

望、切诊：舌红，苔黄腻，脉弱。

辨证分析：患者为中老年妇女，长期情志不畅，导致肝气郁结，肝失疏泄，肝脾不和，脾不化湿，日久郁而化热，导致湿热郁阻，中焦气机不畅，大肠传导失司，故发生便秘。舌红，苔黄腻，脉弱，为湿热郁阻、脾气虚弱之征象。

西医诊断：功能性便秘。

中医诊断：便秘（肝气郁滞，湿热中阻）。

治法：疏肝理气，清热化湿。

方药：醋柴胡10g　郁金20g，香附15g，茵陈30g，炒栀子15g，白芍30g，金钱草30g，莱菔子30g，黄芩10g，龙胆草5g，枳实10g，厚朴10g，地骨皮30g，青蒿10g。

二诊：2011年5月26日。大便3~4日未行，排出困难。腹胀，嗳气，晨起口苦，咽干，手足心热。舌暗，苔白，脉弱。

辨证分析：患者大便干燥，且咽干，手足心热，舌暗苔白，脉弱，为阴虚肠燥、脾气虚弱之象，故予增液汤、当归补血汤、四君子汤等组方加减治疗。

方药：玄参30g，麦冬15g，生地10g，生黄芪30g，当归20g，党参10g　茯苓15g，生白术30g，黄芩10g，黑芝麻30g，龙胆草5g，白芍30g，槟榔10g，枳实10g。

三诊：2011年6月2日。腹胀，嗳气，晨起口干，口苦，偶有胃灼热，大便质可，1~2日一行，量少。舌暗红，苔黄，脉弱。

辨证分析：患者嗳气，晨起口干，口苦，偶有胃灼热，舌暗红，苔黄，脉弱，为肝胃郁热表现，故予龙胆泻肝汤加减治疗。

方药：醋柴胡10g，炒栀子15g，黄芩10g，大腹皮10g，郁金20g，白芍30g，龙胆草10g，槟榔10g，香附15g，金钱草30g，枳实10g，北沙参30g，茵陈30g，莱菔子30g，厚朴10g，麦冬20g。

四诊：2011年6月9日。嗳气好转，大便2日一行，质可，腹胀，下午及夜间明显，晨起口干，口苦，口中有异味。舌暗，苔薄黄，脉弦滑。

辨证分析：患者舌脉表现提示有痰热中阻，气机不畅，腑气不通，故予温胆汤合旋覆代赭汤加减治疗。

方药：陈皮10g，半夏10g，茯苓20g，炙甘草5g，枳实10g，竹茹10g，胆南星5g，郁金20g，石菖蒲20g，红景天30g，丹参30g，旋覆花10g，生赭石30g，枳壳10g，厚朴10g。

五诊：2011年6月23日。大便质可，3~4日一行，排便费力，嗳气，腹胀，出汗多。舌暗，苔白。

方药：玄参30g，当归20g，黑芝麻30g，麻黄根10g，麦冬15g，党参10g，旋覆花10g，莱菔子30g，生地10g，茯苓15g，生赭石30g，青皮10g，生黄芪30g，生白术30g，浮小麦30g，槟榔15g。

六诊：2011年6月30日。大便质可，2~3日一行，腹胀，弦滑。

方药：玄参30g，麦冬15g，生地黄10g，生黄芪30g，当归20g，红景天30g，茯苓15g，生白术30g，黑芝麻30g，旋覆花10g，生赭石30g，煅龙骨30g，煅牡蛎30g，莱菔子30g，青皮10g，火麻仁30g。

七诊：2011年7月7日。受凉后腹胀，心悸，无胸闷、胸痛，晨起口苦、口干，乏力，纳可，大便质可，2日一行，量少。舌暗，苔黄腻，脉弱。

方药：醋柴胡10g，郁金20g，香附15g，黄芩10g，炒栀子15g，白芍30g，金钱草

30g，丹参 30g，青皮 10g，陈皮 10g，红景天 30g，生黄芪 30g，远志 10g，生龙骨 30g，生牡蛎 30g，龙胆草 5g。

八诊：2011 年 7 月 14 日。大便每日 1 次，质可，腹胀消失，心悸，出汗多，腿酸，纳可。舌暗，苔白，脉弱。

（1）辨证分析：患者年轻女性，因学习紧张、情绪不畅导致肝气郁结、气机不畅。大肠乃传导之官，因气机不畅故导致大肠传导失职，出现便秘。肝气郁结横逆犯胃，导致肝胃不和，胃失和降，故出现胃胀、胃脘嘈杂不适、反酸、恶心等。其口干、舌红、苔白腻花剥，说明兼有阴虚肠燥之象。

（2）方药：醋柴胡 10g，丹参 30g，生黄芪 30g，龙胆草 6g，郁金 20g，青皮 10g，远志 10g，浮小麦 30g，香附 15g，陈皮 10g，生龙骨 30g，紫石英 10g，白芍 30g，红景天 30g，生牡蛎 30g。

按语：该病例患者在不同的病理阶段，其病证表现不一，有以肝气郁结、湿热中阻为主，有以脾气虚弱、阴虚肠燥为主，临床上当审证求因，审因论治。该病例体现了在疾病不同的发展阶段，其病证不尽相同，因此治疗也大相径庭，阐明了中医的整体观和辨证施治思想精髓在临床中的指导作用。

（二）案二

未某，女，22 岁。

初诊：2010 年 1 月 14 日。

主诉：便秘 4 年余。

现症：大便 1~2 日一行，排出困难，腹胀，靠服泻药排便，大便质软，有排不净感。时有胃胀，胃脘嘈杂不适，时有恶心、反酸，口干，月经延迟，眠欠佳。

望、切诊：舌红，苔白腻花剥，脉弦滑。

西医诊断：便秘原因待查。

中医诊断：便秘（肝气郁结，阴虚肠燥）。

治法：疏肝理气，滋阴润肠。

方药：醋柴胡 10g，郁金 20g，香附 15g，茵陈 30g，莱菔子 30g，槟榔 10g，鹅枳实 10g，旋覆花 10g，生赭石 30g，元参 30g，麦冬 15g，生地黄 10g，7 剂，每日 1 剂，水煎服，每日 2 次。

中成药：大补阴丸 60g×2 瓶/6g，口服，每日 2 次。

穴位贴敷：化瘀清胃 - 神阙。

建议：排便造影检查。

二诊：2010 年 1 月 21 日。

大便排出困难，每日 1 次，量少，腹胀，时有胃胀，眠欠佳，乏力，口干。舌红，苔黄花剥，脉弦滑。

辅助检查：排便造影：直肠前突；结肠下垂；直肠黏膜松弛。

方药：元参 30g，麦冬 15g，生地黄 10g，生黄芪 60g，当归 20g，党参 10g，茯苓 15g，生白术 30g，火麻仁 30g，黑芝麻 30g，升麻 10g，红景天 30g，北柴胡 10g，黄芩

10g7 剂，每日 1 剂，水煎服，每日 2 次。

中成药：亮菌口服液（10mL×6 支）×7 盒/2 支，口服，每日 3 次。

西药：螺旋藻片（0.2g×80 片）×2 盒/4 片，口服，每日 3 次。

穴位贴敷：化瘀清胃 – 神阙。

建议：平时多做提肛运动，形成排便反射。

三诊：2010 年 1 月 28 日。腹胀，大便排出困难，量少，口干，月经延后。舌红，苔黄花剥，脉弦细。

方药：醋柴胡 10g，郁金 20g，香附 15g，茵陈 30g，炒栀子 15g，白芍 30g，金钱草 30g，丹参 30g，赤芍 30g，瓜蒌 30g，虎杖 30g，鹅枳实 10g，莱菔子 30g，桔梗 20g，芒硝 10g，7 剂，每日 1 剂，水煎服，每日 2 次。

中成药：枳实导滞丸 36g×4 盒/9g，口服，每日 2 次。

西药：培菲康（0.21g×24 粒）×10 盒/0.84g，口服，每日 3 次。

四诊：2010 年 2 月 4 日。大便每日 1 次，量尚可，质可，有排不净感，伴有腹胀；胃胀，食后明显；口干，纳可，眠安。舌暗红，苔黄花剥，脉弦细。

方药：上方加元参 30g，7 剂。

西药：培菲康（0.21g×24 粒）×4 盒/0.84g，口服，每日 3 次。

穴位贴敷：化瘀清胃 – 神阙。

五诊：2010 年 2 月 11 日。大便每日 1～2 次，不成形，时有排不净感，时有胃胀、腹胀，食欲缺乏。舌红，苔黄花剥，脉弦滑。

方药：醋柴胡 10g，炒栀子 15g，赤芍 30g，莱菔子 30g，郁金 20g，白芍 30g，瓜蒌 30g，白头翁 10g，香附 15g，金钱草 30g，虎杖 30g，黑芝麻 30g，茵陈 30g，丹参 30g，鹅枳实 10g，元参 30g，7 剂，每日 1 剂，水煎服，每日 2 次。

六诊：2010 年 2 月 25 日。大便每日 1 次，不成形，腹胀减轻，口干，口中有异味，时有胃脘部嘈杂不适。乏力，纳可，眠安。右下肢微有凹陷性水肿。舌红，苔薄白，脉弦细。

方药：上方加红景天 30g，7 剂。

中成药：肠泰合剂（10mL×10 支）×5 盒/2 支，口服，每日 3 次。

西药：复方阿嗪米特肠溶片 20 片×2 盒/1 片，口服，每日 3 次。螺旋藻片（0.2g×80 片）×2 盒/4 片，口服，每日 3 次。

七诊：2010 年 3 月 4 日。大便每日 1 次，量少，质可，有排不净感，伴有腹胀，尿黄，夜间小便频多，时有腰酸，乏力，时有胃胀，纳少，口干，时有晨起眼睑肿，右下肢微有凹陷性水肿，眠差。舌暗淡，苔白剥，脉弦滑。

方药：元参 30g，当归 20g，黑芝麻 30g，续断 30g，麦冬 15g，党参 10g，枸杞子 30g，莱菔子 30g，生地黄 10g，茯苓 15g，女贞子 30g，合欢花 30g，生黄芪 30g，生白术 30g，旱莲草 30g，首乌藤 30g，7 剂，每日 1 剂，水煎服，每日 2 次。

中成药：乌灵胶囊（0.33g×36 粒）×2 盒/3 粒，口服，每日 3 次。

西药：螺旋藻片（0.2g×80 片）×2 盒/4 片，口服，每日 3 次。

八诊：2010 年 3 月 11 日。大便每日 1 次，不成形，有排不净感，口干，口中有异味，水肿较前减轻，时有胃胀，眠欠佳，多梦。舌淡，苔白剥，脉弦细。

方药：元参 30g，麦冬 15g，生地黄 10g，生黄芪 30g，当归 20g，党参 10g，茯苓 15g，黄芩 10g，黄连 5g，枸杞子 30g，女贞子 30g，旱莲草 30g，怀牛膝 15g，生杜仲 15g，红景天 30g，炒枣仁 30g，7 剂，每日 1 剂，水煎服，每日 2 次。

中成药：肠泰合剂（10mL × 10 支）× 5 盒/2 支，口服，每日 3 次。乌灵胶囊（0.33gx36 粒）x2 盒/3 粒，口服，每日 3 次。

穴位贴敷：化瘀清胃 – 神阙。

九诊：2010 年 3 月 18 日。大便每日 1 次，质可，排便规律。因饮食不适出现胃痛，反酸，时有恶心。腰酸，夜尿多，眠差。舌红，苔白，脉弦细滑。

方药：元参 30g，当归 20g，黄连 5g，海螵蛸 30g，麦冬 15g，党参 10g，红景天 30g，瓦楞子 30g，生地黄 10g，茯苓 15g，旋覆花 10g，生龙骨 30g，生黄芪 30g，黄芩 10g，生赭石 30g，生牡蛎 30g，7 剂，每日 1 剂，水煎服，每日 2 次。

中成药：同上。

西药：枸橼酸钾溶液 100mL（10%）×2 瓶/20mL，口服，每日 3 次。

穴位贴敷：化瘀清胃 – 神阙。

十诊：2010 年 3 月 25 日。大便每日 1 次，不成形，排便已规律，口干，口中有异味，腰酸楚，眠差，多梦，乏力。舌红，苔花剥，脉弦细。

方药：元参 30g，麦冬 15g，生地黄 10g，生黄芪 30g，当归 20g，党参 10g，茯苓 15g，黄芩 10g，红景天 30g，女贞子 30g，旱莲草 30g，枸杞子 30g，生磁石 30g，7 剂，每日 1 剂，水煎服，每日 2 次。

中成药：肠泰合剂（10mL × 10 支）× 5 盒/2 支，口服，每日 3 次。乌灵胶囊（0.33g ×36 粒）×2 盒/3 粒，口服，每日 3 次。

十一诊：2010 年 4 月 1 日。大便每日 1 次，不成形，有排不净感，口干，腰酸，乏力，睡眠好转，时有饮食不适后出现胃脘不适，恶心。舌红，苔白剥，脉弦滑。

方药：陈皮 10g，黄芩 10g，佩兰 10g，续断 30g，清半夏 10g，黄连 6g，旋覆花 10g，北沙参 15g，茯苓 20g，炒栀子 10g，生赭石 10g，麦冬 15g，生甘草 3g，藿香 10g。7 剂，每日 1 剂，水煎服，每日 2 次。

中成药：同上。

第五节　中　风

一、病因病机

中风的发生多是在内伤积损的基础上，复因劳逸失度、情志不遂、饮酒饱食或外邪侵袭等触发，引起脏腑阴阳失调，血随气逆，肝阳暴涨，内风旋动，夹痰夹火，横窜经脉，蒙蔽神窍，从而发生猝然昏倒、半身不遂诸症。

（一）病因

1. 积损正衰　《内经》云："人年四十而阴气自半，起居衰矣。"年老体弱，或久病气血亏损，元气耗伤，脑脉失养。气虚则运血无力，血流不畅，而致脑脉瘀滞不通；阴血亏虚则阴不制阳，内风动起携痰浊、瘀血上扰清窍，突发本病。正如《景岳全书·非风》说："猝倒多由昏愦，本皆内伤积颓败而然。"

2. 劳倦内伤 《素问·生气通天论》说："阳气者，烦劳则张。"烦劳过度，耗气伤阴，易使阳气升张，引动风阳，内风旋动，气火俱浮，或兼夹痰浊、瘀血上扰清窍脉络。若纵欲过度，房劳不节，引动心火，损伤肾水，水不制火，则阳亢风动。因肝阳暴涨，血气上涌骤然而中风者，病情多重。

3. 饮食不节 脾胃为后天之本，过食肥甘醇酒、辛香炙煿之品，致使脾胃受伤，脾失运化，痰浊内生，郁久内热，痰热互结，壅滞经脉，上蒙清窍；或素体肝旺，气机郁结，克伐脾土，痰浊内生；或肝郁化火，烁津成痰，痰郁互结，携风阳之邪，窜扰经脉，发为本病。此即《丹溪心法·中风》所谓："土生痰，痰生热，热生风也。"

4. 情志所伤 七情失调，肝失条达，气机郁滞，血行不畅，瘀结脑脉；暴怒，肝阳暴涨，或心火暴盛，风火相煽，血随气逆，上冲犯脑。凡此种种，均易引起气血逆行，上扰脑窍而发为中风。尤以暴怒引发本病者最为多见。

此外，本病常见的诱因有气候骤变、烦劳过度、情志相激、跌仆努力等。

（二）病机

中风形成的基本病机为阴阳失调，气血逆乱，上犯于脑。轻者中经络，重者入脏腑。

中风病位在心脑，与肝肾密切相关。《素问·脉要精微论》说："头者，精明之府。"李时珍《本草纲目》指出脑为"元神之府"，神明为心脑所主。病理基础为肝肾阴虚。因肝肾之阴下虚，则肝阳易于上亢，复加饮食起居不当，情志刺激或感受外邪，气血上冲于脑，神窍闭阻，故猝然昏仆，不省人事。

病理因素主要为风、火、痰、气、瘀，其形成与脏腑功能失调有关。如肝肾阴虚，阳亢化火生风，或五志化火动风。脾失健运，痰浊内生，或火热炼液为痰。暴怒血菀于上，或气虚无力推动，皆可致瘀血停滞。四者之间可互相影响或兼见同病，如风火相煽、痰瘀互结等。严重时风阳痰火与气血阻于脑窍，横窜经络，出现昏仆、失语、㖞僻不遂。

病理性质多属本虚标实。本为肝肾阴虚，气血衰少；标为风火相煽，痰湿塞盛，瘀血阻滞，气血逆乱。发病之初，邪气鸱张，风阳痰火炽盛，气血上菀，故以标实为主；如病情剧变，在病邪的猛烈攻击下，正气急速溃败，可以正虚为主，甚则出现正气虚脱。后期因正气未复而邪气独留，可留后遗症。

由于病位浅深、病情轻重的不同，又有中经络和中脏腑之别。若肝风夹痰，横窜经络，血脉瘀阻，气血不能濡养机体，则见中经络之证，表现为半身不遂，口舌歪斜，不伴神志障碍；若风阳痰火蒙蔽神窍，气血逆乱，上冲于脑，则见中脏腑重症，络损血溢；瘀阻脑络，可致猝然昏倒，不省人事。因邪正虚实的不同，而有闭脱之分及由闭转脱的演变，闭证之中腑者，因肝阳暴亢或痰热腑实，风痰上扰，见㖞僻不遂、神志欠清、大便不通；中脏者，风阳痰火内闭神窍，脑络瘀阻，则见昏仆、不省人事、肢体拘急等闭证。因于痰火瘀热者，为阳闭；因于痰浊瘀阻者，为阴闭。若风阳痰火炽盛，进一步耗灼阴精，阴虚及阳，阴竭阳亡，阴阳离决，则出现脱证，表现为口开目合、手撒肢冷、气息微弱等虚脱症状。由此可见，中风的发生，病机虽然复杂，但归纳起来不外虚（阴虚、血虚）、火（肝火、心火）、风（肝风、外风）、痰（风痰、湿痰）、气（气逆、气滞）、血（血瘀）六端。

恢复期因气血失调，血脉不畅而后遗经络形证。中脏腑者病情危重，经积极抢救治疗，可使患者脱离危险，神志渐趋清醒，但因肝肾阴虚，气血亏损未复，风、火、痰、瘀之邪留滞经络，气血运行不畅，而仍留有半身不遂、口歪或不语等后遗症，一般恢复较难。

二、诊断与病证鉴别

（一）诊断依据

（1）具有突然昏仆、不省人事、半身不遂、偏身麻木、口舌歪斜、言语塞涩等特定的临床表现。轻者仅见眩晕、偏身麻木、口舌歪斜、半身不遂等。

（2）多急性起病，好发于 40 岁以上。

（3）发病之前多有头晕、头痛、肢体一侧麻木等先兆症状。

（4）常有眩晕、头痛、心悸等病史，病发多有情志失调、饮食不当或劳累等诱因。

（二）病证鉴别

1. 口僻　口僻俗称吊线风，主要症状是口舌歪斜，常伴耳后疼痛，口角流涎，言语不清，但无半身不遂或神志障碍等表现，多因正气不足，风邪入络，气血痹阻所致，不同年龄均可罹患。

2. 厥证　厥证也有突然昏仆、不省人事之表现，一般而言，厥证神昏时间短暂，发作时常伴有四肢逆冷，可自行苏醒，醒后无半身不遂、口舌歪斜、言语不利等表现。

3. 痉证　痉证以四肢抽搐、项背强直，甚至角弓反张为主症，发病时也可伴有神昏，需与中风闭证相鉴别。痉证患者之神昏多出现在抽搐之后，而中风患者多在起病时即有神昏，而后可以出现抽搐。痉证患者抽搐时间长，中风者抽搐时间短。痉证患者无半身不遂、口舌歪斜等症状。

4. 痿证　痿证可以有肢体瘫痪、活动无力等类似中风之表现；中风后半身不遂日久不能恢复者，亦可见肌肉瘦削，筋脉弛缓，两者应予以区别。痿证一般起病缓慢，以双下肢瘫痪或四肢瘫痪为多见；而中风的肢体瘫痪多起病急骤，且以偏瘫不遂为主。痿证起病时无神昏，中风则常有不同程度的神昏。

5. 痫证　痫证发作时起病急骤，突然昏仆倒地，与中风相似。但痫证为阵发性神志异常的疾病，卒发仆地时常口中作声，如猪羊啼叫，四肢频抽而吐白沫；中风则仆地无声，一般无四肢抽搐及口吐涎沫的表现；痫证之神昏多为时短暂，移时可自行苏醒，醒后一如常人，或留有轻度头昏、乏力等症，但可再发；中风患者昏仆倒地，其神昏症状严重，持续时间长，难以自行苏醒，需及时治疗方可逐渐清醒。中风多伴有半身不遂、舌歪斜等症，亦与痫证不同。

（三）相关检查

中风与西医急性脑血管病相近，临床可进行脑脊液、眼底及 CT、MRI 等检查。短暂性脑缺血发作检查无明显异常。局限性脑梗死，患者脑脊液压力不高，常见在正常范围，蛋白质可高至 60～70mg。头颅 CT 和 MRI 可显示梗死区，并有助于和出血性脑中风鉴别。在起病后 1 周，CT 能正确诊断大脑或涉及半球内直径在 1cm 或更大的血肿。对于脑干内小的血肿或血块已变为和脑组织等密度时，MRI 的诊断比 CT 可靠。原发性蛛网膜下隙出血（SAH）主要原因为动脉瘤破裂和动静脉血管畸形。早期 CT 扫描可显示破裂附近脑池或脑裂内有无凝血块，脑内或硬膜下血肿是否合并脑出血。MRI 对 SAH 的诊断并不可靠，无 CT 条件下，可谨慎进行脑脊液检查。

三、辨证

（一）辨证思路

中风当辨中经络、中腑、中脏。中经络者虽有半身不遂、口舌歪斜、言语不利，但意识清楚；中腑则见二便闭塞不通，虽有神志障碍但无昏迷；中脏则肢体不用，昏不知人。

（二）类证鉴别

1. 中脏腑辨闭证与脱证　闭证属实，因邪气内闭清窍所致。症见神志昏迷，牙关紧闭，口噤不开，两手握固，肢体强痉等。脱证属虚，乃为五脏真阳散脱、阴阳即将离决之候。临床可见神志昏愦无知，目合口开，四肢松懈瘫软，手撒肢冷汗多，二便自遗，鼻息低微等。

2. 闭证辨阳闭和阴闭　阳闭有瘀热痰火之象，如身热面赤，气粗鼻鼾，痰声如拽锯，便秘溲黄，舌苔黄腻，舌绛干，甚则舌体卷缩，脉弦滑而数。阴闭有寒湿痰浊之征，如面白唇紫，痰涎壅盛，四肢不温，舌苔白腻，脉沉滑等。

（三）证候

中风当分急性期、恢复期和后遗症期：急性期为发病后 2 周以内，中脏腑可至 1 个月；恢复期为急性期结束至 6 个月之内；后遗症期为病程超过 6 个月者。

1. 急性期

（1）中经络：半身不遂，或偏身麻木，肢体力弱，口舌喝斜，舌强语謇或不语，意识清楚，无神识昏迷。

1）风痰入络证

症状：平素及发病前，常有眩晕、头痛，卒然手足不遂，舌强语謇，拘急疼痛，身重，肌肤不仁，口角流涎，或仅见口舌歪斜，舌苔薄白腻，脉弦滑或弦数。

病机分析：本证为肝风夹痰窜于经络，气血闭阻。因肝风夹痰，上扰清空，可见眩晕，头痛；肝风与痰浊相合，风痰上扰，与气血阻于脑窍，横窜经络，故出现手足不遂，舌强语謇，口舌喝斜；痰浊阻滞，困滞周身，脉络不通，故见身重，拘急疼痛，肌肤不仁；舌苔薄白腻，脉弦滑或弦数，均为肝风夹痰之象。

2）风阳暴亢证

症状：卒然半身不遂，肢体强痉，或手足重滞不利，口舌歪斜，舌强语謇，眩晕，头胀痛，面红目赤，烦躁不安，口苦咽干，尿黄便干，舌质红苔黄，脉弦数。

病机分析：本证为肝阳化风，风火上扰，走窜络脉。因肝火旺盛，邪气鸱张，风阳暴亢，气血上菀，阻滞脑络，故见半身不遂，口舌歪斜，舌强语謇；肝火炽盛，阳亢化风，风阳上扰，可见眩晕，头胀痛，面红目赤，烦躁不安；肝火耗伤阴津，故见咽干，尿黄，便干；舌质红苔黄，脉弦数亦为肝阳暴亢之象。

（2）中腑

1）腑热上冲证

症状：神昧，身热，气粗，腹部胀满，按之有痛感，大便秘结，面赤，肢体强痉，口噤，口秽，舌僵，苔黄腻，舌质红而干，脉弦滑数。

病机分析：本证为阳明热结，腑浊上蒸，蒙蔽清窍。因浊气壅结，上扰清明，故见神昧；脑窍受阻，气血运行失常，故见口噤，舌僵；阳明热盛，热与糟粕充斥肠道，结而不通，故见腹部胀满，按之疼痛，大便秘结；腑中实热，弥漫于经，故面赤，身热，气粗；腑气不通，浊气不得下泄而上逆，故见口秽；阳明热结，耗伤阴津，见舌质红而干，脉弦滑数。

2）风痰火亢证

症状：神志迷糊，喉中痰鸣有声，口多痰涎，大便秘结，气粗，躁扰不安，面赤，肢体拘急，抽搐，偏瘫，失语，舌苔黄浊腻，舌体歪斜，脉弦滑。

病机分析：本证为痰火内发，火盛生风，蒙蔽神机。因风痰火亢，上扰脑窍，阻滞脉络，故见神志迷糊，偏瘫，失语，舌体歪斜；水津输布失常，痰涎壅盛，见喉中痰鸣有声，口多痰涎；火性炎上，则见面赤；热扰心神，则躁扰不安；肠热津亏，传导失司，势必大便秘结；火盛生风，风性善行而数变，故见肢体拘急，甚则抽搐；舌苔黄浊腻，脉弦滑为风痰火亢之象。

3）瘀热阻窍证

症状：神志昏蒙，恍惚欠清，躁扰不宁，半身不遂，口舌歪斜，舌僵语謇，身热，腹满，便秘，身热夜甚，或自觉烦热、烘热、潮热，或见吐血、黑便，面唇潮红或暗红或深紫，舌质红绛或暗紫，苔黄燥，脉弦数或结。

病机分析：本证为热与血搏，血随气逆，瘀热上冲，阻滞窍络。瘀热相搏，气血上冲，闭阻神窍，故见神志昏蒙，躁扰不宁；患者营血，邪陷心肝，窜扰经络，则见半身不遂，口舌歪斜，舌僵语謇；热盛壅滞，故见身热；血蓄下焦，肠腑气机壅滞，通降失司，故见腹满，便秘；瘀热相搏，热势上炎扰心或蒸达于外，故身热夜甚，或自觉烦热、烘热、潮热；瘀热相搏，血菀于上，则见面唇潮红或暗红或深紫；热盛动血耗血，故见吐血或黑便；舌质红绛或暗紫，苔黄燥，脉弦数或结，为瘀热阻窍的舌脉表现。

（3）中脏

1）阳闭证（痰火瘀闭证）

症状：猝然昏倒，躁动不安，痰涎壅盛，呼吸气粗，口噤不开，两目上视，口舌歪斜，两手握固，身热，面赤，便秘，肢体强痉，舌苔黄腻，舌质红，脉弦滑数。

病机分析：本证为痰火壅盛，阳亢风动，气血上逆，瘀阻神机。风火痰瘀胶结，阻滞脑窍，神机失用，故猝然昏倒，口噤不开，口舌㖞斜；痰火热盛，则面赤，气粗，身热，便秘；阳亢风动，风胜则两手握固，肢体强痉；舌苔黄腻，舌质红，脉弦滑数均为痰火瘀闭之象。

2）阴闭证（痰浊瘀闭证）

症状：神志昏沉，静而不烦，迷闷少动，喉中痰壅如鼾，牙关咬紧，口闭目开，身不热，或四肢逆冷，肢体不用，面唇暗，舌苔白滑腻，舌质淡紫，脉沉滑或弦缓。

病机分析：本证为痰浊上蒙，瘀阻窍络，郁蔽神机。痰浊蒙蔽清空，神机失用，故神志昏沉，静而不烦；津液失布，痰涎壅盛，则见喉中痰壅如鼾；痰瘀阻滞，故见面唇暗，舌质紫暗，脉沉滑或弦缓。

3）阴竭阳脱证

症状：神志昏愦，口开，目合，手撒，肢体瘫软，遗尿，气促息微，大便失禁，汗多如珠，质黏如油，或清冷如水，瞳神散大。或面颧潮红，身温，舌痿，舌干，舌质红绛，脉细数；或面色苍白，四肢厥冷，舌体卷缩，舌质淡紫，脉沉细欲绝或浮大无根。

病机分析：本证为阴气耗竭，阴伤及阳，而致阴竭阳亡。中风重症，阴阳耗竭，神机失用，可见神志昏愦，瞳神散大；阴竭阳脱，阴阳离绝，故见气促息微，二便失禁，汗多；脉沉细欲绝或浮大无根，均为阴竭阳脱之象。

2. 恢复期

（1）风痰瘀阻证

症状：半身不遂，手足拘急掣痛，肢体重滞麻木，口舌歪斜，舌强语謇或不语，口角流涎，神情呆滞，舌质暗紫，苔白滑，脉弦滑。

病机分析：本证为风痰入络，久病血瘀。风痰瘀相合，阻滞经络，故见半身不遂，口舌歪斜，舌强语謇；风痰入络，脉络不通，则手足拘急掣痛，肢体重滞麻木；舌质暗紫，苔白滑，脉弦滑亦为风痰瘀阻之象。

（2）气虚络瘀证

症状：肢体偏枯不用，手足酸软无力，痛痒不知，或有麻木刺痛，神疲，气短，少言，语謇，面色萎黄，舌质淡紫，或有瘀斑，脉细涩或细弱。

病机分析：本证为气虚不能运血，络痹血瘀。瘀血阻滞脑窍，故肢体偏枯不用，语謇；气虚则手足无力，神疲，气短，面色萎黄；气虚血瘀表现在舌脉上即为舌质淡紫或有瘀斑，脉细涩或细弱。

（3）阴虚风动证

症状：半身不遂，手足搐搦或瘛疭，口舌歪斜，舌峭颤抖，舌暗不语，头晕，目眩，耳鸣，心烦躁扰，舌质红少苔，脉细弦数。

病机分析：本证为肾虚肝旺，内风暗动。肾阴亏虚，水不涵木，肝风内动，故见手足搐搦或瘛疭，舌体颤抖；肾水不足，脑海失充或肝阳上亢，则见头晕，目眩，耳鸣；肾水亏虚，水火失济，心火偏亢，故心烦躁扰；舌质红少苔，脉细弦数，为阴虚风动之象。

（4）肝肾亏虚证

症状：手足瘫缓不收，酸麻不仁，腰腿软弱，足废不能行，或患肢僵硬，拘挛变形，肌肉萎缩，舌质淡红，脉细。

病机分析：本证为肝肾精血不足，筋脉失养。肝肾同源，肝血不足下及肾阴，肾水亏竭不能上滋肝木，精血不足，肝脉失养，故见手足瘫缓，酸麻不仁，腰腿软弱，足废不行，日久则肢体僵硬，拘挛变形，肌肉萎缩；舌质淡红，脉细均为肝肾亏虚之象。

四、治疗

（一）治疗思路

中经络以平肝息风，化痰祛瘀通络为主。中腑者治当通瘀泄热，中脏闭证则当息风清火，豁痰开窍通腑，脱证急宜救阴回阳固脱；对内闭外脱之证，则尚醒神开窍与扶正固脱兼用。中风恢复期（后遗症），多为虚实兼夹，当扶正祛邪，标本兼顾，平肝息风、化痰祛瘀与滋养肝肾、益气养血并用。

（二）基本治法

1. 祛风化痰法

（1）适应证：中经络风痰入络证。

（2）代表方：真方白丸子合牵正散加减。前方化痰通络，用于治疗风痰入客经络之证；后方祛风化痰止痉，用于中风口眼歪斜之证。

（3）常用药：天麻、豨莶草、钩藤祛风和络；制白附子、天南星、半夏祛风化痰；僵蚕、全蝎、地龙等虫类药搜风化痰通络；陈皮、枳壳理气豁痰。

（4）加减：风痰阻于心脾之络，语言不清，加菖蒲、远志祛痰宣窍；痰瘀交阻，舌紫有瘀斑，脉涩加桃仁、红花、赤芍；血虚络空，风邪人中，加秦艽、羌活、防风祛风，当归、鸡血藤养血和络。

2. 息风潜阳法

（1）适应证：中经络风阳暴亢证。

（2）代表方：镇肝息风汤加减。

（3）常用药：龙骨、牡蛎、石决明、珍珠母镇肝潜阳；龟板、白芍、玄参、生地滋阴息风；天麻、钩藤、菊花、夏枯草平肝息风；牛膝活血化瘀，引血下行。

（4）加减：风阳夹痰入络加僵蚕、地龙、炙全蝎、豨莶草；痰火内盛加天竺黄、陈胆星、竹沥、大黄、瓜蒌、知母、黄芩、山栀、丹皮。

3. 通腑泄热法

（1）适应证：中腑腑热上冲证。

（2）代表方：大承气汤合二黄泻心汤加减。前方峻下热结，用于阳明腑实之证；后方泻火解毒，燥湿泄痞，用于火盛热炽，大便干结之证。

（3）常用药：生大黄、芒硝、枳实通腑导滞泄热；黄连、黄芩清热泻火。

（4）加减：肢体强痉加钩藤、地龙、僵蚕、生石决明；因于外风诱发，肢体酸痛，身热，可仿三化汤意，配羌活祛风；热盛伤津，加天花粉、知母、麦冬、玄参；神志迷糊，烦躁加丹参、郁金，神昏明显另鼻饲安宫牛黄丸，通下与开窍并进。

4. 清火化痰法

（1）适应证：中腑风痰火亢证。

（2）代表方：黄连温胆汤合礞石滚痰丸加减。前方清心降火化痰，适用于痰热胶结而见虚烦不宁，不寐多梦之证；后方逐痰泻火，用于痰火壅盛，阳明腑实，大便燥结之证。

（3）常用药：黄连、黄芩清火；大黄、枳实、芒硝、礞石泻火逐痰；半夏、胆南星、瓜蒌、知母、天竺黄、竹沥清化痰热；郁金、菖蒲化痰开窍。

（4）加减：风痰入络，肢痉抽搐加僵蚕、地龙；风阳偏亢加石决明、牡蛎、钩藤、菊花、夏枯草；痰热伤津加沙参、麦冬、天花粉；若痰阻气道，喉中痰声辘辘，痰涌气憋，另饲猴枣散每次 0.3～0.6g，以豁痰镇惊。

5. 凉血通瘀法

（1）适应证：中腑瘀热阻窍证。

（2）代表方：犀角地黄汤合桃仁承气汤加减。前方清热解毒，凉血散瘀，用于热伤血络，蓄血留瘀之证；后方凉血祛瘀，用于热与血搏结之蓄血证。

（3）常用药：水牛角片、丹皮、赤芍、丹参、黑山栀凉血散瘀；大黄、芒硝、桃仁泻下瘀热；生地、石斛滋阴凉血；三七、泽兰活血化瘀；地龙息风通络；郁金、石菖蒲开窍醒神。

（4）加减：抽搐肢痉加生石决明、白薇、钩藤；口干舌红，尿少加玄参、知母、白茅根。

6. 辛凉开闭法（息风清火，豁痰开窍法）

（1）适应证：中脏阳闭证（痰火瘀闭证）。

（2）代表方：羚角钩藤汤合当归龙荟丸加减。前方功能凉肝息风，清热化痰，养阴舒筋，用于风阳上扰，蒙蔽清窍之证；后方清火泄热，用于火热炽盛所致之神志不宁、谵语发狂、大便秘结、小便赤涩。

（3）常用药：羚羊角（山羊角）、石决明、牡蛎、珍珠母息风潜阳；天麻、钩藤、白蒺藜、桑叶、菊花凉肝息风；贝母、胆南星、天竺黄、竹沥、半夏清化痰热；黄连、龙胆草、黄芩、山栀清肝泻火；郁金、远志、石菖蒲开窍醒神。

（4）加减：身热烦躁加石膏、知母；便秘，腹胀满，苔垢加大黄、芒硝、枳实、瓜蒌通腑泄热；肢体不遂，口歪，抽搐加僵蚕、地龙、全蝎祛风止痉；面红目赤，烦躁加丹皮、赤芍、山栀、白薇、怀牛膝凉血消瘀；痰热伤阴，舌红而干，苔糙，唇红加生地、天花粉、玄参、石斛。若神昏身热明显，应同时鼻饲安宫牛黄丸，神昏肢痉可用紫雪。亦可用醒脑静或清开灵静脉滴注。

7. 辛温开闭法（豁痰息风，宣郁开窍法）

（1）适应证：中脏阴闭证（痰浊瘀闭证）。

（2）代表方：涤痰汤合三生饮加减。前方以涤痰开窍见长，用于痰浊闭窍者；后方功善辛温行气化痰，用于痰气上壅，昏不知人之证。

（3）常用药：半夏、南星、茯苓、陈皮、枳实化痰理气；菖蒲、远志、郁金豁痰开窍；天麻、钩藤、僵蚕、白附子息风化痰。

（4）加减：寒痰内闭配制附子、制川乌；呼吸不畅加沉香、青皮、苏子；舌暗有瘀斑，脉涩加丹参、赤芍、川芎；寒痰伤阳，面苍肢冷，脉沉加入参、制附子。同时鼻饲苏合香丸，辛香理气，宣郁化浊，温通开窍。

8. 救阴回阳，益气固脱法

（1）适应证：中脏阴竭阳脱证。

（2）代表方：生脉散合参附汤加减。前方益气养阴，用于津气耗竭；后方补气回阳，用于阳气衰微，汗出肢冷欲脱。两方同用功能益气回阳，救阴固脱，主治阴竭阳亡之证。

（3）常用药：人参、制附子补气回阳；麦冬、五味子滋阴敛阳。

（4）加减：气阴两伤加玉竹、黄精；阴不敛阳，汗多气促加龙骨、牡蛎、山萸肉；神志昏昧加郁金、石菖蒲。并可用生脉注射液或参附注射液静脉滴注。若内闭外脱，则应开闭固脱并施；因痰火内闭而致亡阴者，参照凉开法；痰浊内闭而致亡阳者，参照温开法。

9. 搜风化痰祛瘀法

（1）适应证：恢复期风痰瘀阻证。

（2）代表方：解语丹加减。

（3）常用药：天麻、豨莶草、制白附子、全蝎、僵蚕、地龙祛风通络；胆星、半夏、远志、郁金、菖蒲化痰开窍；鸡血藤、丹参、桃仁、红花、泽兰、片姜黄活血行瘀。

（4）加减：肌肤不仁配乌梢蛇或白花蛇；肢体重滞配白芥子、竹沥；痰热偏盛配海蜇、荸荠、知母；因久病络瘀，手足刺痛，肢体不用，配山甲、水蛭、麝香。

10. 益气化瘀法

（1）适应证：恢复期气虚络瘀证。

（2）代表方：补阳还五汤加减。

（3）常用药：黄芪大补元气，养血活血；桃仁、红花、当归尾、川芎、赤芍、鸡血藤养血化瘀通脉；牛膝、地龙活血通络，引血下抒。

（4）加减：气虚明显加红参须；肢冷加桂枝；腰膝酸软加桑寄生、杜仲、川续断；头眩肢麻配天麻、豨莶草。

11. 滋阴息风法

（1）适应证：恢复期阴虚风动证。

（2）代表方：大定风珠加减。

（3）常用药：龟板、牡蛎、鳖甲育阴潜阳息风；白芍、麦冬、地黄、玄参、石斛滋阴柔肝。

（4）加减：眩晕、耳鸣加天麻、白蒺藜、钩藤；肢体润动配龙齿、紫贝齿、石决明，另服羚羊角粉；痰热阴伤加知母、天花粉、天冬、竹沥。

12. 滋养肝肾法

（1）适应证：恢复期肝肾亏虚证。

（2）代表方：地黄饮子加减。

（3）常用药：生地黄、石斛、麦冬滋肾养阴；制首乌、枸杞子、山萸肉补益精气；当归、鸡血藤、桑寄生养血和络。

（4）加减：肾阳虚加巴戟天、肉苁蓉温养；水冷火泛加制附子、肉桂引火归原；腰酸足软加杜仲、川断、牛膝；遗尿加菟丝子、益智仁；夹有痰浊加菖蒲、远志、茯苓化痰开窍。

五、医案举例

胡某，男，66 岁。1999 年 10 月 22 日初诊。

主诉右侧肢体活动不利 5 年余，加重 2 天。既往高血压病多年，1994 年 6 月中风，1995 年 3 月突发癫痫，1996 年 4 月中风复发。查头颅 CT 示左侧多发性脑梗死，右侧大脑出血。症见行路站立不稳，难以自主，右腿麻木，右手活动欠灵，有时足肿，大便干结，苔黄薄腻，舌质暗，脉细滑。近来血压不稳定。证属风痰瘀阻，痰热腑实。处方：熟大黄、生大黄（后下）各 5g，桃仁 10g，水蛭 3g，地龙 10g，鬼箭羽 12g，制胆南星、炙僵蚕各 10g，豨莶草 15g，石斛 12g，生地黄 15g，牛膝 10g，桑寄生、续断各 15g。14 剂。

二诊：大便通畅，但小便有时失控。守前方加煨益智仁、路路通各 10g 以助补肾通利，生大黄增至 6g。

三诊：右下肢仍乏力，但不麻，走路站立尚稳，右手活动尚灵，头不昏，大便秘，苔黄腻，质暗红，脉小弦滑。复查 CT：梗死灶明显缩小。仍从风痰瘀阻，肠腑燥热治疗。药用：生大黄（后下）15g，芒硝（分冲）6g，桃仁 10g，水蛭 5g，地龙 10g，豨莶草 15g，红花 10g，石斛、牛膝各 12g，炙僵蚕、胆南星、天麻各 10g。

四诊：上方加减服用半年余，肢体活动明显改善，间断服药，调理善后。

按：本例多发性脑梗死后遗肢体活动不利 5 年余，肢体活动不利加重 2 天，提示有复发可能。新病宿疾交杂，病情颇为错杂。新病风痰入络，久病多瘀，且大便干结，肠腑燥热较为突出，故辨证为风痰瘀阻，痰热腑实。内生之痰热夹风阳之邪上扰清窍，痹阻脑脉，滞于中焦，影响气机升降而致腑气不通，若不及时通畅腑气，则可令清阳不升，浊阴不降而使清窍蒙塞，加重病情。及时运用清热化痰、通腑祛瘀法可通畅腑气，祛瘀通络，敷布气血，促进半身不遂等症的恢复，还可清除肠胃痰热积滞，使浊邪不得上扰神明。再者可急下存阴，以防阴劫于内，阳脱于外。此例始用小剂量生、熟大黄 5g，到重剂生大黄 15g，才使腑通热清，病情稳定。

第六节　麻　木

一、病因病机

麻木的发生，多因风寒湿热六淫之邪外袭，或因内生痰瘀阻滞，或因劳伤久病，气血亏虚，导致营卫之气运行涩滞，气血运行不畅，不能荣养肌肤。

1. 风湿外袭　风、寒、湿、热之邪，乘入体卫表薄弱，腠理空虚之时，从外入侵，客于肌表经络，痹阻营卫，令气血运行受阻而发生麻木。风为百病之长，善行而数变，留着肌肤，其麻如有虫行之感，故有"风淫末疾"、"麻木为风"之说；湿邪黏腻重着，影响气机流通，与卫气相干，气道不利，卫气凝滞而行涩，故有"风麻湿木"之说。

风湿之邪客居之处，肌肤不得气煦血濡而顽麻沉重，久则气血失运，皮肤不荣，发为麻木。

2. 饮食不节　恣食肥甘厚腻或嗜酒辛辣，损伤脾胃，导致脾失健运，运化失调，湿热痰浊内生。或素体脾胃虚弱，暴饮暴食，损伤中气，导致脾胃运化失职，聚湿成痰，痰湿内停，留于经络肌肤，荣卫涩滞，阻遏气血，血脉不利，瘀血内生，痰瘀阻滞，经气运行不利，或脏腑经络失于濡养，可致久麻久木。

3. 劳倦内伤　烦劳过度，日久耗伤人体正气。劳则气耗，或因房事不节，精亏气少，均可致精气亏虚。气虚则卫外失固，易使风寒湿邪入侵。同时肌肤有赖津血之滋润濡养，若素体血虚，或产后血亏，或局部血循失荣，或津液耗伤导致津亏血虚，则经络无以津濡血荣，皮毛肌肤肢体失养，出现麻木不仁。

4. 病后继发　大病重病，邪气过盛，损伤脏气，耗伤气血阴阳，正气短时难以恢复；久病迁延，日久不愈，病情转变日深，耗损人体气血阴阳，气血亏虚，导致经络不荣，肌肤肢体失养，或病后失于调摄，正虚难复，风寒湿热之邪每易乘虚而入，客邪留滞不去，荣卫气血运行不畅，终致本病的发生。

麻木病位主要在肌肤、肢体、经络。基本病机为经络气血失和，脉络痹阻，荣卫不通。病理因素责之风、湿、痰、瘀，但总以气血亏虚为本，风湿痹阻，痰瘀阻络为标。

疾病初期多在肌肤、腠理、分肉之间，病位浅，病情轻，以风寒湿等邪实为主，久则由络入经，由气及血，以正虚为主或虚实夹杂。并由于脏腑功能失调，痰浊、瘀血内生，痹阻不通而加重麻木。

气血亏虚，顽痰死血痹阻经脉，可致顽麻不仁，久留不去。邪气久留，可由麻转痹，甚至发展为旌痹历节，或因气血亏虚，肌肤失养，发为肌萎之证。若患者素体虚弱，或慢性久病耗损，气血阴阳不足，病初即可表现为虚实夹杂，病情顽间，治之不易。

二、诊断与病证鉴别

（一）诊断依据

（1）患者自觉肢体、肌肤感觉异常，其状非痛非痒，如虫蚁爬行，按之不止，或肌肤木然，掐之不觉，顽而不知痛痒，不知寒热。麻木可发生于身体的任何部位，但以四肢指（ah）末端的麻木更为常见。

（2）可伴有肢体冷热、针刺、蚁行、烧灼、肿胀等异常感觉。

（3）多见于中老年人、妇人产后、失血、久病、跌打损伤、身体羸弱及嗜酒者，发病可有诱因，因受凉、压迫、情志刺激等加重。

（二）病证鉴别

1. 痹证　麻木与痹证皆可由于风寒湿邪入侵所发生，但麻木是以肢体、肌肤感觉异常，或木然不知痛痒为主症，若非风寒湿邪所致者，一般不兼见疼痛和活动障碍；痹证则不论行痹、痛痹、着痹，均以筋骨、关节、肌肉疼痛或肿胀、重着、屈伸不利，甚至关节肿大畸形为主症。

2. 痿证　痿证是指肢体筋脉弛缓，手足痿软无力，不能随意运动的病证，以肌肉萎缩瘦削或瘫痪为主要表现，可兼有麻木等感觉障碍；麻木仅是感觉异常或障碍，无肌萎瘦削之状。两者的鉴别要点是：麻木"肉如故"，痿证"弱而不用"。

（三）相关检查

麻木与西医学神经肌肉系统的许多疾病有关。脑脊液检查蛋白定量增高者常见于多发性神经炎；肌电图检查、肌肉组织检查等，有助于对神经系统的定位定性诊断，对疾病的诊断及预后具有重要价值；测定血中乙酰胆碱受体抗体，对神经肌肉接头部位疾病有较高的诊断价值；头颅、颈椎、腰椎 CT、MKI 等检查有助于脑血管病变、颈椎、腰椎病变的明确诊断；检测血糖、甲状腺功能、血沉、类风湿因子、抗"O"、免疫学检查、肢体血管彩色超声检查等有助于原发病的诊断。

三、辨证

（一）辨证思路

麻木的辨证主要是区分风、湿、痰、瘀、虚的不同，辨邪正虚实主次。早期以邪实为主，注意不同病理因素的兼夹转化；后期以正气亏虚为主，或正虚与邪实夹杂，注意区分气虚、血虚、肝肾阴虚。

（二）证候

1. 外感风湿证

（1）症状：肌肤麻木不仁，不知寒热，肢体重着，酸楚，甚或伴局部疼痛，肢体活动不利，舌质淡，苔薄白或白腻，脉浮缓或濡。

（2）病机分析：本证为外邪侵袭，风湿痹阻经络，营卫滞涩，气血运行不畅。经络受阻，肌肤失养，故可见麻木，不知寒热；湿性凝滞，易阻塞气机，困遏清阳，可见肢体重着，酸楚；外邪痹阻较甚，气血壅滞，影响筋骨、关节，可见肢体活动不利，疼痛；舌淡，苔薄白或腻，脉浮缓或濡，均为风湿痹阻之象。

2. 营卫不和证

（1）症状：突然发病，手足肢体麻木，或伴口眼歪斜，半侧颜面麻木不仁，多兼恶寒发热，肩臂疼痛，项背拘急，平素多恶风自汗，易伤风感冒，舌质淡，脉浮。

（2）病机分析：本证为营卫两亏，脉络空虚，风邪入络，致经脉气血瘀滞。营卫失和，外邪侵袭，脉络受阻，筋脉失于濡养，故可见突发手足肢体麻木，或伴口眼歪斜，半侧颜面麻木不仁；外邪侵袭肌表，肢体经络失和，则恶寒发热，肩臂疼痛，项背拘急；营卫两亏，卫气不能温煦固护则平素多恶风自汗，易伤风感冒；营卫不和，外邪侵袭，可见舌淡，脉浮。

3. 痰瘀交阻证

（1）症状：肢体麻木不仁，病位固定不移，入夜尤甚，或见肌肤紫暗，肿胀，不知痛痒，掐之不觉，舌质暗或有瘀点、瘀斑，苔白滑腻，脉沉涩或弦滑。

（2）病机分析：本证为痰浊瘀血胶结，脉络阻塞，气血运行受阻，导致肌肤失养。痰瘀阻于筋络、肢体，可见肢体麻木不仁，不知痛痒，掐之不觉；痰浊瘀血内阻，为有形之邪，故病位固定不移，入夜尤甚；痰瘀阻于经络，气血受阻较甚，则可见肌肤紫暗，肿胀；舌质紫暗，见有瘀斑，苔白滑腻，脉沉涩或弦滑，均为痰瘀阻滞之象。

4. 气血亏虚证

（1）症状：肢体麻木无力，如有虫行，甚则关节拘急不利，短气乏力，神倦懒言，面白无华，爪甲不荣，头晕目眩，舌质淡，苔薄白，脉细弱无力。

（2）病机分析：本证为气虚失运，血虚失濡，气血无以充养肢体肌肤。气血不足，气煦血濡功能失常，则可见肢体麻木无力，如有虫行，关节拘急不利；气虚则短气乏力，神倦懒言；血虚则面白无华，爪甲不荣；气虚清阳不升，血虚脑失所养则头晕目眩；气血两虚可见舌淡苔白，脉细弱无力。

5. 肝肾阴亏证

（1）症状：肢体手足麻木，或局限于身体一侧，甚则筋惕肉𥆧，手足震颤，头晕耳鸣，两目干涩，口干，失眠，健忘，腰膝酸软，舌红，苔少，脉弦细数。

（2）病机分析：本证为肝肾亏虚，精血不足，筋脉失养而麻木。肝肾阴亏，肢体肌肤失于润泽，故可见手足麻木，或局限于身体一侧；阴不制阳，阳亢化风，肝风入络，则筋惕肉目同，手足溪颤；阴亏阳亢，风阳内动，上扰清空，则头晕耳鸣；肝开窍于目，肝阴不足，则见两目干涩；肾精不足，脑失所养，则失眠，健忘；腰为肾之府，肝肾亏虚，腰府失养，则腰膝酸软；口干，舌红，脉弦细数为肝肾阴亏阳亢之象。

四、治疗

（一）治疗思路

麻木的基本治疗大法为补虚泻实，通经活络，调和气血营卫。依据标本虚实、缓急轻重而辨证治疗。泻实宜根据病邪特点采用祛风除湿、活血化瘀、涤痰通络法；补虚重在补气养血活血、滋阴息风通络；虚实夹杂者，则应补虚与泻实同用，视具体病情权衡补泻的轻重。若麻木以肢体局部为主者，常随证加入引经药使药效直达病所。

（二）基本治法

1. 祛风胜湿，通经活络法

（1）适应证：外感风湿证。

（2）代表方：蠲痹汤加减。

（3）常用药：羌活、独活、防风祛风除湿；当归、川芎养血活血通经；白芍、甘草、木瓜缓急止痛。

（4）加减：麻木伴有疼痛，形寒怕冷，加制附子、细辛、桂枝温阳通经；关节肿胀加木防己、萆薢、五加皮、苍术除湿通络；风湿蕴热，局部热掀红肿，加苍术、黄柏、薏苡仁、忍冬藤清热利湿。

2. 调和营卫，祛风通络法

（1）适应证：营卫不和证。

（2）代表方：桂枝汤合大秦艽汤加减。前方偏于解肌发表，调和营卫；后方偏于祛风活血通络。

（3）常用药：桂枝、秦艽祛风邪，通经络；荆芥、防风、羌活祛风散邪；当归、川芎养血荣筋，活血通络；白芍、甘草、生姜、大枣调和营卫。

（4）加减：寒胜加制附子、制川乌、制草乌、细辛散寒止痛；风胜加麻黄祛风通经；湿胜加薏苡仁、苍术、防己祛风利湿；热胜加虎杖、漏芦、忍冬藤清热通络。

3. 化痰行瘀通络法

（1）适应证：痰瘀交阻证。

（2）代表方：双合汤加减。

（3）常用药：桃仁、红花、当归、川芎、赤芍活血化瘀通络；半夏、陈皮、白芥子、茯苓、竹沥化痰散结。

（4）加减：瘀血明显加莪术、三棱、三七破血祛瘀；痰浊较盛加苍术、南星、炙僵蚕燥湿化痰；痰瘀化热加黄柏、丹皮、胆星清热；若顽麻久木，肌肤顽硬变厚，则可加入全蝎、蜈蚣、海桐皮、地龙搜剔通络。

4. 益气补血通络法

（1）适应证：气血亏虚证。

（2）代表方：人参养荣汤加减。

（3）常用药：人参、黄芪、白术、当归、熟地、白芍健脾益气养血；五味子、远志养心安神；鸡血藤、川芎、丹参养血通络。

（4）加减：肢体末端麻木不温，颜色苍白，加制附子、桂枝温经散寒；活动后麻木加重，肌肤不荣，加阿胶、石楠藤、天仙藤补血通络；血虚心神失养，心悸，失眠，喜忘，加夜交藤、酸枣仁、茯神、柏子仁安神定志。

5. 滋养肝肾，平肝息风法

（1）适应证：肝肾阴亏证。

（2）代表方：天麻钩藤饮加减。

（3）常用药：天麻、钩藤、石决明平肝潜阳息风；栀子、黄芩、菊花清肝泻火；杜仲、桑寄生、怀牛膝补益肝肾；白芍、益母草活血调血。

（4）加减：肝火上炎，口苦目赤，加龙胆草、夏枯草清泻肝火；肝肾阴亏较甚，目涩耳鸣，腰膝酸软，加枸杞子、白芍、山萸肉补益肝肾；阴虚风动，麻木较重，肢体颤动，头晕眼花，可选用大定风珠或三甲复脉汤。

五、医案举例

尚某，女，65岁。

初诊（1981年5月16日）。左侧上肢麻木2个月，下肢发胀，头昏，口干，舌质红，脉细。辨证为肝肾素虚，阴血不足，内风入络。治以养血活血，祛风通络。药用：当归10g，白芍12g，大生地15g，鸡血藤10g，天仙藤10g，豨莶草15g，桑枝12g，桑寄生12g，炙僵蚕10g，广地龙5g，红花5g，阿胶（烊冲）10g，炙全蝎3g。14剂，每日1剂。

二诊（1981年6月13日）。左侧肢体麻木显著改善，转为局限性短暂阵发，舌质红，脉小弦。宜养血祛风通络。上方加乌梢蛇10g。每日1剂。

三诊（1981年6月27日）。左侧肢体麻木续有减轻，舌苔少，中空质红。守原法再进。药用：当归10g，白芍12g，川芎5g，生地10g，熟地10g，阿胶（烊冲）10g，稀莶草 15g，炙僵蚕 10g，炮山甲（先煎）5g，广地龙 10g，乌梢蛇 10g，鸡血藤 10g，红花 10g。每日 1 剂。14 剂。另：决明子 30g 泡茶。

四诊（1981 年 7 月 11 日）。左侧肢体麻木减而不尽，脘宇有闷塞感，口干，苔薄，中空质红。治宜养血祛风通络。上方乌梢蛇改为白花蛇 6g，加瓜蒌皮 12g。每日 1 剂。30 剂。

五诊（1981 年 8 月 22 日）。肢体麻木未再发作，舌苔中空好转，脉小弦。守原方再进，以资巩固。

按：本案患者为老年女性，以肢麻为主症，伴有头昏、口干、舌红、脉细，分析其病机，关键在于肝肾亏虚，阴血不足，血虚生风。治疗以滋补肝肾阴血为主，辅以搜风通络之品。选方以桃红四物汤为主，养血活血，加桑寄生以补肝肾；鸡血藤、天仙藤、桑枝等藤类药引经入络，祛风活血通络；全蝎、僵蚕、地龙、乌梢蛇等虫类药搜风通络。诸药合用，以达滋养阴血，搜风通络，濡养筋脉之功。

第七节　慢性肺源性心脏病

凡是因肺、胸或肺动脉的慢性病变，从而产生功能或结构的改变所引起的肺动脉高压，而导致右心室肥厚、扩大，严重者出现右心代偿不全及呼吸衰竭，称慢性肺源性心脏病，即肺心病。现代医学将其列为慢性阻塞性肺疾病第Ⅳ级。

本病可归属于中医"肺胀""喘证""心悸""痰饮""喘肿""水肿"等范畴。中医早在东汉时期就有对本病症状的描述，如《金匮要略·痰饮咳嗽病》指出："咳逆倚息，短气不得卧，其形如肿。"《灵枢·胀论》提道："肺胀者，虚满而咳喘。"《金匮要略·肺痿肺痈咳嗽上气病》说："上气，喘而躁者，属肺胀。"

一、病因病机

本病主要病变在肺，与脾肾相关，涉及心，故病情复杂，变化甚多。《素问·咳论》中有"皮毛者，肺之合也；皮毛先受邪气，邪气以从其合也。其寒饮食入胃，从肺脉上至肺则肺寒，肺寒则外内合邪，因而客之，则肺咳。五脏各以其时受病，非其时各传以与之。""五脏六腑皆令人咳，非独肺也。"指出咳喘气逆之类疾病部位首发在肺，而肺为娇脏，外合皮毛，如外邪侵袭，首先犯肺，肺失宣降，引发咳喘，或因邪气所致，正气虚弱，或因平素饮食起居失调，劳逸失衡，情绪失调，外感所伤，而致脏气失和，营卫不调，外遇邪气，引发而致，或因肺病久久不愈，影响脾胃及肾，脾失健运，水湿内停，蕴湿生痰，上涌于肺，则为咳痰；肾虚不能制水，水湿停聚而成痰饮，痰饮上犯则为痰、咳、喘。心主血，肺主气，共济而行血脉，肺气不足，则气虚无以推动心血，气虚而血行不畅，血脉瘀阻，故肺病及心，心气心血不足，出现心悸、胸闷等；气虚血瘀，可致水道不通，水气凌心。如果病久，正气不足，外邪侵袭，痰瘀内阻，则病愈不易。如痰阻内盛，迷闭心窍，则可见神昏谵语、烦躁不安；痰热相加，热极生风，肝风内动，则可见筋惕肉𥆧、惊厥抽搐。肺气虚极，气不摄血，血失统帅，或气滞血瘀，或火热上行，血热妄行，都可致血不归经，血溢经脉之外。如热炙伤阴，则气阴两伤，阴损及阳，气衰血微，气闭痰壅，使气阴衰败，阳气欲脱，大汗淋漓，四肢厥冷，脉衰欲绝。

二、诊断与鉴别诊断

（一）诊断标准

参照全国第三次肺心病专业会议制定的《慢性肺源性心脏病的诊断标准》：有慢支、肺气肿、其他肺胸疾患或肺血管病变病史；有肺动脉高压、右心室增大或右心功能不全的临床表现如颈静脉怒张、肝大压痛、肝颈反流征阳性、下肢浮肿及静脉高压等，结合心电图、放射线检查、心电向量图、心超、肺阻抗血流图、肺功能或其他检查可确诊。

1. 临床表现　本病发展缓慢，临床上除原有肺、胸疾病的各种症状和体征外，主要是逐步出现的肺、心功能不全以及其他器官受损的征象。

（1）肺、心功能代偿期（包括缓解期）

1）肺部原发疾病表现：患者有长期慢性咳嗽、咳痰或喘息病史，逐渐出现乏力、呼吸困难，活动后心悸、气促加重；肺气肿体征；肺部听诊常有干、湿啰音。

2）肺动脉高压和右心室肥大体征：肺动脉瓣区第二心音亢进（提示肺动脉高压）；三尖瓣区出现收缩期杂音或剑突下的心脏收缩期搏动，多提示有右心室肥厚、扩大；严重肺气肿使胸腔内压升高，上腔静脉回流受阻，可出现颈静脉充盈；膈肌下降，肝下缘可在肋下触及，酷似右心功能不全的体征，但此时静脉压无明显升高，肝脏无瘀血，前后径不增大，无压痛，可予鉴别。

（2）肺、心功能失代偿期（包括急性加重期）

1）呼吸衰竭：缺氧症状除见胸闷、心悸、心率增快和发绀外，严重者可出现头晕、头痛、烦躁不安、谵妄、抽搐和昏迷等症状；二氧化碳潴留症状见头痛，多汗，失眠，夜间不眠，日间嗜睡，重症出现幻觉、神志＜恍惚、烦躁不安、精神错乱和昏迷等精神、神经症状，以致死亡。

2）心力衰竭：以右心力衰竭为主。心悸、心率增快、呼吸困难及发绀进一步加重，上腹胀痛、食欲缺乏、少尿。主要体征为颈静脉怒张、肝大伴有压痛、肝颈静脉反流征阳性、下肢水肿明显，并可出现腹腔积液。因右心室肥大使三尖瓣相对关闭不全，在三尖瓣区可听到收缩期杂音，严重时可出现舒张期奔马律，也可出现各种心律失常。病情严重者可发生休克，少数患者亦可出现急性肺水肿或全心力衰竭。

2. 实验室辅助检查

（1）X线检查：除肺、胸原发疾病及急性肺部感染的特征外，尚可有肺动脉高压，如右下肺动脉干扩张，其横径肺动脉段明显突出或其高度＞7mm；右心室肥大。

（2）心电图检查：主要表现为右心室肥大改变。如电轴右偏，额面平均电轴 ≥ 90°，重度顺钟向转位，$R_{V1} + S_{V5} > 1.2mV$，$R_{V1} \geqslant 1.0mV$ 及肺性 P 波。也可见有束支传导阻滞及低电压图形。在 V_1、V_2 甚至 V_3 出现酷似陈旧性心肌梗死图形的 QS 波，乃膈肌降低及心脏极度顺钟向转位所致。

（3）超声心电图检查：可显示右心室内径增大（＞20mm），右心室流出道增宽

（≥30mm）及肺动脉内径增大、右心室前壁厚度增加。多普勒超声心电图显示三尖瓣反流和右室收缩期增高。

（4）心向量图检查：主要表现为右心室及右心房增大的图形。

（5）动脉血气分析：呼吸衰竭时，$PaO_2 < 60mmHg$，$PaCO_2 > 50mmHg$。pH 因机体对酸、碱代偿情况不同而异，可正常、降低或升高。

（6）血液检查：血液流变学检查可了解红细胞变形性、血液高凝状态；血电解质测定，可了解电解质紊乱；血常规检查可见红细胞、血红蛋白的升高，合并感染时，白细胞总数和中性粒细胞升高。

本病起源于肺系疾病，临床证候的复杂已经超过其起源疾病。临床上，因本病常起源于某个证候范畴，故常出现上述范畴中的一种，但不要只将此病归于某一个类别。因为此病已经不仅仅是上述中的一种，而是其发展后的情况，是多种病症夹杂，繁复累积的结果。

（二）鉴别诊断

1. 风湿性心脏病　风湿性心脏病多见于青少年，有风湿活动史，X 线表现为左心房扩大为主。而本病好发于 40 岁以上患者，常有慢性肺胸疾患和阻塞性肺气肿、右心室肥厚体征，X 线检查左心房不大。心电图在 Ⅱ、Ⅲ、avF 导联上常出现肺型 P 波，心超检查有助于鉴别。

2. 高血压性心脏病　有高血压病史，高心病主要由于左心室肥厚，临床可见抬举样心尖冲动，心尖冲动增强，搏动范围扩大及心尖冲动左移，主动脉瓣区第 2 心音可增强，带有金属音调。

3. 冠状动脉粥样硬化性心脏病　冠心病与肺心病多见于中老年患者。冠心病患者可发生全心力衰竭，并出现肝大、下肢水肿及发绀，这些表现均与肺心病相似，且肺心病患者心电图 $V_1 \sim V_3$ 可呈 QS 型，极似心肌梗死心电图改变，两者易于混淆。冠心病患者多有心绞痛或心肌梗死史，心脏增大主要为左心室大，心尖区可闻及收缩期杂音，X 线检查显示心左缘向左下扩大。肺心病伴发冠心病者临床并非少见，临床鉴别较困难，应详细询问病史、体格检查和有关的心、肺功能检查，并加以鉴别。

4. 原发性心肌病　原发性心肌病右心力衰竭引起肝大、肝颈静脉反流征阳性、下肢水肿及腹腔积液与本病表现相似。尤其是伴有呼吸道感染者，可出现咳嗽、咳痰、肺部啰音及明显的呼吸困难、发绀，易误诊为肺心病。原发性心肌病多见于中青年，无明显慢性呼吸道感染史及显著肺气肿体征，无突出的肺动脉高压症，心电图无明显顺钟向转位及电轴右偏，而以心肌广泛损害多见。心脏大多呈普遍性增大，心超可见各心室腔明显增大、二尖瓣开放幅度减弱、室间隔和左室后壁运动幅度减低，以资鉴别。

三、辨证要点

本病出现的咳喘，多为久病，肺肾气虚，外感引动，痰瘀内恋所致，故常反复不愈。多种证候夹杂而行，既有外感，又有内伤，故有急性期和缓解期之区别。辨证时要内外有别，治疗时更应注意轻重缓急。特别是不要被一时的外感所迷惑，而忽视了内因在本病中所起的重要作用。在咳痰喘肿等证候中，急性期以寒热辨证为主，缓解期以肺脾肾之虚为重，各期都要以本虚标实为特点，痰、瘀为标实，肺脾肾为本虚。

慢性肺源性心脏病是如"喘证""哮证"等慢性肺系疾病日久不愈发展而成，可归属于中医"肺胀"的病证范畴。哮证是反复发作性的一个独立病种，以喉中哮鸣有声为特征；喘证是多种急、慢性疾病的一个症状，以呼吸气促困难为主要表现；肺胀是多种肺系疾病日久积渐而成。从三者的相互关系来看，肺胀可以隶属于喘哮的范畴，而喘哮久不愈，可发展成为肺胀，但伴见胸部隆起等症，故可鉴别。

四、辨证施治

（一）急性期

急性期常以肺部感染为多，从中医辨治，则可分为风热、风寒、热毒、痰浊。病机多为肺气失宣，痰浊壅塞；或热瘀络伤，或痰浊蒙窍，或阳虚水泛等。

1. 风邪外感（合并感染）

（1）风寒袭肺证

1）证候：咳嗽，白痰清稀，或泡沫，或恶寒，周身不适，或喘，脉浮，苔薄白。

2）治则：宣肺平喘，止咳化痰。

3）方药：小青龙汤和射干麻黄汤加减。

药用麻黄、桂枝、细辛、干姜、半夏、五味子、白芍、前胡、百部、射干。痰多可加白芥子、苏子、莱菔子顺气化痰。若恶寒发热，可加羌活、独活、白芷、川芎以散风止痛。

（2）痰热伤肺证

1）证候：咳嗽、痰黄稠厚黏，咳痰不爽，或伴口干或发热，便秘尿赤，口唇发绀，舌红或紫暗，舌苔黄或腻，脉弦滑数。

2）治则：清肺化痰。

3）方药：麻杏石甘汤合千金苇茎汤加减。

药用炙麻黄、杏仁、生石膏、生甘草、桃仁、薏苡仁、芦根、黄芩、桑白皮、冬瓜子、桔梗、鱼腥草。咳痰重而黏稠者加寒水石、海浮石、黛蛤散等；若胸憋气短加苏子、葶苈子、全瓜蒌；大便秘结加大黄，小便不利加车前草。

2. 阳虚水泛（心力衰竭）　肺心病合并肺部感染，在心力衰竭阶段以水肿者尤需密切注意。此阶段有心肾阳虚、脾虚水泛等，治疗也应温阳健脾利水。

（1）证候：以下肢浮肿为主，心悸气短，不能平卧，口唇发绀，肝大，四肢不温，有时大便清稀，脉沉缓或结或代。

（2）治则：温阳利水。

（3）方药：真武汤合苓桂术甘汤加减。

药用白术、白芍、干姜、茯苓、制附子、泽泻、车前子、薏苡仁、党参等；痰多加陈皮、半夏等，脉结代可加炙甘草、桂枝、苦参等。还可采用五苓散、济生肾气丸加减。

3. 痰浊闭窍（肺性脑病）

（1）证候：神昏，或谵语，甚至昏迷，呼吸急促，喉中有痰声辘辘，汗出如油，口唇青紫，舌下静脉曲张严重，脉弦数。

（2）治则：涤痰开窍。

（3）方药：涤痰汤加减。

药用胆南星、竹沥、郁金、黄芩、半夏、茯苓、菖蒲、远志、葶苈子等。也可用安宫牛黄丸，或静脉滴注清开灵注射液、醒脑静注射液等。如果是神志模糊、呼吸急促、黄痰、口唇发绀、发热汗出、目赤口干、大便秘结、苔黄腻、脉滑数，可清热通腑化痰开窍，方用承气汤加减，或合用凉膈散。药用大黄、芒硝、黄芩、栀子、鱼腥草、竹沥、厚朴、赤芍、丹参等。此阶段病情严重。

4. 气虚欲绝（休克）

（1）证候：神昏，声低，手脚不温，四肢湿冷，脸色暗，气促，口唇发绀，脉微或沉。治则：回阳救逆。

（2）方药：参附汤合龙骨、牡蛎，并服黑锡丹等回阳救逆。

5. 热瘀伤络（出血倾向）

（1）证候：患者表情淡漠，喘息，皮肤瘀斑，痰中带血，咯血或吐血、便血，舌质紫暗，少苔或无苔，舌下静脉曲张，脉细数或沉弱。

（2）治则：养阴凉血，和络止血。

（3）方药：生脉散合犀角地黄汤加减。

药用西洋参、麦冬、五味子、生地、赤芍、白芍、茜草、大黄炭、三七粉、白及粉等，同时合用西药处理。

（二）慢性期

1. 肺脾两虚证

（1）证候：素有肺胀史，久咳咳痰，晨起较重，食少纳呆，气短懒言，易感冒，苔薄白或腻，脉细滑。

（2）治则：健脾补肺，益气化痰。

（3）方药：六君子汤加减。

药用党参、白术、茯苓、黄芪、半夏、陈皮、补骨脂、甘草。

2. 肺肾气虚证

（1）证候：平素易感冒，平时咳嗽、咳痰，伴喘息，动辄气短，痰少，舌质淡，脉细。治则：补肾纳气。

（2）方药：参蛤散、都气丸合用。

药用黄芪、蛤蚧、人参、山萸肉、淫羊藿、五味子、苏子等。

五、医案举例

（一）例1

王某，男，76岁。

初诊：2001年8月21日。

主诉：咳嗽30年，气急10年，反复下肢浮肿3年。

病史：30年来每逢气候变化则咳嗽，近10年来则动后气急，下肢反复出现水肿3

年，被诊断为慢性支气管炎、肺气肿、肺源性心脏病。目前咳嗽，咯吐白色泡沫痰，怕冷，下肢水肿，胃纳一般。

舌脉：舌质暗红，舌苔白腻，脉沉细。

辨证：脾肾阳虚。

治则：健脾补肾，温阳化饮。

处方：桑叶9g，桑白皮9g，桑寄生9g，桑葚子9g，赤芍18g，白芍18g，熟附块9g，淫羊藿9g，女贞子12g，杜仲9g，威灵仙9g，巴戟天9g，陈葫芦30g，车前草12g，猪苓12g，茯苓12g，苍术12g，白术12g，泽泻9g，党参12g。14帖。

二诊：2001年9月10日。咳嗽稍作，下肢水肿消退，胃纳佳。原方去附块，14帖。

三诊：2001年9月24日。诉稍胸闷，傍晚下肢水肿，夜尿多，痰少，怕冷好转，夜寐欠安。舌质暗红，苔薄白，脉沉细。治拟补肾纳气，健脾利水。

处方：桑叶9g，桑白皮9g，桑葚子9g，桑寄生12g，大丹参9g，淫羊藿12g，狗脊12g，牛膝12g，焦六曲9g，谷芽9g，麦芽9g，陈葫芦30g，猪苓12g，茯苓12g，车前草18g，威灵仙9g，补骨脂12g，益智仁9g，江剪刀草18g，白蒺藜12g，泽泻9g，防风12g，防己12g，覆盆子9g，石菖蒲9g。14帖。

四诊：2001年10月29日。原本容易感冒，服药后外感减少。昨受凉后咳嗽，痰多色白，下肢稍有浮肿，胃纳佳。脾肾不足，痰饮内盛，复中风邪。

处方：荆芥9g，防风9g，白芷9g，桑叶9g，桑白皮9g，桑葚子9g，桑寄生12g，丹参12g，淫羊藿12g，牛膝12g，陈葫芦30g，补骨脂18g，益智仁9g，焦六曲9g，谷芽9g，麦芽9g，泽泻12g，苍术12g，白术12g，苡仁18g，防己9g。14帖。

五诊：2001年11月12日。痰少，汗多，胃食欲缺乏，大便溏，夜尿多，夜寐易醒，舌质暗红，舌苔薄白腻，脉沉细。脾虚受风。当拟祛风和营，健脾和胃。

处方：荆芥9g，防风9g，黄芩12g，柴胡9g，前胡9g，焦六曲9g，谷芽9g，麦芽9g，煨木香9g，青皮9g，陈皮9g，姜半夏9g，佛耳草12g，芦根30g，冬瓜仁9g，川桂枝6g，赤芍18g，白芍18g，桑叶9g，桑白皮9g，杭菊花9g。14帖。

六诊：2001年11月26日。腹泻一日6次，脉弦滑。酌加健脾止泻之品。

处方：荆芥炭9g，防风炭9g，黄芩18g，川桂枝6g，赤芍18g，白芍18g，细辛4.5g，怀山药12g，青皮9g，陈皮9g，姜竹茹9g，焦六曲9g，谷芽9g，麦芽9g，炙鸡金4.5g，川楝子9g，炒延胡9g，炙紫菀9g，冬瓜仁9g，煨木香9g，焦白术12g。14帖。

七诊：2001年12月10日。四帖后，诸症好转，五帖后大便正常。上周感冒，以往感冒两周方有所缓解，这次3天即好转，已无口干，下午下肢稍有水肿。舌质淡，舌苔白厚而干，寸脉弦，尺脉沉。

处方：桑白皮9g，桑叶9g，桑葚子9g，桑寄生12g，平地木15g，丹皮9g，川芎9g，石菖蒲9g，炙紫菀9g，炙款冬花9g，荆芥9g，防风9g，黄芩12g，焦六曲9g，谷芽9g，麦芽9g。14帖。

随访：以温肾健脾、利水固表等方法治疗两年，咳喘基本缓解，下肢偶尔在外感或瘀乏时晚间出现浮肿，生活完全自理。

按：慢性支气管炎合并肺气肿、肺源性心脏病在临床治疗颇为棘手，其中患者随着病情的进展，心肺功能不断恶化，严重影响生活质量，加上反复感染成为困扰临床治疗的难题。患者久病及肾，肺、脾、肾俱虚。咳喘之因，在肺为实，实则气逆，多因痰浊壅阻；在肾为虚，虚不纳气，多因精气亏虚，而致肺肾出纳失常。故咳喘之病主要在肺，又关乎肾，其治不离肺肾。又脾为痰饮形成之源，《内经》云"诸湿肿满，皆属于脾"，水液的运化，不仅需要肺的通调水道，肾的气化功能，更依赖于脾的运化水湿功能。否则，聚湿成痰，聚水成饮，故治痰饮当责之于脾。久病必瘀，又当活血化瘀。而寒，非温不化；饮，非利不去；瘀，非通不散。《景岳全书》谓"凡水肿等证，乃脾肺肾三脏相干之病，盖水为至阴，故其本在肾；水化于气，故其标在肺；水唯畏土，故其制在脾。"宣肺、温肾、健脾可利三焦，祛痰逐饮；温通心阳，可以通络活血。治当健脾制水、温肾化水，以退水势，解心肺之困。方以真武汤合五苓散加减，并及时增加温阳药的剂量，即所谓"益火之源，以消阴翳"。该病例标本兼治，徐徐补益，获取全效。

（二）案二

高某，男，68岁

初诊：2001年11月9日。

主诉：反复咳嗽、气急8年，加剧1天。

病史：咳嗽，痰白少，气急不能平卧，怕冷，口干苦，头晕，胸闷，夜间潮热，盗汗，下肢浮肿，四肢末端麻木发冷，口唇发绀，食欲缺乏，二便调，夜寐差。

舌脉：舌暗红，苔黄腻，脉沉细。

辨证：肺脾气虚，肾失摄纳。

治则：先拟健脾利水，补肺养心。

处方：桑白皮9g，桑叶9g，孩儿参12g，猪茯苓（各）12g，白术15g，淮小麦30g，炙甘草9g，大枣4枚，青陈皮（各）9g，姜竹茹9g，防风9g，防己9g，黄芪18g，车前草15g。7帖。

二诊：2001年11月16日。

咳嗽咳痰已经消失，头晕、潮热、口干好转，盗汗止，动则气急，仍有夜间半卧位，下肢水肿，四肢麻木完全缓解，口唇发绀，胃纳佳，大便调，夜寐安，舌红苔薄黄腻，脉细。

处方：桑寄生9g，桑白皮9g，桑叶9g，桑葚子9g，青皮9g，陈皮9g，姜竹茹9g，猪苓12g，茯苓12g，苍术12g，白术12g，苡仁30g，车前草12g，陈葫芦30g，防风9g，防己9g，泽泻9g，胡颓叶12g，嫩射干9g，党参12g，炙甘草9g。14帖。

按：本例患者西医诊断为慢支、慢阻肺并发肺心、呼吸衰竭、右心衰竭。胸片、肺功能、血气分析都提示肺组织发生病理改变，严重通气和换气障碍。当前主要矛盾为肺功能低下，曾用西药抗感染、平喘药等疗效都不理想。治疗上当以改善通气和换气功能为重点。从中医理论来说就是培本为重，攻补兼施。患者口干、怕热、头晕、苔黄，似乎有热象，但另见潮热、盗汗、乏力、怕冷、四肢麻木发冷的症状实为阴阳两亏、气血两虚之本。诊治时需要解决扶正与祛邪、阳虚内寒与阴虚内热之间的矛盾。处方需避免苦寒伤阳，而附桂之类又嫌过热，补益当以脾胃为重，虽有肾虚而失于摄纳，然应待脾胃健旺之时，再予补肾纳气，切不可操之过急。一诊处方包含四君子汤、玉屏风散、甘麦大枣汤之意。如果患者兼有腹泻便溏，则将白术改焦白术，防风为防风炭，加怀山药健脾而止泻。二诊时正气稍复，加强利水，稍予补肾。任何一种疾病，没有绝对的"虚"和"实"，而无非是在不同的阶段有所偏重而已，而对于疑难病而言，则更是虚中有实，实中有虚，并兼见寒热、表里并存之象，此时可用逆从法，即用性味、功效及作用趋势相反的药物配伍，从而相反相成，突破单相治疗的局限，以双相调节的方式激发出新的更有效的治疗效果，为疑难病症的治疗提供了新的思路。

第八节 不 寐

一、病因病机

人的正常睡眠，是阴阳之气自然而有规律地转化的结果，如情志失常、劳逸过度、病后体虚以及饮食不节等，影响营卫阴阳的运行，导致心神不安，引起不寐。

（一）病因

1. 情志失常　情志失常，影响五脏，可导致不寐，尤以过喜、过怒、过思、暴受惊恐为常见。过喜伤心，使心气涣散，不能收敛；或喜笑无度，心神激动，神魂不安，则夜难入静而不寐。过怒伤肝，久谋不决，则气郁化火，使魂不能藏，扰动心神，发生不寐。思虑过多则气结，气机不畅，脾运不及，气血化源不足，心神失养，亦致不寐。暴受惊恐，导致心虚胆怯，神魂不安，也可导致夜不能寐。

2. 劳逸过度　劳体过度则伤气，劳心过度则伤血，气血不足，心神失养，导致不寐。如《类证治裁·不寐》云："劳倦、思虑太过者，必致血液耗亡，神魂无主，所以不眠。"另一方面，过度安逸，多卧少动，亦致脾虚气弱，运化不健，气血生化乏源，心神失养而失眠。房劳过度则伤精，可致肾阴亏损，肾水不足，术能上济于心阴；或因房劳过度，精耗阳伤，心阳衰弱，心火不能下温肾水，也能导致不寐。

3. 病后体虚　久病血虚，年迈血少，引起心血不足，心失所养，心神不安而不寐。若素体阴虚，兼房劳过度，肾阴耗伤，阴衰于下，不能上奉于心；水火不济，心火独亢，火盛神动，则心肾失交而神志不宁。病后误治，如大吐、大泻，伤及脾胃，使胃气不和，脾阳不运，食少纳呆，气血化生不足，无以上奉于心，亦能影响心神而致不寐。如清代郑钦安《医法圆通·卷二·不卧》所说："因吐泻而致者，因其吐泻伤及中宫之阳，中宫阳衰，不能运津液而交通上下。"

4. 饮食不节　暴饮暴食，宿食停滞；脾胃受损，酿生痰热；壅遏于中，痰热上扰，胃气失和，而不得安寐。如《素问·逆调论》所说："胃不和则卧不安。"《张氏医通·不得卧》进一步阐明其原因："脉滑数有力不得卧者，中有宿滞痰火，此为胃不和则卧不安也。"此外，过饥过饱、睡前饮浓茶、咖啡、酒等也是造成不寐的因素。

（二）病机

不寐的病位在心，与肝、脾、肾关系密切。其病理变化，总属阳盛阴衰，阴阳失交。其病位主要在心，因心主神明，神安则寐，神不安则不寐生。而阴阳气血之来源，由水谷之精微所化，上奉于心，则心神得养；受藏于肝，则肝体柔和；统摄于脾，则生化不息；调节有度，化而为精，内藏于肾，肾精上承心，心气下交于肾，则神志安宁。若饮食、情志所伤，劳倦、思虑、体衰等因素所致，或为肝郁化火，或为痰热内扰，则动摇心神，神不安宅；或由心脾两虚，气血不足；或由心胆气虚，触事易惊；或由心肾不交，水火不济，则心神失养，神不安宁。

不寐的病性有虚有实。虚者为心失所养，实者为邪扰心神。心脾两虚、阴虚火旺、心肾不交、心胆气虚，多属虚；肝郁化火、痰热内扰、胃气不和、瘀血停滞，则以实为主。久病可表现为虚实夹杂。

二、诊断与病证鉴别

（一）诊断依据

（1）以经常不能得到正常睡眠为主要表现。轻者入寐困难或寐而易醒，醒后不能再寐，重者彻夜难眠。可以有难以入睡、睡眠不深、易醒多梦、早醒、醒后不易再睡等多种表现形式。

（2）可伴有头痛头昏、神疲乏力、心悸健忘、心神不宁、多梦噩梦等症。

（3）常有饮食不节、情志异常、过度劳倦、思虑过度、病后体虚等诱因。

（二）病证鉴别

1. 一过性失眠 在日常生活中很常见，可因一时性情志不舒、生活环境改变，或因饮咖啡、浓茶、酒和服用药物等引起。一般有明显诱因，且病程不民。一过性失眠不属病态，也不需任何治疗，可通过身体自然调节而复常。

2. 生理性少寐 多见于老年人，虽少寐早醒，而无明显痛苦。属生理现象。

（三）相关检查

现代医学对不寐的检查包括自我评定和客观评定两方面内容。

1. 自我评定 如匹兹堡睡眠质量指数（PSQI），用于评定被试者最近 1 个月的睡眠质量，表中参与计分的 18 个自评条目能够分别反应睡眠质量、入睡时间、睡眠时间、睡眠效率、睡眠障碍、催眠药物、日间功能等，累计各成分得分即为匹茨堡睡眠质量指数总分，大于 10 分对本病的诊断有价值。其他如 ZUNG 抑郁自我评定表（SDS）、ZUNG 焦虑自我评定表（SAS）等，可用以分析鉴别抑郁和焦虑。

2. 客观评定 如多导睡眠图可记录睡眠时的脑电活动，以及心率、呼吸、血压等，分析睡眠进程、睡眠结构和眼快动相睡眠，能够客观判断是否存在失眠。其他如脑电图或脑电地形图，用以发现异常脑电波和脑血流异常，排除癫痫等疾病；颅脑 CT 检查，用以排除颅脑的实质性病变，如脑梗死、脑出血、脑萎缩和肿瘤等。

三、辨证

（一）辨证思路

1. 辨证邪虚实　虚证多属阴血不足、心失所养，临床特点为面色无华，神疲懒言，心悸健忘；实证为邪热扰心，临床特点为心烦易怒，口苦咽干，便秘溲赤。

2. 辨脏腑归属　心主神志，心神失养或受扰则发生不寐。因此不寐主病在心。但肝、胆、脾、胃、肾等脏腑的病变，均可影响心神，导致不寐。临床上，急躁易怒、抑郁胁胀、心惊胆怯者，病涉肝胆；头昏食欲缺乏、肢倦神疲、脘闷苔腻者，病涉脾胃；头晕健忘、心烦腰酸者，多为心肾不交。

3. 辨病情轻重　不寐有轻重久暂之别。轻者少眠，重者彻夜不眠；轻者数日即安，重者数月不解，甚至终年不眠；轻者眠少头昏，情绪尚稳；重者烦急躁，情绪低落，疑虑多思。

（二）类证鉴别

1. 肝郁化火与痰热扰心　两者皆为实证、热证。肝郁化火症见睡卧不宁，多梦易醒，且伴有烦躁易怒、胸胁胀满、口苦目赤、太息则舒等症。痰热扰心症见睡卧不宁，多梦易醒，烦躁不安，且必兼痰热之征，如胸闷多痰、恶心欲呕、口苦而黏、舌苔黄腻、脉滑而数等。

2. 心脾两虚与心胆气虚　两者皆为虚证。心脾两虚症见不寐、心悸健忘、肢倦神疲、面色少华、饮食不香。心胆气虚症见惊恐而不能独自睡眠，寐而易醒，头晕目眩，心中惕惕不安。

（三）证候

1. 心脾两虚证

（1）症状：不易入睡，多梦易醒，醒后再难入睡；兼见心悸健忘，神疲乏力，四肢倦怠，腹胀便溏，口淡无味，或食后腹胀，面色萎黄，舌质淡，舌苔薄白，脉象缓弱。患者可有崩漏、月经过多、贫血、大手术等病史。

（2）病机分析：心脾两虚，营血不足，不能奉养心神，致使心神不安，因而不寐，多梦，醒后不易入睡；血虚不能上荣于面，所以面色少华而萎黄；血不养心则心悸，心悸，神疲乏力；脾气亏虚则饮食无味，食后腹胀，不思饮食，或饮食减少；舌淡脉缓弱，为气虚血少之征。

2. 阴虚火旺证

（1）症状：心烦，不寐，入睡困难，腰酸足软，健忘，手足发热，口渴，咽干，或口舌糜烂，盗汗，舌质红，少苔，脉象细数。

（2）病机分析：心阴不足，阴虚生内热，心神为热所扰，故心烦，不寐，手足心发热；阴虚津液不能内守，则见盗汗；心阴不足，虚火上炎，故口渴咽干，口舌糜烂；舌质红，脉细数，为阴虚火旺之征。

3. 心肾不交证

（1）症状：心烦不寐，头晕耳鸣，心悸多梦，烦热盗汗，咽干少津，精神萎靡，健忘，腰膝酸软，男子滑精阳痿，女子月经不调，舌尖红，苔少，脉细数。

（2）病机分析：心主火，肾主水，正常情况下，心火下降，肾水上升，水火既济，得以维持人体水火、阴阳之平衡。否则，水亏于下，火炎于上，火不得下降，故心烦不寐，心悸多梦；水不得上济，则精神萎靡，咽干少津；头晕耳鸣，腰膝酸软，健忘，盗汗，舌红，脉数等，均为肾精亏损之象。

4. 肝郁血虚证

（1）症状：难以入睡，或多梦易惊，胸闷叹气，胁胀，不欲饮食，便秘或便溏；甚者伴有头晕头胀，目赤耳鸣，口干而苦，平时性情内向抑郁，或急躁易怒，舌红，苔白或黄，脉弦数。

（2）病机分析：肝气郁结，肝血不足，神失所养，则难以入睡；肝郁化热，郁热内扰，魂不守舍，故不能入睡，即使入睡，也多梦易惊；肝失疏泄，则胸胁胀满，不欲饮食；肝郁化火，则头晕头胀，目赤耳鸣，口干而苦，急躁易怒；善叹息是肝郁之征；舌红苔黄，脉弦数，为肝郁化火之象。

5. 心虚胆怯证

（1）症状：虚烦不寐，入睡后又易惊醒，终日惕惕，心神不安，胆怯恐惧，遇事易惊，伴有心悸、气短、自汗、倦怠乏力等，舌质正常或淡，脉弦细。

（2）病机分析：心气虚则心神失养，神魂不安，因而终日惕惕，虚烦不眠，眠后惊醒，心悸，气短，自汗；胆气虚则遇事易惊，胆怯恐惧；舌质淡，脉弦细，为心胆气虚、血虚的表现。

6. 痰热内扰证

（1）症状：心烦不寐，胸闷脘痞，恶心，嗳气，口苦，目眩，头重，痰多，舌质偏红，舌苔黄腻，脉象滑数。

（2）病机分析：痰热之邪蕴于脾胃肝胆，循经上炎，则口苦，目眩；痰火内盛，扰乱心神，则心烦，失眠；痰热郁阻气机，则头重，胸闷，恶心，嗳气；舌质红，苔黄腻，脉象滑数，亦为痰热之象。

7. 胃气不和证

（1）症状：不寐，胃脘不适，腹胀腹满，时有呕恶，嗳腐吞酸，大便异臭，或便秘腹痛，舌苔黄腻或黄糙，脉弦滑或滑数。

（2）病机分析：胃有食滞未化，胃气不和，升降失常，因而胃脘不适，腹胀腹满，恶心，呕吐，嗳腐吞酸；胃不和则卧不安，因而不能安睡；热结大肠则大便秘结；腑气不通则腹胀腹痛；舌苔黄腻或黄糙，脉弦滑或滑数，均系胃气不和，胃肠积热的征象。

四、治疗

（一）治疗思路

1. 补虚泻实，调和阴阳　虚证以补为要，养心以安神。血虚者养血，气虚者益气，阴虚者滋阴，阳虚者温阳。实证祛邪为主，排除对心神的干扰。气机郁滞者当予以疏解，痰热内扰者，当予以清化；胃气不和者，则应和胃；瘀血阻滞者，当活血化瘀。总之，以阴阳调和，营卫畅通为目的。

2. 以心为主，协调脏腑 不寐主病在心，养心安神是处方用药的重点。临床上，需根据患者的具体表现，辨明归属，以协调脏腑，标本同治。通过疏肝、健脾、和胃、补肾等，达到脏腑协调，心神自安的目的。

（二）**基本治法**

1. 补益心脾，养血安神法

（1）适应证：心脾两虚证。

（2）代表方：归脾汤加减。本方益气补血，健脾养心，适用于不寐健忘，心悸怔忡，面黄食少等心脾两虚者。

（3）常用药：人参、白术、甘草益气健脾；当归、黄芪补气生血；远志、酸枣仁、茯神龙眼肉补心益脾安神；木香行气舒脾。

（4）加减：心血不足甚者，加熟地、白芍、阿胶以养心血；不寐较重者，加五味子、夜交藤、合欢皮、柏子仁养心安神，或加生龙骨、生牡蛎、琥珀末以镇静安神；兼见脘闷纳呆，苔腻者，重用白术，加苍术、半夏、陈皮、茯苓、厚朴以健脾燥湿，理气化痰。产后虚烦不寐，或老人夜寐早醒而无虚烦者，多属气血不足，亦可用本方。

2. 滋阴降火，清心安神法

（1）适应证：阴虚火旺证。

（2）代表方：黄连阿胶汤加减。

（3）常用药：黄连、黄芩清热降火；生地、白芍、阿胶、鸡子黄养血敛阴；朱砂、琥珀清热镇心安神。

（4）加减：心经有热，心火偏亢，阴血暗耗所致者，加当归、莲子心；若属阴血不足，肝阳偏亢者，则加珍珠母、生龙齿。

3. 滋阴降火，交通心肾法

（1）适应证：心肾不交证。

（2）代表方：六味地黄丸合交泰丸加减。前方以滋补肾阴为主，用于头晕耳鸣，腰膝酸软，潮热盗汗等肾阴不足证；后方以清心降火，引火归原为主，用于心烦不寐，梦遗失精等心火偏亢证。

（3）常用药：熟地黄、山萸肉、山药滋补肝肾，填精益髓；泽泻、茯苓、丹皮健脾渗湿，清泻相火；黄连清心降火；肉桂引火归原。

（4）加减：心阴不足为主者，可用天王补心丹以滋阴养血，补心安神；心烦不寐，彻夜不眠者，加朱砂末（另吞）、磁石、龙骨、龙齿等重镇安神。

4. 疏肝解郁，健脾养血法

（1）适应证：肝郁血虚证。

（2）代表方：逍遥散加减。本方疏肝解郁，健脾养血，适用于肝郁血虚所致的眠差多梦，胸闷叹气，胁胀食欲缺乏等症。

（3）常用药：柴胡、薄荷疏肝解郁，当归、白芍养血滋阴，白术、茯苓、甘草健脾益气，使气血生化有源。

（4）加减：肝郁化火而见心烦、口苦、目赤、耳鸣者，加丹皮、栀子、夏枯草清热除烦；肝郁阳亢而有头晕头胀、急躁易怒者，加龙胆草、黄芩、天麻清泻肝胆，平肝潜阳；平时性情内向抑郁者，加合欢皮、郁金解郁安神。

5. 益气镇惊，安神定志法

（1）适应证：心虚胆怯证。

（2）代表方：安神定志丸合酸枣仁汤加减。前方重于镇惊安神，用于心烦不悸，气短自汗，倦怠乏力之症；后方偏于养血清热除烦，用于虚烦不寐，终日惕惕，触事易惊之症。

（3）常用药：人参、茯苓、甘草补益心胆之气；茯神、远志、龙齿、石菖蒲化痰宁心，镇惊安神；川芎、酸枣仁调血养心；知母清热除烦。

（4）加减：心胆血虚，惊悸汗出者，重用人参，加白芍、当归、黄芪以补养肝血；肝不疏土，胸闷、善太息，纳呆腹胀者，加柴胡、陈皮、山药、白术以疏肝健脾；心悸甚，惊惕不安者，加生龙骨、生牡蛎、朱砂以重镇安神。

6. 清化痰热，和中安神法

（1）适应证：痰热内扰证。

（2）代表方：黄连温胆汤加减。本方清心降火，化痰安中，适用于痰热扰心，症见虚烦不宁，不寐多梦等。

（3）常用药：半夏、陈皮、茯苓、枳实健脾化痰，理中和胃；黄连、竹茹清心降火化痰；龙齿、珍珠母、磁石镇惊安神。

（4）加减：不寐伴胸闷嗳气，脘腹胀满，大便不爽，苔腻脉滑，加用半夏秫米汤和胃健脾，交通阴阳；若饮食停滞，胃中不和，嗳腐吞酸，脘腹胀痛，加神曲、焦山楂、莱菔子以消导和中。

7. 和胃宁神，消食导滞法

（1）适应证：胃气不和证。

（2）代表方：保和丸加减。本方消食导滞，和胃安神，适用于饮食停滞，胸脘痞满不适，夜不安寐等症。

（3）常用药：神曲、山楂、莱菔子消食导滞；陈皮、半夏、茯苓和胃调中理气；连翘清热除烦。

（4）加减：食积化热，舌苔黄燥或黄腻者，加黄连、栀子、竹茹清心除烦；大便不通或臭秽异常者，加大黄、枳实、火麻仁清泻肠胃；胃脘痞满，食欲缺乏苔腻者，配合半夏秫米汤和胃化痰。

五、医案举例

某女，34岁。

初诊（2001年11月3日）。因长期思虑、忧郁导致失眠，半年来加重，曾服多种中西药物均无疗效。最近虽服较强安眠药仅勉强入睡4~5小时，但睡眠不酣。伴烦躁，焦虑不安，胸闷憋气，经行不爽量少，大便时秘，纳可，口干不重。苔淡黄腻，边尖暗红，脉细滑。病机分析：肝郁化火，痰热内蕴，血府瘀血，阴不涵阳，心肾失交。处方：熟枣仁30g，山栀10g，丹皮、丹参各10g，知母10g，夏枯草10g，法半夏10g，醋柴胡 5g，炒延胡索 15g，桃仁 10g，红花 10g，川芎 10g，制香附 10g，川黄连 5g，肉桂（后下）2g，川百合 12g，生地 12g，合欢皮 15g，煅龙牡各 25g，7 剂。

二诊（2001 年 11 月 10 日）。失眠略有好转，临晚有困倦感，夜寐达 5 小时，多梦，早醒，时好时差，焦虑减轻，脉细弦。苔黄质暗，衬紫。原方加麦冬 10g，龙胆草 6g，珍珠母（先煎）30g，7 剂。

三诊（2001 年 11 月 17 日）。睡眠基本正常，夜半醒来一次，有梦不多，烦躁已平，苔薄黄，质暗红，脉细。再予清肝解郁，安神宁心。11 月 10 日方加麦冬 10g，龙胆草 6g，珍珠母（先煎）30g，赤芍 10g，10 剂。

按：不寐之证，因情志失调，肝失疏泄导致者，临床极为常见；疏肝解郁、健脾养血是人人皆知的常规之法，此法虽能获得一定效果，但疗程一般较长。本例患者伴有明显的抑郁、焦虑，为肝郁化火之征。故从治肝着眼选方用药，融疏肝、养肝、清肝、泻肝、平肝、敛肝、镇肝为一炉，组方全面，药繁而不杂，因此取效迅捷。

（张　雷）

参考文献

［1］戴德英主编；张婷婷，束兰娣副主编，戴德英妇科临证经验集，上海科学技术出版社，2015.

［2］匡继林主编；谭枚秀，张晓红，李岚等编，谢剑南妇科经验集，人民军医出版社，2014.

［3］邢斌，韩天雄主编，颜德馨内科学术经验薪传，中国中医要出版社，2010.

［4］傅汝林主审，傅汝林内科临证经验医案集要，科学出版社，2016.

［5］王小云，黄健玲．妇科专病中医临床诊治 第3版，人民卫生出版社，2013.

［6］范红霞主编，中医妇科临证治要，学苑出版社，2012.

［7］黄素英，张利，苏丽娜．海派中医蔡氏妇科流派医案集，人民卫生出版社，2015.

［8］杨善栋．经方治疗慢性支气管炎［J］．安徽中医临床杂志，1998，10（1）：33－34.

［9］杨善栋．以射干前胡汤为主治疗慢性支气管炎急性感染52例［J］．四川中医杂志，1998，16（4）：22－23.

［10］乔红．杨善栋主任医师扶阳法治疗冠心病临床经验［J］．内蒙古中医药，2014，24（22）：24－25.

［11］杨善栋．调肝助孕汤治疗不孕症133例临床观察［J］．河南中医，1994，14（2）：106.

［12］杨善栋．柴胡加龙骨牡蛎汤在妇科的应用［J］．辽宁中医，1987，30（11）：32.